齐鲁名医经验传承丛书

名老中医

侯玉芬

【临证辑要】

主编 刘政 刘明 张莉

◎ 山东科学技术出版社

侯玉芬，女，生于 1949 年 1 月，山东莱州人，中共党员，主任医师，博士研究生导师，第四、五批全国老中医药专家学术经验继承工作指导老师，山东省名中医药专家，山东省千名知名技术专家。兼任中华中医药学会周围血管病分会副主任委员，中国中西医结合学会周围血管疾病专业委员会副主任委员，山东中医药学会周围血管病专业委员会名誉主任委员，中华中医药学会科学技术奖评审专家库专家，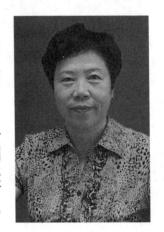中华医学会医疗事故技术鉴定专家库成员，《中国中西医结合外科杂志》常务编委、《山东中医杂志》和《山东中医药大学学报》编委。在周围血管疾病的教学及科研工作等方面，取得了非常显著的成绩，在国内本学科领域中享有很高的声誉。

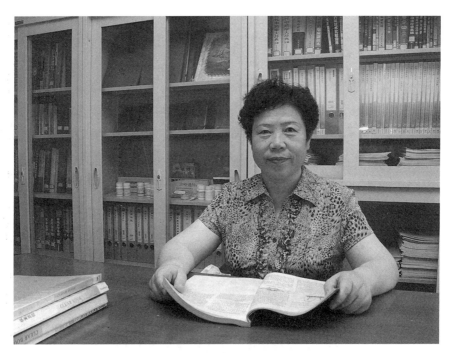

侯玉芬主任工作照

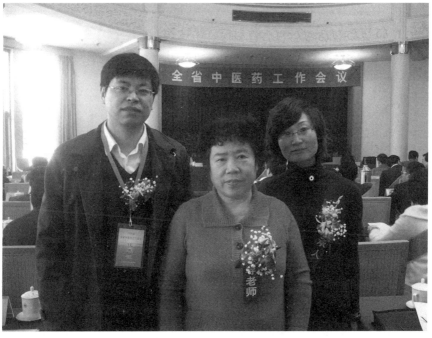

第四批全国名老中医拜师大会师徒照

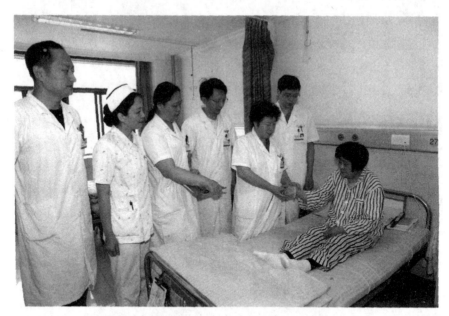

指导侯玉芬名老中医传承工作室主要成员查房

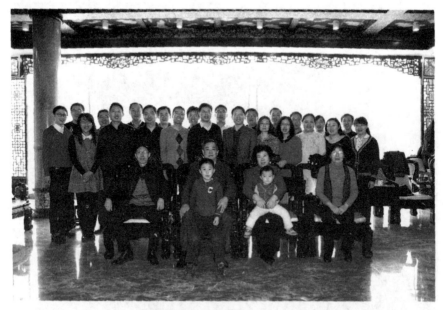

庆祝恩师侯玉芬教授 66 岁寿辰

主　编　刘　政　刘　明　张　莉

副主编　张　明　王雁南　程志新　宋福晨

编　者　（以姓氏笔画为序）

于四海　于海源　王　冠　王　彬　王雁南

冯志明　刘　明　刘春梅　刘　政　杨　康

宋福晨　张大伟　张玉冬　张幼雯　张　玥

张　莉　郑　娟　赵亚男　郝清智　程志新

前　言

　　侯玉芬教授是我国著名的中医外科专家,是第四、五批全国名老中医。她从医40年,在临床、教学和科研方面均取得突出成绩,尤其在周围血管疾病诊治方面,学验俱丰,形成了独特的学术思想和临证经验。

　　在国家中医药管理局批准成立"侯玉芬名老中医传承工作室"之际,我们编写此书,既是名老中医传承工作室建设的重要内容,又通过对名老中医学术思想和临床经验的梳理总结,提高国家重点中医专科的建设和周围血管疾病防治水平,将"读经典,跟名师,做临床"落到实处。

　　本书从"名医之路""学术探骊""临证经验""方药撷萃""医案医话""著述题录""养生答疑"等七个方面分别总结了侯玉芬教授治学、临床实践、教学和科研的历程,以探求名老中医的成长规律;重点介绍其诊治周围血管疾病的学术思想、研究成果、诊治心得与体会、临证经验、常用方剂的组方用药及临证心得、典型验案和对周围血管疾病的思考;简要荟萃了她撰写发表的代表性著作和论文、指导学生的论文题目、常见周围血管疾病的预防和保健。本书也是首次对侯玉芬名老中医学术思想和临证经验进行系统总结。

　　本书主要编写人员是侯玉芬教授的师承徒弟和研究生,长期伺诊于侯玉芬教授,对恩师的诊病特点、用药心得及思辨规律均有一定的认识和体会,在编写过程中通力合作,力求尽可能全面和原汁原味地展现名老中医的学术思想和临证经验。全书力求贴近临床,内容翔实,深入浅出,通俗易懂。既可作为中医外科学研究之作研读,又可作为年轻学子登堂入室的辅助教材,也可作为广大周围血管疾病患者增强预防保健知识的参考读物。

　　感谢恩师侯玉芬教授不顾诊务繁忙,对本书的编写给予总体指导和细致审阅！感谢国家中医药管理局的资助和山东科学技术出版社的大力支持！

由于编者水平所限，疏漏不当之处，敬请指正！

"莫道桑榆晚，为霞尚满天"，侯玉芬教授虽已年过花甲，仍坚持临床工作，在师承工作中传道授业，让我们共同期待中医传承之路再谱华章。

编者

2014 年 6 月于泉城

目　录

第一章　名医之路

　　侯玉芬,女,中共党员,主任医师,教授,博士研究生导师,我国著名的中医外科专家、周围血管疾病专家。1948年12月12日出生于山东省莱州市沙河镇路旺侯家村。幼时,因为家境贫寒,一直到她9岁时才得到渴望已久的入学机会,她非常珍惜这来之不易的学习机会。自入学后,她就认真听讲,刻苦学习,很快成为班级里的尖子生,各门功课成绩优异,引起班主任及各科任教老师的注意。1968年她以优异的成绩毕业于莱州市第十一中学。当时正经历着轰轰烈烈的"文革",她回到村里参加农业劳动。在回村三年中,她被村委会推荐为民办教师。在这三年中,她负责教过一年级幼小的孩童,教过六年级茁壮成长的少年,也教过联中青春懵懂的中学生。只要她接手的班级,她都会认真负责,对班级的各项工作做得有声有色,给校领导和学生留下了深刻的印象,得到了普遍的好评。1971年3月,她被莱州市第十一中学及山东省莱州市沙河镇路旺侯家村联合推荐为第一批工农兵学员,到山东大学医学院(原山东医学院中医系)学习深造。在那个特殊的年代,她深知学习机会来之不易,在校期间一直是早起晚睡,勤学好问,刻苦研读每门功课,为以后的从医生涯打下了坚实的基础。1974年8月,她以优异的成绩完成大学的学业,毕业后分配到山东中医药大学附属医院(山东省中医院),从事中医外科、周围血管疾病的临床、教学和科研工作。怀揣着"悬壶济世"的理想,她精心钻研中医经典及外科专著,遵古而不泥古,吸收现代医学的研究精华,参西而不离中,走上了中西医结合之路。

　　从医以来,她认真进行临床及科学研究,刻苦钻研业务,虚心向老前辈学习,对病人服务周到、热情,很快引起医院领导及科室领导的注意。1991年,山东中医药大学附属医院周围血管病科成立,由于工作突出、认真负责,她被医院领导任命为科室副主任。她深知责任的重大,积极配合科主任干好每一项工作,不管是分内的还是分外的,她都会认真地做好。1996 年,她被任命为山东中医药大学附属医院周围血管病科主任。在 1996 ~ 2009 年担任山东中医药大学附属医院周围血管病科科主任期间,她带领的团队和科室,成为山东省中医药管理局重点中医专科、山东省优势学科、山东省教育委员会重点学科、"十五"国家中医药管理局重点中医专科,一直保持着周围血管疾病学术水平在全国的领先地位。2003 年,侯玉芬教授被授予"山东省名中医药专家"(鲁卫中发[2003]5 号)、"山东省千名知名技术专家"。2008 年、2012 年,侯玉芬教授入选为第四、五批全国老中医药学术经验继承工作指导老师。侯玉芬教授历任第三、四届中华中医药学会周围血管病分会副主任委员,第六、七届中国中西医结合学会周围血管疾病专业委员会副主任委员。2008 年,侯玉芬教授筹备、成立了山东中医药学会周围血管病专业委员会,并担任首届专业委员会的主任委员。2011 年,担任山东中医药学会周围血管病专业委员名誉主任委员,为全国及山东省的周围血管病专业的发展付出了巨大的心血。侯玉芬教授还兼任中华中医药学会科学技术奖评审专家库专家,中华医学会医疗事故技术鉴定专家库成员,《中国中西医结合外科杂志》常务编委,《山东中医杂志》和《山东中医药大学学报》编委。

工作出色的她,荣获 2006 ~ 2007 年度"山东高等学校优秀共产党员"荣誉称号;2007 年被评为"山东省优秀医务工作者",荣记三等功;2008 年被评为"全省优秀医院管理者"(鲁医协发[2008]25 号);2009 年被评为全省卫生系统"两好一满意"示范标兵,记二等功(鲁卫政发[2009]4 号);还多次荣获山东中医药大学附属医院先进工作者等荣誉称号。

荣誉的背后,是侯玉芬教授四十年在中医临床、教学和科研工作中的辛勤付出。为了周围血管病科的建设,可以说她倾注了全部的心血,把自己的爱心无私地奉献给了周围血管病事业,奉献给了所有的患者。1996 年以来,她因病做过两次大手术,而每次手术尚未痊愈,她就拖着虚弱的身体回到她心爱的岗位,回到她日夜牵挂的患者身边。为了把科室的工作做好,为了完成领导交给的每一项工作,她总是早出晚归。认真对待科室的每一件事,热情服务每一位患者,精心培养每一位下级医师,谆谆教导每一位学生。她认为医院里的一切工作都是大事,解除患者的病痛是大事,教育好每一位学生的教学工作是大事。为了完成医院交给她的第一批国家中医药管理局重点专科建设的任务,她带领科室人员通宵达旦的忘我工作；为了患者的抢救工作，她经常在医院工作到深夜，直到患者平稳后才离去；为了培养好学生，她总是手把手地教，一字一句地修改学生书写的病历及论文。四十年里，她以科学严谨的态度，积极发掘中医药理论的精华，精心设计科研方向，不断取得新成果。经过艰辛的探索和实践，先后研究出了中药外敷疗法、微创手术治疗下肢静脉曲张等治疗方法，并建成了集传统中医药精华和现代技术为一体的中药熏洗室，其功效可使药物直接作用于病变部位，具有活血化瘀、通络止痛、清热解毒、利湿消肿、改善机体微循环等多种功能，这在国内独此一家，位居我国这一学术领域里的领先水平。她运用中医药治疗外科疾病、周围血管疾病，见解独到，积累了丰富的经验，尤其擅长周围血管疾病的诊治，如对下肢深静脉血栓形成、闭塞性动脉硬化症、糖尿病性坏疽、血栓闭塞性脉管炎、多发性大动脉炎、雷诺综合征、下肢静脉曲张、血栓性浅静脉炎、肢体淋巴水肿、小腿慢性溃疡、丹毒、血管炎、痛风等均有丰富的治疗经验。

侯玉芬教授忠诚于中医事业，努力钻研，学为人师，以身作则，行为世范，因材施教，教学相长，其别开生面的教学方法，平易近人的风格，深受学生的推崇与爱戴。在课堂授课和临床教学中，谈医理，讲文理，深入浅出，循循善诱，善于激发学生的主动思维，揭示知识的"未完性"，传递新信息，常常使学生产生探索问题和学习的兴趣。1995 年被山东中医药大学聘为硕士研究生导师，已培养硕士研究生 30 余名，大多已经成为医疗战线上的业务技术骨干。2003 年又被山东中医药大学聘为博士研究生导师，已培养博士研究生 12 名，大部分学生成为中医外科及周围血管疾病专业学术骨干，有的还成为学科带头人。她十分重视中医学术的传承和发展，强调培养优秀的中医人才离不开"读经典、跟名师、做临床"，通过言传身教，已培养学术经验继承人 2 名，目前指导着学术经验继承人 2 名。2012 年国家中医药管理局批准成立"侯玉芬全国名老中医药专家传承工作室"，为更好的传承其宝贵的学术思想和临证经验提供了高层次的研究平台。

侯玉芬教授嗜典籍，勤于钻研；重临证，博采众长；中西汇参，独树一帜。在学术上深受《黄帝内经》、张仲景《伤寒杂病论》、陈实功《外科正宗》、吴师机《理瀹骈文》、唐容川《血证论》、王清任《医林改错》等名家名著的影响，形成"脾肾为本，兼调心肝；遣药组方，重视扶正；内外并举，辨证论治；预防在先，调治未病"等学术思想。临床实践中,始终坚持中医整体观念、辨证论治的精髓,中西医汇参,形成辨病与辨证结合、宏观辨证与微观辨证结合、整体辨证与局部辨证结合的思辨规律,并研制了消栓通脉颗粒、花栀通脉片、冰硝散等治疗周围血管病行之有效的内服和外用药物。先后进行了"脉荣合剂治疗闭塞性动脉硬化症的基础与临床研究"、"彩色多普勒在周围血管疾病检查及中医临床中的应用"、"消栓通脉合剂治疗下肢深静脉血栓形成的临床及基础研究"、"消栓通脉颗粒剂对深静脉血栓形成干预机制的研究"、"凉血散瘀法治疗静脉性溃疡"、"糖尿病肢体动脉闭塞症血管内皮相关张力因素变化规律及中医药干预研究"等课题的研究,获中国中西医结合学会科技进步二等奖1项,山东省科技进步奖3项,山东省教委科技进步三等奖2项,山东高等学校优秀科研成果三等奖1项,山东软科学优秀成果三等奖1项。

侯玉芬教授治学严谨,笔耕不辍,勇于创新,主编和副主编了《中医外科病名释义》、《周围血管疾病中西医结合诊疗学》、《实用周围血管病学》、《周围血管疾病防治答疑》、《中西医结合周围血管疾病学》、《中医外科学·周围血管病》(全国高等中医药院校规划教材),参编《中医外科学·周围血管病》第2版(十一·五 国家重点图书)等专著10余部,撰写学术论文80余篇,已先后在国家级、省级刊物上发表,均在本学科领域中产生较大的影响,其中主编的《中医外科病名释义》一书荣获1998年山东省教育委员会科学技术进步奖励著作三等奖;《中西医结合治疗下肢深静脉血栓形成311例分析》一文荣获1998年第二届华中地区科学技术推广大会优秀论文二等奖。她借助媒体积极普及周围血管疾病防治知识,出版的《周围血管疾病防治答疑》丛书,提高了广大人民群众预防周围血管疾病的知识水平,深受欢迎。

侯玉芬教授四十年的勤恳耕耘,立业树人,为中医外科及周围血管事业做出了卓越贡献。她杰出的学术成就、精湛的医术和高尚的医德不仅在齐鲁大地负有盛名,还在海内外颇有声望,中央电视台《中华医药》对其进行了专访,山东数字电视咨询频道等媒体也进行了相关报道。

第二章　学术探骊

第一节　侯玉芬周围血管疾病学术思想

　　周围血管疾病一般是指发生于心、脑血管以外的血管疾病,可分为动脉疾病和静脉疾病。临床常见的动脉疾病包括血栓闭塞性脉管炎、闭塞性动脉硬化症、糖尿病足、肢体动脉栓塞、多发性大动脉炎以及雷诺综合征等;静脉疾病包括血栓性浅静脉炎、深静脉血栓形成、下肢静脉曲张等。

　　中医学虽无"周围血管疾病"之称,但早有此类疾病的记载。如《灵枢·痈疽》载:"发于足趾,名脱痈,其状赤黑,死不治;不赤黑,不死。治之不衰,急斩之,不则死矣。"这是文献对"脱疽"最早的记载,相当于现代医学的血栓闭塞性脉管炎、闭塞性动脉硬化症及糖尿病足等疾病。晋·葛洪《肘后备急方》有恶脉的记载:"恶脉病,身中忽有赤络脉起如蚯蚓状。"以后又有青蛇毒、黄鳅痈、脉痹病等病名,相当于血栓性浅静脉炎。《灵枢·刺节真邪》最早记载了筋瘤,述"筋屈不得伸,邪气居其间而不反,发为筋溜",相当于下肢静脉曲张。清·唐容川《血证论》中"瘀血流注"的描述与股肿相似,相当于下肢深静脉血栓形成。《素问·痹论》关于脉痹、心痹的记载,颇类似多发性大动脉炎。臁疮首见于《华佗神医秘传》的记述:"臁疮有内外之异,因脏腑中有湿毒,乃外发为疮,亦有因打仆抓磕,或遇毒虫恶犬咬破损伤,因而成疮者。"相当于小腿慢性溃疡等。经历代医家实践,对周围血管疾病的认识渐趋全面、深化,治疗方法逐渐丰富,不少治法及方药一直沿用至今。

　　侯玉芬教授诊治周围血管疾病经验丰富,对其有独特的认识,思想内涵深邃,现将侯玉芬教授的学术思想总结如下。

一、以脾肾为本,兼调心肝

中医学认为疾病的发生、发展与变化,与患病机体的体质强弱和致病邪气的性质密切相关。病邪作用于人体,机体的正气必然奋起抗邪,而形成正邪相争,打破了人体阴阳的相对平衡,或使脏腑、经络的功能失调,或使气血功能紊乱,从而产生全身或局部的多种多样的病理变化。虽然邪气有发于阳和发于阴的不同,如《素问·调经论》所云:"夫邪之生也,或生于阴,或生于阳。其生于阳者,得之风雨寒暑;其生于阴者,得之饮食居处,阴阳喜怒。"但是,发病的关键还在于正气的强弱。正所谓"正气存内,邪不可干"(《素问·遗篇·刺法论》)、"邪之所凑,其气必虚"(《素问·评热病论》)、"风雨寒热,不得虚,邪不能独伤人。卒然逢疾风暴雨而不病者,盖无虚,故邪不能独伤人,此必因虚邪之风,与其身形,两虚相得,乃客其形"(《灵枢·百病始生》),以上皆说明正气不足是疾病发生的内在因素。"肾为先天之本",脾属"后天之本",侯玉芬教授的"脾肾为本"的学术思想正是源于此。

脾主运化水谷和水液,主四肢,在体合肌肉。《素问·灵兰秘典论》说:"脾胃者,仓廪之官,五味出焉"。通过脾的运化功能,将水谷转化为精微物质,转输和布散于全身,从而使五脏六腑、四肢百骸等各个组织、器官得到充足的营养,以维持正常的生理功能,故又称脾胃为"后天之本,气血生化之源"。水液的吸收、转输和布散也依赖脾的运化功能。若脾运化水液失司,水液停滞,湿、痰、饮之邪内生,导致肢体水肿,故《素问·至真要大论》曰:"诸湿肿满,皆属于脾"。脾的运化功能,主要依赖于脾的阳气,故"脾宜升则健"。脾的阳气失调,主要为脾阳、脾气的不足,而导致健运失职,气血生化无权,或内生水湿痰饮,甚则损及肾阳,而致脾肾阳虚,表现为四肢乏力、肌肉萎缩、发凉、怕冷、腰膝酸软、水肿等。故《素问·太阴阳明论》载:"脾病而四肢不用,何也?岐伯曰:四肢皆禀气于胃,而不得至经,必因于脾乃得禀也。今脾病而不能为胃行其津液,四肢不得禀水谷气,气日以衰,脉道不利,筋骨肌肉皆无气以生,故不用焉。"后世医家也认为,脾在防病和养生方面有着重要意义,如李东垣在《脾胃论·脾胃盛衰论》中所说:"百病皆由脾胃衰而生也"。

肾藏精,主生长发育;主水,司开阖;在体为骨,其华在发。《素问·本神》载:"生之来,谓之精",肾藏有"先天之精",所以称肾为"先天之本"。肾所藏之精化生为肾气,肾气的充盈与否与人体的生、长、壮、老、死的生命过程密切相关。肾具有主持全身水液代谢、维持体内水液平衡的作用，而水液代谢过程的实现，主要依赖肾的"气化"功能。肾主水的功能失调，开阖失度，就会引起水液代谢紊乱，导致肢体水肿。正如《素问·水热穴论》所说："肾者，胃之关也，关门不利，故聚水而从其类也。上下溢于皮肤，故为胕肿。胕肿者，聚水而生病也"。

肾中精气，为一身之本，内寓真阴真阳，为全身阴阳之本。肾阴、肾阳相互制约、相互依存、相互为用，维护着各脏腑阴阳的相对平衡。肾阳虚则无力鼓动脉络、温煦肢体，表现为形寒肢冷、腰膝酸软等。肾阴虚则虚火内生，灼津为痰，痰瘀阻于经脉，气血运行不畅，导致周围血管病的发生。

毛发的生长与脱落、润泽与枯槁，依赖于肾中精气的充养和血液之濡养。因此，患肢的汗毛稀少、脱失，与肾中精气不足和血虚有关。

肾为先天之本，脾为后天之本，脾肾二者的关系是先天、后天相互滋养的关系。脾气的健运，要依靠肾阳的温煦，而肾精也需要脾所运化的水谷精微来补充。脾肾两脏生理上相互滋助促进，病理上互相影响、互为因果。此外，脾可以运化水湿，肾负责气化水液，脾肾两脏共同调节津液代谢，与肢体水肿的发生有着密切联系。

周围血管疾病的发生虽与脾肾关系密切，但也不能忽视心、肝的作用。心主血脉，在体合脉。血液正常运行依赖于心气充沛、血液充盈和脉道通利。肝藏血，主疏泄，主藏血，在体合筋。肝疏泄正常，则气机条畅，气血和调，经络通利。肝失疏泄，气机郁结，血行不畅，气滞血瘀，经脉痹阻，导致周围血管病的发生。肝为罢极之本，肝血不足，筋失所养，故会出现手足震颤、肢体麻木、屈伸不利等表现。

总之，侯玉芬教授强调脾肾功能失调在周围血管病中的重要作用，突出虚损致病；临证时，兼调心肝，注重气血和调，经脉通利，贵在疏通。

二、遣药组方，重视扶正

张仲景在《金匮要略》中指出疾病的发生有三个途径，即："千般疢难，不越三条。一者，经络受邪入脏腑，为内所因也；二者，四肢九窍，血脉相传，壅塞不通，为外皮肤所中也；三者，房室、金刃、虫兽所伤。以此详之，病由都尽。"导致周围血管疾病的发生，也不外乎内因和外因。内因主要为脾气不健、肝肾阴虚或肾阳不足，加之风、寒、湿、热等邪气侵袭，导致气滞血瘀，经脉痹阻而发病。

血瘀是周围血管疾病的主要病机特点。因此,调理气血是治疗周围血管疾病的主要治疗原则,正如《素问·至真要大论》云:"疏其气血,令其调达而致和平",《素问·阴阳应象大论》曰:"血实,宜决之"。活血化瘀法贯穿于治疗周围血管疾病的始终。但是,单纯应用活血化瘀法治疗周围血管疾病,临床上未必都能取得满意疗效。侯玉芬教授临证时,在谨守血瘀这一主要病机特点时,还要分清寒、热、虚、实、阴、阳,强调勿忘辨证论治,确立正确的治疗大法。治法是指导遣药组方的原则,方剂是体现和完成治法的主要手段。"方从法出,法随证立",故侯玉芬教授临证时谨守病机,组方准确,遣药灵活。侯玉芬教授在长期临证的实践中,总结出周围血管疾病以中老年病人多见,且疾病日久不愈,多表现为虚实夹杂,本虚标实。根据标本缓急,或"急则治其标",祛邪为先;或"标本兼治",扶正祛邪,但在遣药组方中始终把握"脾、肾"为本,重视扶正药物的使用。如在治疗闭塞性动脉硬化症、糖尿病足等疾病时,侯玉芬教授认为病机特点多为气虚、阳虚、阴虚、血瘀,自拟补阳还五汤加味,在补阳还五汤原方的基础上随证加"党参"、"续断、杜仲、补骨脂"、"黄精、石斛"等,以健脾补肾,益气滋阴,气旺则鼓动血行,防止活血耗伤正气。再者,治疗急性下肢深静脉血栓形成,证属湿热下注证者,侯玉芬教授在自拟的消栓通脉汤这一经验方中,应用大量清热利湿、活血化瘀等"祛邪"药物同时,加用苍术,以健脾燥湿,去皮外内里之湿,正如《珍珠囊》载:"能健胃安脾,诸湿肿非此不能除"。随着深静脉血栓形成病程的发展,侯玉芬教授还喜好择用黄精、黄芪、党参、白术等随证加减,既能健脾益气滋阴以扶正,又使祛除水湿、瘀血之邪而不伤正。还有,在治疗周围血管疾病临床常用的诸多经验方中,如血府逐瘀汤加减方中的党参,八妙通脉汤方中的苍术、薏苡仁,花栀通脉片中的砂仁、苍术等,无不体现了侯玉芬教授遣药组方,重视扶正的学术思想。

三、中西汇通,病症相参

侯玉芬教授不但精研经典,博览群书,掌握了中医辨证论治的精华,还钻研西医诊疗,互参互补。她认为,中医和西医是两种不同的医学理论体系,其区别在于对疾病认识的方法和手段不同,但是研究和服务的主体都是人,防治疾病的目的是相同的,之所以在我国同时存在,究其原因是中医和西医诊疗疾病各有优势和特点。一方面,中医学虽然博大精深,但是中医的诊断有其一定的局限性和模糊性;另一方面,西医虽然对微观研究很深入,但对一些疑难杂症临床疗效欠佳。因此,侯玉芬教授认为,临床中医师不应抱有门户之见,在充分发挥中医简、便、廉、验等特色和优势的基础上,取人之长补己之短,中西医结合整体治疗周围血管疾病已成为一种必然发展途径,并进行了有益的探索。

在临床实践中,侯玉芬教授强调以下方面的紧密结合:辨病和辨证相结合,以病为纲,病证相参,进一步认识疾病与证候的关系,便于总结经验,提高疗效;宏观辨证和微观辨证相结合,借助现代科学诊断技术,深入了解疾病的微观变化,探求微观辨证规律,使疾病的辨证更深入、更准确、更具体,增强辨证论治的深度和广度;辨证论治与药物静脉滴注相结合,可明显改善肢体血液循环,迅速缓解病情,预防或减少并发症、后遗症。例如,对闭塞性动脉硬化患者的诊治,除审证求因外,还要对病人进行周围血管疾病的专科体格检查、肢体动脉彩色多普勒超声检查、踝肱比值测定、血常规、血脂、凝血四项等必要而系统的西医检查,明确血管病变部位、范围,判断病情和预后等。同时,在辨证的基础上,结合检查结果,进行遣药组方。如伴有血脂增高者,加山楂等,既能活血化瘀,又有降血脂作用;伴有纤维蛋白原增高者,加地龙以降纤;若并发动脉血栓形成者,在重用乳香、没药等活血破瘀之品的同时,配用溶栓、祛聚等西药以改善血运,挽救肢体。针对早期闭塞性动脉硬化症患者,常无临床症状,似无"证"可辨,但影像学资料显示血管内膜增厚、有粥样斑块形成,管腔狭窄明显,侯玉芬教授宏观辨证与微观辨证结合,把握闭塞性动脉硬化症血瘀这一主要病机特点,在活血化瘀的同时加用化痰、软坚散结之品,如浙贝母、海藻等,并嘱患者清淡饮食,适量运动,从而逆转斑块,防止血管病变的加重。如此,将中医的辨证经验与西医的诊断完美地结合起来。

除了临床中注重中西医的结合,侯玉芬教授还重视在理论上的汇通。在中医证候要素与深静脉血栓形成的关系、糖尿病肢体血管病变化验指标与中医证型的关系等方面进行了临床研究和深入的理论探讨。侯玉芬教授认为,中医学理论有其独特的理论体系,西医的理论、检验指标及现代药理学研究只能作为中医辨证论治的参考和补充,绝不能以西医的诊断、治则代替中医的辨证论治,不能根据现代药理学研究成果抛弃中医组方的理、法、方、药,不能以动物实验代替传统中医的研究方法。

总之,侯玉芬教授立足于中医学整体观念和辨证论治的本质,但不故步自封,博采现代科学技术的最新成果,衷中参西,中西结合,更好地为病人服务。

四、内外并举,辨证论治

治疗周围血管疾病,侯玉芬教授在强调内治的同时,十分重视中医药的外治疗法。正如《医学源流论》所云"外科之法,最重外治"。外治疗法以其独特的理论和显著的疗效,在临床治疗学中占有重要地位,是不可缺少的独特疗法。外治疗法在周围血管疾病治疗中的应用,能够明显提高疗效。

侯玉芬教授应用外治疗法,在重视整体辨证的同时,强调局部辨证论治。正如《理瀹骈文》所载:"外治之理即内治之理,外治之药即内治之药,所异者法耳……且治在外则无禁制、无窒碍、无牵掣、无粘滞。"例如,治疗糖尿病肢体动脉闭塞症(坏死期)患者,在控制血糖、辨证内治的同时,合理外治同样非常重要。若患足脓肿形成,应及时切开,充分引流;早期若疮周红肿热痛,创面脓腐组织较多时,应用解毒洗药渍渍,可以清热解毒,消肿止痛;至后期,创面肉芽淡红,生长缓慢,久不收口,应用生肌玉红膏外敷,可以生肌敛口。同时,侯玉芬教授应用外治法时,强调要注意疾病的特殊性,病期与证候相参,灵活运用,以达到最佳效果。反之,外治法应用不当则加重病情。如在治疗急性期的下肢深静脉血栓形成患者时,为避免血栓脱落,造成致命性肺栓塞,患者需平卧、抬高患肢。此时,不宜应用活血消肿的中药熏洗,而用复方消肿散外敷,即可取得满意疗效。

在应用外治疗法时,侯玉芬教授反复强调应根据病情合理应用。如对于缺血性肢体,在缺血部位禁用针灸、腐蚀性药膏等损伤性治疗;中药熏洗、渍渍时,避免药液温度过高,加重病情;严格掌握手术时机,在肢体血运未得到有效改善时,不宜行趾部分切除缝合术、坏死组织清创术等,以免刀口不愈合、坏死继续蔓延等。

五、预防在先,调治未病思想

中医学历来重视疾病的预防,早在《黄帝内经》中就提出了"治未病"的思想,强调"防患于未然"。由于周围血管疾病学是新兴的临床学科,广大患者对此认识模糊,甚至有些医生对此类疾病也认识不够全面,来诊治的病人常常因延误最佳治疗时机或误治,造成肢体的残废或危及生命。侯玉芬教授在强调早期诊断、合理治疗的同时,非常重视周围血管疾病的防治,并通过报纸、电视等媒体,宣传、普及周围血管疾病的预防知识。先后撰写并出版了《下肢深静脉血栓形成防治答疑》、《下肢静脉曲张防治答疑》、《血栓闭塞性脉管炎防治答疑》和《糖尿病足防治答疑》等丛书,受到患者和广大读者的欢迎。在临床实践中,更是强调未病先防和既病防变,在疾病的不同时期,采用相应的"治未病"措施。如在治疗急性下肢深静脉血栓形成时,嘱病人卧床,避免血栓脱落,导致肺栓塞。下肢深静脉血栓形成慢性期患者应穿医用弹力治疗袜或外缠弹力绷带,预防郁积性皮炎、顽固性小腿溃疡等后遗症的发生。反复发生下肢深静脉血栓形成者,在积极寻找病因的同时,避免各种外伤、长期卧床等导致复发的危险因素,同时服用活血化瘀药物及抗凝剂等以预防疾病复发。对于肢体缺血性疾病,鼓励患者适当运动,促进侧支循环建立,绝对戒烟,避免被动吸烟、寒冻和外伤等诱发因素。正如《素问·四气调神大论》所强调的:"是故圣人不治已病,治未病,不治已乱,治未乱,此之谓也。夫病已成而后药之,乱已成而后治之,譬犹渴而穿井,斗而铸锥,不亦晚乎。"

第二节　侯玉芬周围血管疾病学术研究撷萃

侯玉芬教授科研成果丰硕,今择其要分述如下。

一、糖尿病肢体动脉闭塞症血管内皮相关张力因素变化规律及中医药干预研究

（一）研究思路

糖尿病肢体动脉闭塞症是糖尿病的严重血管并发症之一,直接关系到糖尿病患者的生活质量和预后情况,且其发病率呈逐年增高的趋势。侯玉芬教授认为血管内皮功能障碍是糖尿病血管并发症的重要启动和关键因子,进一步阐明血管内皮细胞损伤在糖尿病肢体动脉闭塞症中的病理机制,并揭示其与中医辨证分型存在内在联系,可为临床诊断和治疗提供客观的依据,进一步指导中医药的有效干预治疗。

侯玉芬教授认为本病的根本病机为消渴病久,阴虚内热,耗气灼阴致气阴两虚,久则损及阳气致阴阳俱虚,脏腑功能失调,进而引起气血瘀滞,津液不布,四末失于濡养而发病;湿、热、火毒为其诱发或加重因素;其治疗原则应以活血通络、益气养阴为主;依托于经验方脉苏散进行干预治疗。

脉苏散主要药物组成为:玄参、黄芪、金银花、全蝎、蜈蚣、水蛭、石斛、苍术、川牛膝。方中玄参为君,味甘苦,性寒,归肺、胃、肾经,功善清热凉血、滋阴降火。黄芪味甘性温,归肺、脾经,功效补气固表、利尿托毒、排脓敛疮生肌。金银花味甘性寒,归肺、心、胃经,功效清热解毒、疏散风热。两药共为臣药,攻补兼施,共奏清热、解毒、滋阴之功。其余诸药为佐使药,全蝎味苦性平,归肝经;蜈蚣味辛性温,归肝经,二者都有祛风止痉、攻毒散结、通络止痛之效。水蛭味咸、苦,性平,归肝经,破血逐瘀。以上三者为虫类药物,药性走窜。苍术味辛、苦,性温,归脾、胃经,功效燥湿健脾、祛风湿。石斛味甘性微寒,归胃、肾经,功效益胃生津、滋阴清热。川牛膝味苦、酸性平,归肝、肾经,功能活血通经、通利关节、引血下行。全方组方严谨,通过益气养阴以治消渴之本;清热解毒、活血通络以治瘀血之标,滋阴与清热并重,活血与通络并举,紧扣病机,标本兼顾。

(二)研究方法

临床研究1:选取糖尿病肢体动脉闭塞症血瘀型和湿热型患者各30例为治疗组,选取闭塞性动脉硬化症血瘀型患者和健康者各20例作为对照组。观察血管内皮张力因素和血液流变学的变化规律。

临床研究2:选取糖尿病肢体动脉闭塞症患者60例,随机分为治疗组和对照组各30例,治疗组口服脉苏散免煎颗粒,对照组口服通心络胶囊,治疗2个月,观察总疗效、空腹血糖、血脂、血液流变学、血管张力因素变化规律。

实验研究:选用32只健康雄性新西兰白兔,随机分为模型组24只和正常对照组8只,造模成功后再将模型组的24只兔随机分为脉苏散组、通心络组和模型对照组各8只,治疗组应用脉苏散免煎颗粒,对照组应用通心络胶囊。观察血糖、血管张力因素、血管组织镜下变化。

毒理学研究:进行脉苏散急性毒性试验研究。

(三)研究结果

1. 糖尿病肢体动脉闭塞症血管内皮张力因素的变化规律 糖尿病肢体动脉闭塞症血瘀型和湿热型组及闭塞性动脉硬化症组的血浆内皮素 -1、血栓素 B_2 水平和血栓素/前列腺素比值均高于正常对照组,而血浆 $6-$ 酮 $-$ 前列腺素 $F_{1\alpha}$ 水平较正常对照组降低,两组比较均有非常显著性差异($P < 0.05$,$P < 0.01$)。虽然血瘀型和湿热型糖尿病肢体动脉闭塞症分别与闭塞性动脉硬化症组相比,血浆内皮素 -1、血栓素 B_2、$6-$ 酮 $-$ 前列腺素 $F_{1\alpha}$ 水平均无明显差异($P > 0.05$),但糖尿病肢体动脉闭塞症血瘀型组的血栓素/前列腺素比值较闭塞性动脉硬化症组降低,且有显著性差异($P < 0.05$)。提示糖尿病肢体动脉

闭塞症患者存在严重的血管内皮损伤,并且随着病情的发展,血管内皮损伤程度也随之加剧,管壁的痉挛和管腔的狭窄继续加重。各项指标在血瘀型组与湿热型组间比较也无显著性差异($P > 0.05$)。这可能是由于湿热型患者病机的主要矛盾发生了转移,不再以血管痉挛为主。

糖尿病肢体动脉闭塞症血瘀型组的血清一氧化氮水平较正常对照组升高,有显著性差异($P < 0.05$);而糖尿病肢体动脉闭塞症湿热型组和闭塞性动脉硬化症组的血清一氧化氮水平则均较正常对照组降低,也有显著性差异($P < 0.05$)。糖尿病肢体动脉闭塞症血瘀型组较湿热型组血清一氧化氮高,有非常显著性差异($P < 0.01$)。提示糖尿病肢体动脉闭塞症血瘀型患者的血清一氧化氮中含有 iNOS 合成的一氧化氮,这些一氧化氮没有发挥正常的舒张血管作用,而在进一步的损伤着内皮细胞。在前述诸多因素的影响下,内皮细胞受损程度逐渐加重,可能出现正常内皮细胞密度的相对降低,此时无论 cNOS 还是 iNOS 诱导合成的一氧化氮都会出现绝对量的减少,再加上高级糖基化终末产物、自由基等物质灭活作用的加强,湿热型患者的一氧化氮水平会显著的降低,加剧了肢体的缺血缺氧。

2.糖尿病肢体动脉闭塞症血液流变学指标变化规律　糖尿病肢体动脉闭塞症血瘀型和湿热型组及闭塞性动脉硬化症组全血黏度、红细胞聚集指数和纤维蛋白原水平均较正常对照组升高,经统计学处理有显著性差异($P < 0.05$,$P < 0.01$)。红细胞变形指数水平则较对照组降低,有显著性差异($P < 0.05$)。但前述各指标在糖尿病肢体动脉闭塞症血瘀型和湿热型组及闭塞性动脉硬化症组组内比较,无显著性差异($P < 0.05$)。这充分说明血液流变学的变化与内皮细胞的损伤是互为因果,相互影响,成为恶性循环。

3.临床研究显示脉苏散可改善糖尿病肢体动脉闭塞症血管内皮功能和血液流变学指标

(1)临床疗效对比　脉苏散治疗组与对照组均取得了显著的疗效(显效率分别为 70% 和 40%),但治疗组的显效率和愈显率均明显高于对照组($P < 0.05$)。

(2)空腹血糖的变化　脉苏散治疗组与对照组的空腹血糖变化均无明显差异($P > 0.05$)。

(3)血脂的变化

1)血浆总胆固醇(TC)的变化。经过治疗,两组血浆 TC 显著降低。治疗后 1 个月、治疗后 2 个月与治疗前与相比,血浆 TC 水平均有明显下降,经统计学处理有非常显著性差异($P<0.01$),且治疗组治疗后 2 个月比治疗后 1 个月 TC 水平有显著降低($P<0.01$)。两组间比较无显著性差异($P>0.05$)。

2)血浆甘油三酯(TG)的变化。经过治疗,两组的血浆 TG 水平均有所降低。治疗组血浆 TG 水平治疗后 1 个月、2 个月较治疗前降低,经统计学处理有非常显著性差异($P<0.01$)。两组间比较无显著性差异($P>0.05$)。

3)血浆高密度脂蛋白(HDL)的变化。经过治疗,两组的血浆 HDL 水平均显著降低。治疗组和对照组血浆 HDL 水平治疗后 1 个月、治疗后 2 个月与治疗前相比均有明显升高,治疗后 2 个月又比治疗后 1 个月升高,且经统计学处理均有非常显著性差异($P<0.01$)。两组间比较无显著性差异($P>0.05$)。

4)血浆低密度脂蛋白(LDL)的变化。经过治疗,两组的血浆 LDL 水平均有所降低。治疗组血浆 LDL 水平治疗后 1 个月、2 个月均较治疗前降低,治疗后 2 个月又比治疗后 1 个月降低,经统计学处理均有非常显著性差异($P<0.01$)。对照组血浆 LDL 水平治疗后 1 个月、2 个月也均较治疗前降低,经统计学处理均有显著性差异($P<0.05$)。两组间比较无显著性差异($P>0.05$)。

(4)血液流变学的变化

1)全血黏度的变化。经过治疗,治疗组与对照组全血黏度均较治疗前有所降低,经统计学处理有显著性差异($P<0.05$,$P<0.01$),并且随着治疗时间的延长,降低效果更加明显。治疗组与对照组相比,各项指标均无显著性差异($P>0.05$)。

2)血浆黏度的变化。经过治疗,治疗组与对照组血浆黏度均较治疗前有所降低,经统计学处理有显著性差异($P<0.05$,$P<0.01$),并且随着治疗时间的延长,降低效果更加明显。治疗组与对照组相比,各项指标均无显著性差异($P>0.05$)。

3)红细胞变形指数和聚集指数的变化。经过治疗,治疗组与对照组红细胞变形指数均较治疗前有所升高,而聚集指数逐渐降低,经统计学处理有显著性差异($P<0.05$,$P<0.01$),并且随着治疗时间的延长,降低效果更加明显。治疗组与对照组相比,各项指标均无显著性差异($P>0.05$)。

4)纤维蛋白原的变化。经过治疗,治疗组与对照组的纤维蛋白原均较治疗前有所降低,经统计学处理有显著性差异($P<0.05$),并且随着治疗时间的延长,降低效果更加明显。治疗组与对照组相比,各项指标均无显著性差异($P>0.05$)。

（5）血管内皮张力因素的变化

1）内皮素－1的变化。经过治疗,治疗组与对照组内皮素－1水平均较治疗前降低,有显著性差异($P<0.01$,$P<0.05$)。并且随着治疗时间的延长,降低效果更加明显。治疗组与对照组相比,各项指标均无显著性差异($P>0.05$)。

2）一氧化氮的变化。经过治疗,治疗组与对照组一氧化氮水平均较治疗前升高,有显著性差异($P<0.05$,$P<0.01$);并且随着治疗时间的延长,降低效果更加明显。治疗组与对照组相比,各项指标均无显著性差异($P>0.05$)。

3）血栓素B_2的变化。经过治疗,治疗组与对照组血栓素B_2水平均较治疗前降低,有显著性差异($P<0.05$,$P<0.01$)。并且随着治疗时间的延长,降低效果更加明显。治疗组与对照组相比,各项指标均无显著性差异($P>0.05$)。

4）6－酮－前列腺素$F_{1\alpha}$的变化。经过治疗,两组6－酮－前列腺素$F_{1\alpha}$水平均较治疗前升高,有显著性差异($P<0.05$);并且随着治疗时间的延长,降低效果更加明显。治疗组与对照组相比,各项指标均无显著性差异($P>0.05$)。

（6）安全性观察　在服药期间患者均未出现不良反应,肝肾功能无异常,说明在清热养阴法则指导下,应用脉苏散治疗糖尿病肢体动脉闭塞症是安全有效的。

4.动物实验研究显示脉苏散可改善糖尿病肢体动脉闭塞症兔血管内皮相关张力因素紊乱

（1）脉苏散对血糖的影响　实验前各组血糖无明显差异。实验后第8、10、12周末,模型对照组、通心络组、脉苏散组血糖比正常组显著升高($P<0.01$),而各组间比较无显著性差异($P>0.05$)。经过4周的治疗,通心络组和脉苏散组的血糖均有下降趋势,但经统计学处理,两组间无显著性差异($P>0.05$)。

（2）脉苏散对内皮素－1的影响　实验前各组内皮素－1无明显差异。实验后第8、10、12周末,模型对照组、通心络组、脉苏散组血浆内皮素－1比正常对照组显著升高($P<0.05$),各组间比较无显著性差异($P>0.05$)。通心络组和脉苏散组第12周末内皮素－1水平均比模型对照组显著降低($P<0.05$),而两组间比较无显著性差异($P>0.05$)。两组内皮素－1含量均比治疗前显著降低($P < 0.05$)。

(3)脉苏散对一氧化氮的影响　实验前各组一氧化氮无明显差异。实验后第8、10、12周末,模型对照组、通心络组、脉苏散组血清一氧化氮比正常对照组显著降低($P < 0.05$),各组间比较无显著性差异($P > 0.05$)。通心络组和脉苏散组第12周末一氧化氮含量均比模型对照组显著升高($P < 0.05$),而两组间比较无显著性差异($P > 0.05$)。两组内一氧化氮比治疗前显著升高($P < 0.05$)。

(4)脉苏散对血栓素 B_2 的影响　实验前各组血栓素 B_2 无明显差异。实验后第8、10、12周末,模型对照组、通心络组、脉苏散组血栓素 B_2 比正常对照组显著升高,有显著性差异($P < 0.05$, $P < 0.01$)。通心络组和脉苏散组第8、10、12周末血栓素 B_2 含量比模型对照组显著降低($P < 0.01$),而两组间比较无显著性差异($P > 0.05$)。

(5)脉苏散对6-酮-前列腺素 $F_{1\alpha}$ 的影响　实验前各组6-酮-$PGF_{1\alpha}$无明显差异。实验后第8、10、12周末,模型对照组、通心络组、脉苏散组6-酮-$PGF_{1\alpha}$比正常对照组降低,但经统计学处理无显著性差异($P > 0.05$)。通心络组和脉苏散组第8、10、12周末,6-酮-$PGF_{1\alpha}$含量比模型对照组升高,但经统计学处理无显著性差异($P > 0.05$)。通心络组和脉苏散组各期组间比较无显著性差异($P > 0.05$)。

(6)光学显微镜观察　正常对照组动物血管内膜未见异常。模型对照组动脉管腔明显凹凸不平,内皮细胞增生肿胀,内弹力膜断续或消失,内皮下层间隙明显增大,可见大量脂质沉积,泡沫细胞、淋巴细胞、浆细胞浸润;中膜浅层结构紊乱,肌纤维分离,弹力板紊乱,平滑肌细胞肿大增生,向管腔侧迁移。脉苏散组动脉血管内膜有轻度局限性增生,内皮细胞增生;内皮细胞下层稍有增大、有少量的脂质沉积;中膜浅层结构稍有变化,但与模型对照组相比较,其病理改变减轻。

5.药物毒理学研究　毒理实验结果表明,脉苏散免煎颗粒对动物未呈现急性毒性作用。

(四)研究结论

糖尿病肢体动脉闭塞症患者存在严重的血管内皮相关张力因素的功能障碍,并与中医证型存在相关性,应用中药脉苏散为主的干预措施可有效地改善患者的血液流变性、调节血脂和血管内皮舒缩因子平衡,从而来达到保护血管内皮组织、改善血管内皮功能的目的,进而改善肢体血运且未发现毒性作用。

二、消栓通脉颗粒剂对深静脉血栓形成干预机制的研究

(一)研究思路

下肢深静脉血栓形成是常见的周围血管疾病,因其日益剧增的发病率、致残率及严重的并发症已引起世界性的关注,下肢深静脉血栓形成急性期易并发肺栓塞,死亡率较高。而且深静脉瓣膜遭受破坏,至晚期患肢出现肿胀、郁积性皮炎、顽固性小腿溃疡等下肢深静脉血栓形成后遗症,严重影响患者生存质量。

侯玉芬教授认为瘀血阻络是本病的主要病机,湿、热、瘀相互为患是下肢深静脉血栓形成早期的主要病机特点,确立清热利湿、活血消肿、祛瘀通络法,运用现代科学技术手段,对剂型工艺等进行了创新改革,开展深入的临床和基础研究,开发出服用更方便的"消栓通脉颗粒剂"。

消栓通脉颗粒剂主要药物组成为:茵陈、金银花、赤小豆、桃仁、黄柏、红花、赤芍、栀子、水蛭、苍术。方中茵陈味苦,性微寒,入脾、胃、肝、胆经,苦能燥湿,寒能清热,功擅清热除湿。赤小豆甘酸偏凉,归心、小肠、脾经,性善下行,有清热利湿、行血消肿之功。茵陈、赤小豆清热利湿,行血消肿共为君药,使湿化、热清、瘀血消散,脉络通畅。赤芍苦微寒,归肝、脾经,具有清热凉血、活血化瘀之效。水蛭苦咸平,入肝经,功专破血逐瘀,通经消癥。黄柏味苦,性寒,归肾、膀胱、大肠经,功专清热燥湿,泻火解毒,尤擅清下焦湿热。以上三药相须配伍合而为臣,既助君药祛湿、清热,又能凉血活血、破血祛瘀、软坚散结,使血脉通畅,水肿自消。金银花甘寒,入肺、心、胃经,具有清热解毒、消肿凉血之功。栀子清热,苍术燥湿,桃仁苦甘平,归心、肝、大肠经,其活血散瘀之力较强,有推陈致新之功,红花活血,均为佐使药。诸药合用,共奏清热利湿、祛瘀通络、消肿止痛之功效,使湿化、热清、瘀祛,脉络通畅,以达疾病痊愈之目的。

(二)研究方法

1.制备工艺研究 采用超微粉碎法处理水蛭;超临界萃取技术萃取苍术挥发油;优选最佳水提工艺;筛选最佳醇提工艺,按优选的条件进行喷雾干燥后与水蛭细粉、挥发油环糊精包合物混匀,制粒,干燥,包装,灭菌,制成消栓通脉颗粒剂。

2.临床研究 观察消栓通脉颗粒治疗下肢深静脉血栓形成的临床疗效。

3.药效学研究 采用大鼠下腔静脉血栓形成动物模型,观察指标众多,有大体观察,扫描电镜观察内皮细胞,免疫组织化学染色检测内皮细胞表达 P - 选择素含量,HE 染色检测血管壁炎性细胞,血管壁 Van Gieon 特殊染色检测胶原组织含量,放免法检测血浆血栓素 B_2、6 - 酮 - 前列腺素 $F_{1\alpha}$、内皮素含量,还原法检测血浆一氧化氮含量,发色底物法检测血浆纤溶酶原活化剂、纤溶酶原活化剂抑制物活性等,从多途径、多个层面对血栓形成的复杂机制进行研究。

4.毒理学研究　进行消栓通脉颗粒剂急性毒性试验研究。

(三)研究结果

1.消栓通脉颗粒剂的制备工艺研究　在剂型的选择上,颗粒剂不但使用方便,还能够通过合理的配方和工艺使药物有效成分提取及保留完全,且能改善口味,去除无效成分等,从而使药物更好地发挥作用。全方药材中,水蛭为动物药,通过煎煮无法提取有效成分,可采用超微粉碎法处理;苍术含有挥发油,且为有效成分,应先提取挥发油;赤芍有效成分芍药苷为水溶性成分,茵陈、赤小豆、栀子、红花、桃仁等均含水溶性有效成分,可合并采用水提取方法。金银花主要有效成分为绿原酸,绿原酸提取率以乙醇回流提取法优于水提醇沉法。黄柏中的有效成分小檗碱为醇溶性成分,为尽可能多地提出有效成分,金银花和黄柏采用合并醇提法。

2.消栓通脉颗粒剂治疗下肢深静脉血栓形成的临床研究　共观察了下肢深静脉血栓形成患者 150 例。随机将患者分为治疗组(消栓通脉颗粒剂组)100 例,对照组(通塞脉片组)50 例。研究结果如下。

(1)总疗效分析　治疗组临床治愈率67%,总有效率100%;对照组临床治愈率38%,总有效率96%。治疗组治愈率明显高于对照组($P < 0.01$),总有效率之间差异不明显。

(2)主要症状改善疗效分析　治疗后,两组肢体肿胀和疼痛等主要症状均有不同程度的改善,治疗组明显优于对照组($P < 0.01$),尤其在消肿止痛方面,治疗组疗效更为显著。说明消栓通脉颗粒剂能较好地改善下肢深静脉血栓形成的主要症状。

(3)体征改善疗效分析　治疗后,两组肢体肿胀、Homans' 征及股内侧压痛等主要体征均有非常显著的改善($P < 0.01, P < 0.05$),治疗组在消肿方面优于对照组($P < 0.05$)。

(4)对血流动态学的疗效分析　经肢体静脉应变体积描记(SPG)仪对两

组患肢静脉容量增加的百分数（Vo）及静脉最初 3 秒内每分钟排出的容积百分数（Vc）进行检测,治疗组 Vo、Vc 治疗前后比较,均有非常显著性差异（$P < 0.01$）;对照组对 Vo、Vc 亦有不同程度的改善（$P < 0.05$,$P < 0.01$）;两组比较,治疗组明显优于对照组（$P < 0.05$）。彩色多普勒超声显像显示,治疗后治疗组患者的阻塞血管已部分或大部分再通,并建立了丰富、粗大的侧支。说明消栓通脉颗粒剂能显著改善静脉血流情况,加速静脉血液回流,促进侧支循环建立。

（5）对血液流变学及血脂指标的疗效分析　治疗组治疗后血液流变学各项指标较治疗前均明显下降（$P < 0.01$）,表明治疗组有显著降低血液黏度的作用。对照组仅对全血比高切、低切黏度,血浆比黏度,纤维蛋白原的改善有显著性差异（$P < 0.05$）。两组比较,治疗组明显优于对照组,尤其降低纤维蛋白原的作用更为显著（$P < 0.05$）。治疗组治疗后胆固醇亦有显著下降（$P < 0.01$）,而甘油三酯较治疗前略有降低,但无显著性差异（$P > 0.05$）。对照组对血脂的改善无显著性差异（$P > 0.05$）。两组比较,治疗组降低血脂的作用明显优于对照组,尤以降低胆固醇的作用显著（$P < 0.01$）。

（6）对血栓素 B_2、6 - 酮 - 前列腺素 $F_{1\alpha}$ 指标的疗效分析　两组血栓素 B_2、6 - 酮 - 前列腺素 $F_{1\alpha}$ 及血栓素 B_2/6 - 酮 - 前列腺素 $F_{1\alpha}$ 指标治疗后均有不同程度的显著改善（$P < 0.01$,$P < 0.05$）。两组比较,血栓素 B_2 及血栓素 B_2/6 - 酮 - 前列腺素 $F_{1\alpha}$ 均有显著性差异（$P < 0.05$）。治疗后,除治疗组血栓素 B_2/6 - 酮 - 前列腺素 $F_{1\alpha}$ 恢复至正常（$P > 0.05$）,两组的血栓素 B_2 及对照组血栓素 B_2/6 - 酮 - 前列腺素 $F_{1\alpha}$ 与正常组相比,仍存在显著的差距（$P < 0.01$,$P < 0.05$）。说明消栓通脉颗粒剂具有抗血小板聚集、保护血管内皮细胞作用。

（7）毒性及不良反应观察　治疗组于观察期间未见不良反应,血、尿常规及肝、肾功能检查均未发现异常改变。

3. 消栓通脉颗粒剂主要药效学研究　采用消栓通脉颗粒剂对造模后的 Wistar 大鼠等进行了药理实验研究,实验研究结果表明,消栓通脉颗粒剂具有如下药理作用:抑制血栓形成,促进纤溶活性,抗血小板聚集,调节血管张力,抑制 P - 选择素在血管内皮细胞上的高表达,保护血管内皮细胞功能,抑制血管壁的炎症反应,抑制胶原组织增生,维持静脉壁弹性等作用。上述说明消栓通脉颗粒剂治疗静脉血栓形成不是单一作用,而是具有多种综合调节作用,对血栓形成复杂的发病病机具有良好的针对性。

4.消栓通脉颗粒剂急性毒性实验研究 毒理实验结果表明,消栓通脉颗粒剂对动物未呈现急性毒性作用。

（四）研究结论

消栓通脉颗粒剂治疗下肢深静脉血栓形成,疗效可靠,机制明确,未发现明显毒性及不良反应,使用方便,病人易于接受。该药具有抑制血栓形成,促进纤溶活性,抗血小板聚集,调节血管张力,抑制 P-选择素在血管内皮细胞上的高表达,保护血管内皮细胞功能,抑制血管壁的炎症反应,抑制胶原组织增生,维持静脉壁弹性等作用。

三、花栀通脉片治疗血栓性浅静脉炎的研究

（一）研究思路

血栓性浅静脉炎属中医学恶脉、赤脉、黄鳅痈、青蛇毒等范畴,是常见的周围血管疾病。本病起病急,疼痛重,发病率高,给患者带来痛苦。本病的发生常与化学性药物刺激、外伤、感染、穿刺抽血、血液高凝等因素有关,也是下肢静脉曲张常见的并发症。其主要病理改变是静脉壁发生炎症反应及血栓形成,局部出现红色硬结或红肿条索状物、压痛,体温及白细胞轻度升高,一般不引起全身中毒反应。

侯玉芬教授认为,湿热蕴结、瘀血阻滞脉络是其主要病机,立清热解毒、凉血止痛之法,运用现代科学技术手段,对剂型工艺等进行了创新改革,开展深入的临床和基础研究,开发出服用更方便的"花栀通脉片"。

花栀通脉片药物组成为:金银花、马齿苋、当归、赤芍、生地黄、板蓝根、栀子、黄柏、牡丹皮、苍术。方中金银花、马齿苋、板蓝根具有清热解毒、凉血止痛的作用;当归、赤芍、生地黄、牡丹皮清热凉血、活血散瘀;栀子、黄柏、苍术具有清热燥湿的作用。现代药理研究证实,金银花、栀子、板蓝根、马齿苋、黄柏均有抗菌、消炎、解热的作用;当归、赤芍、牛膝、牡丹皮等则具有抗血小板聚集、抗血栓和改善外周微循环的作用。

（二）研究方法

1.临床研究 将378例血栓性浅静脉炎患者随机分为两组,治疗组200例应用花栀通脉片内服,对照组178例应用穿王消炎片内服,观察两组疗效。

2.药效学研究 96只大鼠随机分为4组,即假手术组、血栓模型组、复方丹参片组和花栀通脉片组。用下腔静脉结扎法造模,动态监测各组大鼠术后第

1、3、7 天血清中的肿瘤细胞坏死因子 $-\alpha$(TNF $-\alpha$)、白细胞介素 -6(IL -6)、白细胞介素 -8(IL -8)水平。

（三）研究结果

1.临床研究结果 治疗组治愈及显效率为 90.0%，总有效率为 96.5%；对照组治愈及显效率为 76.4%，总有效率为 89.9%。治疗组治愈及显效率明显高于对照组，两组治疗效果有显著性差异($P < 0.05$)。病程在 15 天之内者，治疗组治愈 155 例，显效 16 例(治愈及显效率 98.8%)；对照组治愈 117 例，显效 14 例(治愈及显效率 83.4%)，治疗组明显优于对照组($P < 0.05$)。

2.药效学研究结果 中药治疗组的炎性细胞因子水平显著低于模型组($P < 0.01$)；各组 TNF $-\alpha$、IL -6、IL -8 水平随手术天数延长，多呈现先升高而后下降的趋势，第 3 天呈高表达($P < 0.05$，$P < 0.01$)，而花栀通脉片组除第 7 天 IL -6 水平与对照组比较，差异无统计学意义外，其余各时点各因子水平均显著低于对照组($P < 0.01$)。

（四）研究结论

花栀通脉片疗效确切，临床治愈率和显效率明显高于对照组，两组有显著性差异。从病程上看，发病时间较短的病例临床疗效好于病程较长者，治疗越早，疗效越显著，花栀通脉片的总有效率 96.5%，显著优于穿王消炎片。这说明具有清热解毒、凉血止痛之功效的花栀通脉片对血栓性浅静脉炎的复杂病机更有针对性，提示治疗本病清热解毒、凉血止痛法优于单纯清热解毒法。花栀通脉片可以显著抑制血栓形成引起的炎性介质释放，且在静脉血栓急性期疗效显著。

四、无创性检查在周围血管疾病诊断价值的研究

侯玉芬教授重视各种无创性检查方法在周围血管疾病诊疗过程中的作用，现将其研究经验介绍如下。

（一）超声诊断周围血管疾病价值的研究经验

1.超声诊断要全面、系统,重视首诊准确性 超声诊断周围血管疾病的主要优点有：①无创伤性：病人无痛苦，机体无损伤，容易接受；②可重复性：可以多次重复检查，用来进行疗效判定，简便易行；③普遍性：对患者年龄、身体状况无特殊限制。正是因为其突出的优点，在临床上对于初诊病例的筛查、明确血管病变部位和程度，治疗方法的选择及随访监测等方面得到了广泛应用。周围血管疾病是包括了动脉系统、静脉系统及淋巴系统疾病的一大类疾病,侯玉芬教授所诊疗患者的疾病往往具有多样性、复杂性的特点。侯教授认为超声只是临床检查的一种手段,因此对超声图像的分析必须注意参考临床表现;任何结论不能脱离临床表现,但也不能脱离声像图的客观表现去迎合临床诊断。因此,她要求我们尤其是在首次检查患者时,要简明扼要地了解患者的病史、症状及体征表现,然后再结合患者的声像图表现进行诊断。

在检查过程中,侯玉芬教授经常要求我们在检查时不能只看到疾病的局部声像图表现,应当把疾病的局部表现与患者的整体循环相结合,要充分了解血管病变与血流动力学变化情况,并且与其他疾病进行鉴别诊断。例如临床常见的小腿静脉性溃疡,侯玉芬教授就要求行超声检查时,不但检查患者的深静脉瓣膜情况及小腿浅静脉曲张分布,而且要注意寻找溃疡周围是否存在深、浅交通支静脉,排除髂总静脉受压、下腔静脉狭窄等影响患肢血流动力学的病变,同时需要与下肢深静脉血栓形成后综合征、血管瘤等不同疾病进行超声鉴别诊断。

2. 强调超声诊断的规范性　近几年来,随着血管超声检查指南的出台,使超声医师在实际操作过程中有据可依。侯玉芬教授在此基础上,结合专业具体特点,和我们一起参与制订了简单实用的周围血管疾病检查操作方法。四肢血管检查以仰卧位为主,对腘及胫后血管可取俯卧位。一般自肢体近端向远端逐渐观察,在检查髂(或锁骨下)动、静脉时,应逐渐向近心端追踪观察。先以实时灰阶超声观察,按需选用彩色多普勒血流成像(CDFI)、脉冲多普勒(PW)和能量多普勒(CDE)。对于较小血管,可先用 CDFI 帮助寻找、显示血管,然后再用灰阶超声仔细观察管壁、管腔及血管周围组织的情况。CDFI 的 ZOOM 范围尽量减小,更有利于血流的显示,取样容积小于血管内径,声束与血流夹角(θ)<60°。以摄片或录像保存资料。横切面容易确定血管的位置和准确测量管径及截面积,矢状面有利于观察血管的全貌及腔内情况。探头压力应适当,尤其是静脉检查时探头应轻放,血管分叉处及关节附近血管应重点观察,双侧对照。Valsalva 试验或探头加压试验和远侧肢体挤压等有助于静脉疾病的显示。

侯玉芬教授既重视超声检查操作的准确性、系统性,又经常强调超声报告的严谨性。由于超声检查报告是临床诊治的重要参考依据之一,又是法律纠纷处理中的参考资料,所以必须认真客观地详细描述检查内容,供临床医师参考。

检查的过程和结果最终是体现在超声报告上,因此超声检查报告作为检查的第一手资料和证据应当引起足够的重视。侯教授要求我们报告中专业用词必须是统一的、科学的、通用的超声医学术语,书写的报告必须要有针对性、客观性、独立性、系统性、真实性,报告的结论符合分级诊断要求。遇到特殊疑难病例时,及时与临床医师沟通检查情况,提高诊断符合率。

3. 不断扩大超声使用范围　周围血管疾病的诊疗在近几年有了突飞猛进的发展,患者对疾病的认知水平越来越高,这就需要通过超声检查能够给临床医师和患者提供更多的信息支持。随着血管外科手术的普及,血管支架、人造血管等新材料的应用越来越多,手术方式的不断改进,在超声诊断时不断地更新知识,及时地发现新问题、新需要,就成为超声医师亟待解决的难题。侯玉芬教授认为超声医师要通过不断的学习来自我提高,跟上血管外科的研究进展。对超声检查中涉及腔内治疗、血管转流术的患者,需要结合病史和临床表现,才能够正确认识疾病、探寻病因、评估植入物状态。

侯教授还建议我们要充分发挥超声的实时性、可重复性的特点,在临床上开展了解剖位置体表投影标记,比如深浅静脉交通支、血栓范围、血管吻合口等标记工作。既满足了患者的需求,也为临床医师了解疾病提供了更直观的方法。

4. 超声诊断周围血管疾病的价值　侯玉芬教授在临床实践过程中发现,超声不但可以应对周围血管疾病的一般检查要求,而且可以利用超声的独特优点,有的放矢地根据某些特征性声像图表现来深入分析病变的性质、程度及鉴别诊断。

(1)超声诊断外周动脉性疾病的价值

1)超声检查对确定动脉粥样硬化斑块的存在和性质具有独特的优势。动脉粥样硬化斑块可分为脂质斑块(软斑块)、纤维斑块(硬斑块)、钙化斑块和混合斑块。在超声检查时显示为不同的特点:①软斑块:比外膜弱的均匀的低回声,多出现在动脉硬化早期;②硬斑块:高于或等于血管外膜的相对均质的强回声,后方不伴有声影;③钙化斑块:高于外膜的强回声,并伴有后方声影;④混合斑块:兼具软斑块和硬斑块的特点,最为常见。同时还需要注意斑块的影像学形态,斑块表面是否光滑,形态是否规则,斑块是否存在继发溃疡、出血等。侯教授经常通过对斑块声像图特点鉴别,采用不同的治疗方案。

2)超声可以较准确地判断动脉血管的狭窄程度。一般多采用彩色多普勒血流成像通过横切面测量血流充盈的面积,再描记动脉管腔的面积,通过计算公式(1-残余管腔面积/动脉管腔面积)×100%,可获得狭窄面积的百分比。但是单凭彩色血流成像,有时受制于血管位置、彩色血流调节等因素的影响,对动脉狭窄程度的判断不太可靠,因此必要时也可依据脉冲多普勒频谱变化的特点来进行判断。侯玉芬教授认为血管狭窄程度关系到评估患者病情严重程度、选择治疗方式以及疾病的预后等,应当遵循谨慎、细致的原则。她强调对患者血管狭窄程度的判断,要多方面综合考虑,切忌以偏概全,只有尽可能排除可能对检查产生影响的各种因素后,才可以做出狭窄判断;并且狭窄程度要与血流动力学变化相结合,互相印证以提高准确率。

3)超声可以鉴别动脉栓塞和血栓形成。急性动脉栓塞是指内源性或外源性栓子进入动脉,被血流冲向远侧,造成远端动脉管腔堵塞,导致神经、肌肉组织等缺血的病理过程。栓子易于栓塞在动脉分叉处,下肢远较上肢多见,股动脉发生率最高,其次是髂总动脉、腘动脉。动脉完全或部分阻塞,可引起动脉痉挛、动脉退行性病变、继发血栓形成等病理变化,继发血栓多位于栓子远侧管腔内,范围大小不等。二维声像图可以显示急性动脉栓塞部位血管内壁显示不清;栓塞处的回声取决于栓子的性质、有无继发血栓形成以及动脉原有病变等,栓子可呈高、中、低混杂回声;若存在继发血栓,则血栓以低回声为主。彩色多普勒血流图(CDFI)可见动脉完全栓塞时,管腔内血流信号消失,远端管腔内血流信号微弱或无血流。如果为动脉不完全栓塞,则栓子与动脉之间可探及细小、明亮的杂色血流信号。栓塞的动脉周围无明显侧支血管。急性肢体动脉血栓形成多是原有动脉病变(比如动脉硬化、动脉炎、动脉瘤等)基础上发展而来,超声检查除可显示动脉血栓外,还可以看到原有的动脉病变,并且在动脉血栓形成的血管周围往往可以发现侧支动脉血流。相比之下,急性动脉栓塞比动脉血栓形成危害要大,因其发病急、病情发展快使患肢还来不及建立有效的侧支循环来维持肢体的需要,如不及时确诊及早治疗,高位截肢的可能大。

(2)超声诊断外周静脉性疾病的价值

1)超声可以提示深静脉血栓形成不同阶段。深静脉血栓形成是指血液在深静脉腔内异常凝结,阻塞静脉管腔,导致静脉回流障碍,引起远端静脉高压、肢体肿胀、疼痛及浅静脉扩张等临床症状,多见于下肢,可造成不同程度的慢性深静脉功能不全,严重时可致残。深静脉血栓形成后由于血栓附着不牢固或外力作用可发生脱落,随循环进入肺动脉导致肺栓塞,部分可致心跳呼吸骤停,危及生命,是下肢深静脉血栓形成最严重的并发症。一般认为,血栓形成初期脱落的可能性更大,因此,侯玉芬教授特别重视对于深静脉血栓形成急性期的判断,除了根据患者病史、临床表现、体格检查进行分析外,超声检查提供的声像图表现也是重要的参考。

超声检查深静脉血栓形成不同阶段的特点:①急性血栓。静脉管腔内有实性回声,但几小时或几天内的血栓可以无回声,脉冲多普勒部分或不能探及血流信号,彩色多普勒检查显示"充盈缺损"或无血流信号;形成血栓的静脉管径明显增粗;探头加压管腔不能被压瘪,瓣膜被血栓固定不能活动。②亚急性血栓。血栓回声增强;血栓收缩和溶解,使其缩小,静脉管腔也随之变小;脉冲多普勒或彩色多普勒在血栓再通的位置可显示血流信号(也可称小部分再通)。③血栓后期。管腔内强回声和低回声混杂,有间断血流信号;静脉壁部分或弥漫性增厚。如果静脉管腔没有完全再通,仍有阻塞,在声像图上则表现为条状强回声(也可称部分再通)。④后遗症期。在部分病例中,静脉内径比正常小,有的可能由于静脉被瘢痕组织代替而无法显示。通过彩色多普勒检查可以间接显示静脉管壁呈不规则状和管腔内有充盈缺损或间断的点状血流信号。静脉管径扩张,可被探头压扁,竹节状消失或呈直桶状,瓣膜短小或消失并关闭不全,深吸气或 Valsalva 试验后有静脉反流现象,静脉瓣膜功能不全(也可称完全再通)。

超声检查还可以在深静脉血栓形成亚急性期以后,根据管腔内实性回声范围大小、血流充盈缺损状况判断管腔内血栓再通率,这对评估治疗效果具有重要意义。侯教授利用此特点判断疗效,再结合多年临床治疗经验,创制不同的方剂,调整治疗方案,取得了良好的临床效果。

2)超声可以实时监测深静脉内漂浮血栓。发生深静脉血栓形成,当混合血栓未完全阻塞管腔时,血小板继续析出,血栓顺血流滋长延伸,出现血栓与血管壁游离而漂浮于血管腔内,此时游离血栓处于特别脆弱的阶段,发生肺栓塞的可能性大大提高。利用超声实时监测的特点,可以发现漂浮血栓的状态。侯玉芬教授要求对急性期或溶栓过程中患者的超声诊断要提高警惕,发现漂浮深静脉血栓时要及时报告,降低临床风险。

通过不断总结,下肢深静脉漂浮血栓具有以下声像图特点:①受累静脉均有不同程度的扩张及变形。②管腔内见弥漫性全程或局部血栓填塞,多为低回声或等回声,近端可见一明显的与管壁游离的血栓,形态多为条索状、柱状或锥形,游离血栓边缘一般较光滑,表面回声较强,内部多为混杂回声。③动态连续观察,可见游离血栓随血流漂动,多伴有呼吸节律性。彩色多普勒血流图显示:血流呈明显的充盈缺损,出现"双轨征"或"牛眼征"。脉冲多普勒示:充盈缺损处血流速度明显减慢,且为不随呼吸变化的连续性血流。

5. 不断推进超声诊断周围血管疾病的科研工作 侯玉芬教授主张应把临床表现和超声表现结合起来进行深入研究。在侯教授的指导下,开展了肱动脉血管内皮功能、股动脉内 – 中层厚度(IMT)变化及意义,超声对急性期下肢深静脉漂浮血栓的诊断价值,彩色多普勒超声对肢体淋巴水肿分级诊断的价值等研究。

(二)肢体动脉节段血压测量诊断周围血管疾病价值的研究经验

动脉发生病变后常引起狭窄或闭塞,当直径狭窄率≥50%或面积狭窄率≥75%时可导致其远端动脉血压明显降低。如果在狭窄动脉的近端和远端的肢体上测量血压,则能发现有异常的压差,而根据压差的大小,常能确定动脉的狭窄位置和程度。肢体动脉节段血压测量适用于下肢动脉闭塞性疾病,包括肢体闭塞性动脉硬化症、血栓闭塞性脉管炎、肢体急性动脉栓塞、全身性多动脉炎、糖尿病坏疽、多发性大动脉炎等。

具体检查方法:患者取仰卧位,休息 15 分钟后再作测量。首先用普通血压计测量双上肢肱动脉血压,然后再测量下肢血压。将 12 cm×40 cm 规格的袖带分别缠绕在踝上、膝下、膝上、股部 4 个部位,将多普勒探头置于足背或胫后动脉处监听,如果足背或胫后动脉闭塞,可将 PPG 的探头固定在末节趾的掌侧,开始作趾动脉波的连续记录,然后给血压带充气,直至动脉波消失,再逐渐缓慢放气,直到动脉波重新出现的压力,即为该处的血压。上肢动脉压测量方法同测量下肢动脉压。

正常下肢踝以上任何一部位的节段血压均高于上臂,即节段血压指数≥1.0,如出现节段血压指数 <1.0,则考虑在该段以上可能存在动脉狭窄或闭塞。正常下肢两处相邻的节段压差均 < 20 mmHg,如果压差 > 20 mmHg,则两段之间动脉可能有狭窄。如果≥30 mmHg,则有明显的动脉狭窄或闭塞。尤其是踝压在判断肢体是否发生缺血性坏疽时最有意义。踝压 > 50 mmHg 时，可满足末梢肢体的灌注，< 30 mmHg 时，则出现肢体坏疽的可能性大。正常人踝压／肱动脉压（踝肱指数）≥ 1.0;0.9 ~ 1.0 之间为临界值;间歇性跛行患者为 0.6 ~ 0.8;静息痛患者为 0.4 ~ 0.6;缺血性坏死患者多为 0.4 以下。因此踝压 < 30 mmHg 和踝肱指数 < 0.4 时，发生肢体缺血性溃疡和坏死的可能性很大，应引起高度重视。

正常人两侧上臂血压应当相等或相差 < 10 mmHg,而前臂和手指的血压则应与同侧上臂相等或略高于上臂。双侧上臂血压如相差 20 mmHg,低的一侧可能有无名、锁骨下、腋或肱动脉近端的狭窄，如相差 20 ~ 30 mmHg 可疑有重症狭窄或闭塞，> 30 mmHg 则在上述部位有重度狭窄或闭塞，如上臂与前臂的血压相差 20 mmHg,提示肱动脉远端或桡、尺动脉近端有狭窄，相差 20 ~ 30 mmHg 可疑有重症狭窄或闭塞，> 30 mmHg 则在上述部位有重度狭窄或闭塞。正常手指指数（指／上臂）比值 > 0.75,如 < 0.70 而且手指与手指之间压差 > 15 mmHg 则表示指动脉狭窄。

（三）光电容积描记诊断周围血管疾病价值的研究经验

光电容积描记（PPG）是用于测定皮下微循环血流状况的仪器，包括发射红外线的二极管和接受反射光的光电晶体管。探头发出的红外线进入皮下组织后，被皮下毛细血管中运动的红细胞吸收，并反射到探头内的光电晶体管，其信号通过放大处理后显示为波形，波形的大小与局部微血管中红细胞数成正比。PPG 主要用于肢体缺血性疾病的诊断，估计创面附近皮肤的血运及预测手术伤口愈合的可能性等;也适于下肢静脉曲张、下肢深静脉瓣膜功能不全、静脉性溃疡等静脉倒流性疾病诊断及评估。

1. 动脉性疾病检查方法及意义　在室温 20 ~ 25℃ 之间，患者首先休息 5 ~ 10 分钟。打开 PPG 仪器，设置在动脉检查上。检查时将 PPG 探头置于被检第一节指（或趾）腹部皮肤，用尼龙胶带固定。注意固定探头时松紧要适度，太紧时，局部受压，使血液循环减少;太松时，室内光线被探头接收，均会影响检查结果的准确性。要肢体放松，呼吸均匀。待波形稳定后连续记录 8 ~ 10 个周期动脉波形。

由于 PPG 描记血流具有很强的灵敏性，可以了解肢体血液流动状态、搏动血流量的强度、血流速度及血管弹性，能较客观地反映指（趾）动脉血管的弹性和血运情况,从而进一步了解周围血管疾病的状况。对闭塞性动脉硬化症、末梢循环障碍、血栓闭塞性脉管炎、雷诺综合征、多发性大动脉炎等的诊断与鉴别诊断,以及疗效观察都有指导意义。

2. 静脉性疾病检查方法及意义　患者取坐位,双下肢悬垂不负重。打开仪器,设置在静脉检查上。将 PPG 探头固定于内踝的后方,如该处皮肤有炎症或溃疡,可放在前足或拇趾垫处,但避免固定在皮下有静脉曲张、足背或胫后动脉和关节处。试验开始前患者休息 2 分钟,待记录基线稳定后,让患者用力作足背屈和跖屈运动 5 次,大约每秒 1 次,停止后完全放松。如患者踝关节运动有困难或配合不好,检查者可用双手有规律地挤压小腿 5 次,代替患者运动,以帮助排空小腿静脉血。

本检查方法目前主要用于:①检测下肢静脉瓣膜功能,鉴别深、浅静脉或交通支静脉瓣膜功能不全,以利于确定手术方案。②评价手术效果及随访。③鉴别原发与继发静脉曲张。④了解小腿下端皮肤软组织静脉瘀滞的血流动力学情况等。

(四)侯玉芬教授对微循环检查诊断周围血管疾病价值的研究经验

微循环是指直接参与组织细胞进行物质、能量和信息交换的血液、组织液和淋巴液的循环状态,它是循环系统的基础机构和功能单位,基本功能是直接参与细胞与组织间的物质交换,它包括血液循环、组织液循环、淋巴液循环三种。

临床检测微循环的基本方法是在适当的光源照明下,选择适宜的显微镜,根据不同的患者和疾病,选择体表适当部位(指趾甲襞、球结膜、唇、龈、舌尖、耳郭对耳轮上下脚交叉的凸隆处、病损局部皮肤等),观测微血管的形态(清晰度、排列、外形、数目、长度、管径、襻顶宽度、管壁压力、乳头、乳头下静脉丛及各种畸形),微血管内的血流动态(血色、流态、流速、白色微血栓、白细胞数目、血球聚集、微血管运动计数),微血管襻周围的变化(渗出、出血、汗腺)。

随着科学技术的不断发展,新型微循环检测仪不断研制成功,对临床微循环的大部分检测已可做到动态图像记录,不仅可以逼真地展示出生理或病理性的微循环改变,而且还可以做出对流速(μm/s)、流量(mL/s)、口径(μm)和渗出(渗出指数)及微血管密度等半定量或精确定量测量,为病情的发展演变和疗效追踪提供了极为科学的依据。应用于活体微循环观察的方法主要有以下几种：①热红外成像，②超声显像，③激光多普勒成像，④激光扫描共聚焦显微镜，⑤光学相干体层摄影术，⑥正交偏振光谱成像，⑦吲哚青绿微血管造影，⑧经皮血气监测。微循环检测在科学研究领域可用于脑血流评估、MCAO模型、下肢缺血、内皮功能障碍、颌面外科、胃肠血流、乳房重建、皮肤/斑贴试验等，在临床上可用于外周血管疾病评估、重症肢端缺血诊断、不愈合伤口、血管重建评估、截肢平面判定、雷诺综合征诊断等。其中激光多普勒血流灌注量和经皮氧分压的检测在动脉闭塞性疾病的治疗中具有尤为重要的意义。

1. 激光多普勒血流灌注量　激光多普勒血流监测仪（Laser Doppler Flowmetry，LDF）是一种能够实时监测组织内微循环血流灌注的仪器。其主要的特点是能够连续监测，并能反映微循环的瞬间改变情况。激光多普勒可以监测整个微循环系统的血液灌注量，包括毛细血管（营养血流）、微动脉、微静脉和吻合支。该技术基于发射激光通过光纤传输，激光束被所研究组织散射后有部分光被吸收。击中血细胞的激光波长发生了改变（即多普勒频移），而击中静止组织的激光波长没有改变。这些波长改变的强度和频率分布与监测体积内的血细胞数量和移动速度直接相关。通过接收光纤，这些信息被记录并且转换为电信号进行分析。

目前，没有任何一种激光多普勒血流仪能够检测绝对的血流灌注值（如mL/min/100 g组织）。血流测量结果以灌注单位（PU）为单位，非常简明。为了使检测结果具有可比性，非常有必要对激光多普勒血流仪进行校准，目前瑞典帕瑞医学公司（Perimed）是第一家开发标准校正液的公司，方便了不同采样样本间的对比。

以瑞典帕瑞医学公司（Perimed）生产的PeriFlux System 5000激光多普勒监测仪为例，具体检测方法如下：①检查室安静，室内温度为 24～26℃，湿度为 40%～70%，避免室内空气流动，校准液的标准值为 250 PU，每月校准一次；②被检者检查前安静休息 30 分钟；③将 LDF 探头以双面胶固定在受检者检查部位皮肤上（避开大血管），测量静息状态下皮肤温度及基础血流灌注量均值（PU_0），然后通过探头将局部皮温加热到 44℃，持续 15 分钟，记录加热后血流灌注量均值（PU）。以加热后比值（PU/PU_0）作为评估皮肤微血管反应性的指标。

目前,多用 LDF 监测组织内毛细血管、细动脉、细静脉和动静脉吻合支中红细胞的运动来反映血流灌注量。正常静息状态下,微血管的血流呈现动态性,这与微血管扩张和收缩的程度有关,因此 PU_0 在不同情况下有很大的差异性。为减少这种差异性,常用一些刺激手段如阻断血流、加热或体位改变等,通过刺激后的血流灌注量来分析微血管的功能状态。用此方法评估微循环功能,有助于临床医生早期发现和诊断血管外科病变的高危人群,并进一步随访和监测临床干预对微循环功能的改善情况。考虑到目前尚无金标准,仍需要用不同方法进行综合评判。

2. 经皮氧分压　经皮氧分压(Transcutaneous Oxygen Pressure,$TCPO_2$)测定是皮肤被经皮监测仪的特殊电极(CLARK 电极)加热,氧气从毛细血管中弥散出来,扩散到皮下组织、皮肤,电极监测到皮肤的氧分压,反映了皮肤组织细胞的实际氧供应量。经皮氧测定仪的传感器置于皮肤表面时,局部由加热线圈加热,并控温于 $42 \sim 43℃$(可调),此时局部血管扩张,血液内气体通过皮肤扩散进入传感器内之电解质中,使电解质的电阻发生改变,氧越多,电阻就越小,电极间的电流就越大,电流大小与氧含量成比例,因而可以测定氧分压。故 $TCPO_2$ 不仅可以反映大循环的状况,且可以直接反映微血管功能状态,可用于因下肢动脉硬化闭塞、动静脉分流、毛细血管病变所致缺血缺氧的判断,是一种经济、可靠、重复性好、操作简单、无创性的血管病变检查手段,广泛应用于血管疾病的检查。

检测方法如下:①检测环境要求同血流灌注量,每次使用前先校准电极,采用空气校准法;②设定电极温度为 42℃,保持经皮氧分压电极头的电解液无气泡;③选择合适的测量部位后,除掉体毛并用 70% 乙醇消毒;④把固定环贴在检测部位,在中央的圆孔中滴 $3 \sim 5$ 滴接触液;⑤放置校准的电极,等待 $10 \sim 15$ 分钟可得到稳定的数值。

经皮氧分压可适用于早期判断皮瓣的存活力;诊断周围动脉闭塞性疾病如闭塞性动脉硬化症、糖尿病足等;截肢平面及评价治疗效果;判断溃疡愈合的情况;检测动脉重建术后的疗效等。

第三节 侯玉芬周围血管疾病诊治心得与体会

一、中西医并重,优势互补

在临床上,侯玉芬教授是以中西医结合的思路来诊治周围血管疾病的。虽然中西医学是两种不同的理论体系,但是两种医学各自存在着优势与不足。周围血管疾病中很多病种属疑难病症,在临床诊治过程中,侯玉芬教授强调中西两种诊查方式共用,两种诊治思路并行,两种治疗方式优势互补。

在诊断时,不仅充分运用中医的望、闻、问、切及西医的视、触、叩、听,全面得到患者的症状体征等全部信息,而且善于准确地应用必要的检查手段,来辅助诊断。侯玉芬教授认为现代科学技术的发展为临床提供的大量诊察手段,是临床视诊的拓展和延伸,为更准确地诊断疾病提供了微观的依据。如在诊治下肢静脉曲张及其并发症时,侯玉芬教授常常根据患者的彩超检查结果,明确交通支静脉的位置,不仅为并发症难愈寻找到真正的原因,也为下一步进行手术治疗提供更全面地依据。在诊察肢体动脉缺血性疾病时,不仅通过彩超或者CTA来判定狭窄或者闭塞的动脉,也很注重肢体血流动力学的检查,这对患者的治疗方案的制定和判断肢体预后提供了重要的价值。

在治疗上,针对不同周围血管疾病的病种或者同一疾病的不同阶段,侯玉芬教授认为中西医学的治疗措施各有优势,所以在对疾病的中西诊断明确的同时,根据实际的情况,充分发挥两种治疗措施所长,或多用中医治法,或多用西医举措,或中西医药物斟酌配合使用,优势互补,易获良效。如在治疗动脉缺血性疾病时,将西药的扩血管药物与中药的活血化瘀药物有机的结合,将手术治疗、介入治疗与中医中药治疗相结合,才能提高临床疗效。

二、重视症状体征,明确诊断

诊断疾病的过程往往是需要做好充分的鉴别诊断。在临证时,侯玉芬教授非常注重详细询问患者的病史,认真进行体格检查,全面了解发病因素、病势缓急、发病规律和疾病的特点,从繁杂的临床症状和体征中抓住主要矛盾来解决问题。如一位下肢深静脉血栓形成患者在下肢外敷冰硝散后,感到股部疼痛不适,自认为是外敷药物的不良反应。侯教授查房时详细询问患者疼痛的部位、性质和特点,判定并非是过敏反应,而是较为少见的带状疱疹,1~2天后患者局部出现典型的疱疹。另一位患者因双手皮色不一样而怀疑自己患了周围血管疾病,慕名来门诊求治,侯教授经仔细查体,发现其双手的皮温、形态等并无异常,且患者否认有特殊物品的接触史。侯玉芬教授仔细询问患者有无其他病史,患者说有痔疮,近来常感不适,在家用高锰酸钾液外洗,侯教授立即考虑到手部皮色改变是外洗液染色所致,并非病变。

三、辨病辨证结合,因人制宜

侯玉芬教授诊治周围血管疾病时强调,首先注重明确西医诊断,如下肢发凉疼痛的患者,应先区分血管病变的性质,是闭塞性动脉硬化症,还是血栓闭塞性脉管炎;更为重要的是,就某个体患者而言,特别是中老年患者,应重视疾病的复杂性特点,如中老年人以下肢疼痛为主诉,即使血管超声检查确有动脉硬化征象,仍然还需分析临床症状与动脉病变程度的符合度,如果不相符合,应详细检查腰椎等部位,往往患者同时伴有腰椎退行性疾患所致的神经压迫病理因素,只有认识到此类患者的复杂病理机制,才能采取更为全面和针对性治疗措施。侯教授治疗闭塞性动脉硬化症合并腰椎病变的患者,通常方选补阳还五汤加味内服及药渣外洗,配合藤黄健骨丸内服,具有补气、活血、温阳、祛瘀通络的功效,并可调节患者整体功能,诸药合用,温阳益气无伤阴留邪之虑,活血化瘀而无损脏气,使气得复,瘀血得除。辅以患肢局部熏洗疗法,可活血通络,促进侧支循环建立,扩张血管,改善肢体的血液循环和微循环,尤其适合早期闭塞性动脉硬化症合并腰椎病变患者的治疗。

侯玉芬教授善于将辨病与辨证相结合,在明确疾病诊断的基础上,根据疾病分期、发病部位、病变性质、禀赋体质等因素,按照中医理论进行辨证论治。如在深静脉血栓形成辨证论治中,主要根据其疾病分期结合中医辨证将其分为湿热壅盛型、血瘀湿阻型和脾虚血瘀型三种类型,其中湿热壅盛型的辨证要点为患肢明显肿胀,胀痛、压痛明显,皮肤色黯红而热,青筋怒张,按之凹陷。伴发热,口渴不欲饮,小便短赤,大便秘结。舌质红,苔黄腻,脉滑数。治宜清热利湿,活血通络。方选消栓通脉汤,药用:茵陈 30 g,赤小豆 30 g,赤芍 20 g,水蛭 10 g,黄柏 12 g,金银花 30 g,栀子 10 g,苍术 15 g,桃仁 10 g,红花 10 g。侯教授认为此型多属急性期,其病理特点为湿、热、瘀为患,且热重于湿,或湿、热并重,故在活血化瘀的基础上,重用清热利湿、清热解毒药,如茵陈、赤小豆、金银花等。血瘀湿阻型的辨证要点为患肢肿胀,活动后加重,痛有定处,皮色黯红,青筋怒张。舌质黯红,有瘀斑、瘀点,苔白腻,脉沉细或沉涩。治宜活血化瘀,利湿通络,方选血府逐瘀汤加减,药用:当归12 g,生地黄12 g,桃仁12 g,红花9 g,枳壳9 g,赤芍12 g,柴胡10 g,甘草6 g,川芎10 g,怀牛膝9 g,苍术12 g,党参15 g,鸡血藤20 g。侯教授认为此型多属慢性期,其病机特点为瘀、湿为患,热不显著,故治以活血化瘀,兼以祛湿,其中党参健脾益气,脾气健则水湿可利;苍术祛风胜湿,燥湿健脾,二者合用具有扶正祛邪、补运兼施的功效。并酌情加软坚散结通络之品,如浙贝母、路路通等可以增加疗效。脾虚血瘀型的辨证要点为患肢肿胀日久,朝轻暮重,活动后加重,青筋迂曲、扩张,皮色暗褐,溃疡经久不愈,肉芽淡红或灰暗,脓水清稀,伴倦怠乏力。舌质淡胖或舌质紫黯,边有齿痕,苔薄白,脉沉细。治宜健脾益气,活血通络,佐以利湿,方选补阳还五汤加味,药用:生黄芪30 g,当归尾12 g,赤芍10 g,地龙10 g,川芎12 g,红花6 g,桃仁9 g,苍术12 g,党参12 g,鸡血藤15 g。侯教授认为此型多属后遗症期,其病机特点为虚、瘀、湿为患,以扶正为主,兼以祛邪,重用党参、黄芪、白术健脾益气之品。

四、多途径给药,力达病所

侯玉芬教授在治疗周围血管疾病时,善于运用中医外科丰富的中药剂型,多途径给药,力促药力直达病所。在治疗急性下肢深静脉血栓形成时,在强调内治的同时,十分重视中医药的外治疗法,认为"外科之法,最重外治","外治之理即内治之理,外治之药即内治之药,所异者法耳……且治在外则无禁制、无窒碍、无牵掣、无黏滞。"常用冰硝散外敷,药用冰片、芒硝,将二药共研为粗末,拌匀,装入缝制有条格的布袋内,均匀的摊平,外敷于患肢并固定,待药袋湿后即将其解下,晾干,然后搓揉数次再外敷于患肢上。每用2天后,更换布袋内药物,一般外敷3~5天后,大部分病例患肢肿痛明显减轻,一般用药1周即可。侯教授认为冰片气味芳香,穿透性强,具有通诸窍、散郁火、消肿止痛的作用;芒硝泄热止痛,软坚散结消肿,二者合用,外敷于患肢,渗透到皮下组织,共奏消肿止痛之功。该法简便易行,痛苦小,疗效好,是下肢深静脉血栓形成急性期一种较好的辅助治疗方法。侯教授主张应用外治时也应结合疾病分期施用外治疗法。如下肢深静脉血栓形成的急性期,以应用上述冰硝散外敷患肢为主,当疾病进入慢性期和后遗症期,则采用熏洗疗法。侯教授认为熏洗疗法借助药物的荡涤之力直接作用于患肢局部,疏通腠理,调和血脉,具有消肿止痛、祛腐生肌、祛风除湿止痒、清热解毒之功。常用活血消肿洗药(刘寄奴、苏木、海桐皮、红花、白芷等)或内服中药的药渣熏洗患肢。方法:将药物用纱布包扎好,加水煮沸后,先熏后洗或乘热将患部肢体浸泡于药液中,药液温度在40℃左右或以皮肤能耐受为度,浸泡30~40分钟,每日1~2次。药液冷后,可加热再浸泡。治疗后注意保暖避风寒。

侯玉芬教授在中医外治法中,擅长根据不同病变特点,采用不同的剂型,或单独应用,或与其他治疗措施相互配合,提高临床的疗效。常用的剂型有油膏剂、散剂、油纱剂、酊剂、溻渍剂等。如臁疮或者脱疽的创面处理,若创面分泌物较多,周围红肿,侯教授常用抗生素纱布或复方黄柏液湿敷。若溃疡经久不愈,肉芽暗红不鲜者,则外用自制的愈疡灵软膏疮面换药。在疮面愈合后期,根据疮面肉芽生长及疮周上皮爬生的情况,给予生肌散或玉红生肌膏油纱。下肢静脉曲张伴郁积性皮炎时,若暗红肿痛时,给予马黄酊涂搽或湿敷。若伴有局部皮肤皲裂、渗液、流滋,则用解毒洗药等溻渍后,再用黄柏粉或青黛粉掺布于患处,以收湿止痒,清热解毒。

中药溻渍疗法是侯玉芬教授在临床上最常应用的外治法之一。在建设国家中医药管理局"十五"重点专科过程中,率先建立了具有中医特色的熏洗治疗室。从治疗室格局的安排、熏洗桶的设计、出入水的方式等逐一斟酌制定方案,不仅考虑到治疗过程要舒适、安全,便于观察,又要顾及患者隐私。根据多年的临床经验,同时撷取文献中的验案验方精华,为不同疾病、不同证型的患者制定了一系列溻渍方剂。初建之时,还多次亲自体验中药溻渍,摸索出不同病情下最合适的溻渍水温、时间和药物浓度,为后期这一特色疗法在科室内广泛开展奠定了坚实的基础。

五、病人至上,广取博采

侯玉芬教授学验俱丰,秉持"病人至上"的原则,虚心学习研究各地经验,学术视野开阔,广取博采。如在传承应用活血化瘀法治疗周围血管疾病的基础上,她还善于根据致瘀的不同病理因素,采取清热解毒、利湿化湿等祛邪之品结合活血化瘀之品组方,以标本兼治。例如在治疗血栓性浅静脉炎时,创用花栀通脉片,针对疾病湿热下注所致瘀滞脉络之证,以金银花、马齿苋、板蓝根、栀子、黄柏、苍术等大队清热解毒祛邪之品为君药,配伍活血化瘀之当归、赤芍、生地黄、牡丹皮,共奏清热解毒、活血通络之效,取得良好的临床疗效。再如她借鉴同行经验形成的"痛风饮"治疗痛风性关节炎,药味虽然不多,往往效如桴鼓。

侯玉芬教授在诊治周围血管疾病时首选无创诊断措施,如彩色超声多普勒、节段动脉压测量、CT 等,治疗上积极开展微创手术,如针对严重影响患者的身体健康及生活质量的慢性下肢静脉功能不全,认为药物治疗仅能改善患者某些临床症状,但不能根治本病,为克服传统手术方式创伤大、瘢痕多、欠美观等缺点,成功开展下肢静脉曲张激光治疗术,并在围手术期和静脉性溃疡等并发症的治疗中充分发挥中医药特色无创疗法,取得了明显的临床疗效。具有切口小、切口少、损伤小,术后患者痛苦小、恢复快,缩短手术时间等优点,而且保持了肢体皮肤美观性,远期疗效好,不复发。

侯玉芬教授还将自己的经验处方形成协定处方、科研处方或院内制剂,无私的在临床实践中进一步推广应用,这既有利于总结临床经验,又便于深入探讨其药理机制。如针对下肢深静脉血栓形成研制的协定处方"消栓通脉饮",针对该病瘀、湿、热的病理特点,在活血化瘀的同时,兼以利湿、清热,不仅在临床得到广泛应用,造福于广大患者,还领导科研人员通过一系列的深入科学研究,研制出服用方便的消栓通脉颗粒,并阐明了其药理机制为改善内皮细胞功能、促纤溶、抗炎性细胞黏附、抗炎症、抑制血栓蔓延、促进静脉再通等多靶点作用。

第三章 临证经验

第一节 周围血管疾病临证经验

一、下肢深静脉血栓形成

（一）概述

下肢深静脉血栓形成（Deep Vein Thrombosis，DVT）是临床常见的周围血管疾病。好发于成年人，男女均可患病。由于各种原因导致深静脉血液异常凝结，静脉管腔阻塞，静脉血液回流障碍，引起远端静脉高压，表现为肢体肿胀、疼痛及浅静脉扩张的临床症状。临床特点：下肢突然肿胀、疼痛、沉重，小腿肚饱满、紧硬，沿静脉血管走行压痛，局部温度增高等。好发于髂股静脉、腘静脉及小腿肌肉丛静脉。本病属于中医学肿胀、股肿、瘀血流注、血瘀证等范畴。

（二）病因病机

下肢深静脉血栓形成的病因复杂，19世纪魏尔啸（Virchow）提出血流滞缓、静脉壁损伤、血液高凝是导致静脉血栓形成的三大因素，已成为共识。多数学者认为以上因素往往同时存在，互相作用，任何单一的因素，都不足以致病，不过在不同的情况下，其中某一因素可能起着主导作用。

侯玉芬教授对320例下肢深静脉血栓形成住院患者临床研究，发现可以明确发病原因者224例（70%），未明确发病原因者96例（30%）。其中手术后发病者56例（17.5%），创伤及骨折后发病者58例（18.13%），妊娠及产后者22例（6.88%），血栓性浅静脉炎患者24例（7.5%），恶性肿瘤患者7例（2.19%），血管型白塞病患者7例（2.19%），长期卧床者25例（7.81%），劳累及受寒冻者16例（5%），应用镇静药等9例（2.81%）。认为各种手术后、创伤与骨折、产后、血栓性浅静脉炎、恶性肿瘤及长期卧床的慢性病是导致下肢深静脉血栓形成的主要诱发原因。

中医学多认为本病由于创伤、手术、妊娠、分娩、恶性肿瘤及因其他疾病长期卧床等因素,或长途乘车,导致久坐久卧伤气。"气为血帅",气伤则血行不畅,气不畅则血行缓慢,以致瘀血阻于脉中;或因饮食不节,嗜食膏粱厚味,湿热内生,流注入血脉,湿热与瘀血互结,阻于络道所致。脉络滞塞不通,不通则痛;营血回流受阻,水津外溢,聚而为湿,停滞于肌肤则肿。血瘀脉中,瘀久化热,故患肢温度升高。

侯玉芬教授临证时,审病求因,善抓病理特点,在长期的临床实践中,总结出湿、热、瘀、虚(气虚、阳虚)是下肢深静脉血栓形成的病理特点。瘀血既是深静脉血栓形成过程中的主要病理产物,又是致热、致湿的重要因素。总之,瘀血阻络贯穿于疾病的始终,是病机之关键。因此,侯玉芬教授在确立了活血化瘀这一治疗大法贯穿于疾病治疗始终的同时,权衡湿、热、虚的轻重缓急,兼以利湿、清热、益气、温阳等,辨证用药,每每取得满意疗效。

(三)临床表现

下肢深静脉血栓形成多发于创伤、骨折、手术后、分娩等长期卧床的患者。发病时以左下肢为多见。其临床表现主要是患肢血液回流障碍引起的一系列临床症状和体征,以患肢粗肿、胀痛及浅静脉曲张或扩张为主症。在血栓机化和再通的过程中,深静脉瓣膜遭受损伤而丧失正常功能,导致血液倒流。因此,多遗留下肢深静脉瓣膜功能不全的症状。血液回流障碍的程度与血栓发生的部位、范围有密切关系。不同部位的深静脉血栓形成,其临床表现也各有不同,分述如下。

1. 小腿肌肉静脉丛血栓形成 小腿肌肉静脉丛血栓形成是血栓局限于小腿屈肌静脉窦内。因为小腿肌肉静脉丛血栓形成不影响小腿静脉血液回流,所以临床表现较隐匿,往往被忽视。患者只是感觉小腿后肌群有饱胀感,小腿后肌群中可有深压痛,Homans' 征阳性。若病情进展,可累及小腿主干静脉。

2. 小腿深静脉血栓形成 小腿深静脉血栓形成是指局限在小腿部位的深静脉主干血栓形成,包括腘静脉、胫静脉和腓静脉。其中一部分是由小腿肌肉静脉丛血栓蔓延而致;一部分是突然发病。其临床特点是:突感小腿如物敲击,出现剧痛,行走时症状加重,患肢足部不能着地平踏。踝部明显浮肿,踝周正常凹陷消失。若腘静脉血栓形成,则小腿肿胀明显,腘窝可有压痛。胫、腓静脉血栓形成,肿胀仅局限于踝关节周围。

以上两型又称为下肢深静脉血栓形成的周围型。

3. 髂股静脉血栓形成(中央型) 髂股静脉血栓形成是髂总静脉、髂外静脉、髂内静脉及股静脉血栓形成的总称。血栓起源于髂股静脉,因髂股静脉为下肢静脉回流唯一的主干通路,所以此类型静脉血栓形成发病急,症状重,多表现先有腹股沟区明显胀痛和下肢广泛性疼痛,随后于腹股沟以下肢体迅速出现广泛性粗肿,浅静脉怒张和毛细血管扩张,可伴有发热,体温多在38.5℃以下。患肢肤色稍暗红,皮温略高,股三角区明显压痛,股内侧可触及长条状肿物。小腿腓肠肌饱满、无压痛,Homans'征阴性。

4. 全下肢深静脉血栓形成(混合型) 全下肢深静脉血栓形成是由小腿的静脉血栓向上扩展至髂股静脉,或由髂股静脉血栓向远端静脉蔓延,累及整个下肢深静脉系统,使下肢深静脉完全或几乎完全处于阻塞状态,造成严重的下肢深静脉回流障碍,而引起患肢广泛粗肿、胀痛。患肢张力增高但浅静脉扩张不明显,小腿凹陷性浮肿显著,腓肠肌饱满、紧韧、压痛,Homans'征阳性。

根据发病时间,下肢深静脉血栓形成又可分为急性期、慢性期(迁延期)和后遗症期。急性期约在发病后3~4周,在此期间,血栓容易脱落。因此,除有肢体血液回流障碍引起的临床表现外,有时还可并发肺栓塞,表现为胸闷、胸痛、咯血、发热等;严重肺栓塞患者,可出现胸闷憋气、呼吸困难、口唇发绀,发生急性右心衰竭、急性肺水肿、休克等,甚至危及生命。

侯玉芬教授认为,随着下肢深静脉血栓形成发病率的增高,肺栓塞的发病率也急剧上升。她在总结1998年3月~2003年3月山东中医药大学附属医院住院治疗的498例下肢深静脉血栓形成患者中,并发肺栓塞33例占6.62%,死亡1例占3.03%。并初步总结下肢深静脉血栓形成引发肺栓塞的规律:①多发于男性,本组33例,男性30例占90.91%。②年龄:多发于40~60岁的中年患者,本组40~60岁者25例占75.76%。认为可能与中年男性患者是各行各业的主力军,工作量较大,患下肢深静脉血栓形成后没有及时治疗和卧床休息有关。③下肢深静脉血栓形成发病后继发肺栓塞的时间:大部分患者在发生下肢深静脉血栓形成后1个月内发生肺栓塞,尤其在发生下肢深静脉血栓形成10天内易发生肺栓塞,本组有16例在发生下肢深静脉血栓形成10天内发生肺栓塞,11~30天8例,31~60天4例,2个月后5例,说明下肢深静脉血栓形成初期血栓处于漂浮状态,易脱落,与文献报道相符。但不应忽视的是下肢深静脉血栓形成患者 2 个月后仍有发生肺栓塞者。

下肢深静脉血栓形成后遗症期,也称深静脉血栓形成后综合征,是指深静脉血栓形成再通后,静脉瓣膜破坏,静脉血液呈逆流,导致肢体远端静脉高压和瘀血而引起的临床综合征。通常在发病半年以后出现后遗症表现,如患肢有不同程度的肿胀,沉重疲累感,活动后加重,抬高肢体后减轻,下肢浅静脉曲张,足靴区皮肤色素沉着,湿疹样皮炎,慢性溃疡等。

(四)诊断与鉴别诊断

侯玉芬教授认为,明确下肢深静脉血栓形成的诊断和鉴别诊断,离不开详细的询问病史、规范的体格检查,结合必要的辅助检查。

1. 诊断

(1)询问病史　通过询问,了解患者有无外伤、手术、骨折、产后、恶性肿瘤、结缔组织病、长期卧床等容易引发下肢深静脉血栓形成的因素。肢体肿痛是下肢深静脉血栓形成患者就诊的主要原因,了解肢体肿痛的部位、发生的时间,有无呼吸系统症状,初步判断下肢深静脉血栓形成的部位、判断疾病的分期及有无并发肺栓塞。

(2)体格检查　单侧下肢突发广泛性粗肿,伴有胀痛,皮肤暗红多为髂股静脉血栓形成;如小腿突发粗肿、胀痛、浅静脉扩张,则为腘静脉或小腿深静脉血栓形成;双下肢广泛性粗肿、胀痛,多考虑下腔静脉血栓形成;上肢粗肿、胀痛,则为上肢深静脉血栓形成。同时要注意与肢体淋巴水肿的鉴别。小腿深静脉血栓形成容易被误诊或被患者忽视,Homans'征和尼霍夫征(Neuhof's sign)是判断小腿深静脉血栓形成的重要检查方法,若阳性,均提示急性小腿深静脉血栓形成。

(3)辅助检查

1)化验室检查。下肢深静脉血栓形成急性期:血常规检查,可有白细胞计数增高;血沉增快;血液流变学检查示血液黏度、纤维蛋白原均增高;体外血栓检查示血栓湿重、干重、长度均异常;血浆 D-二聚体可明显增高。

2)彩色超声多普勒检查。彩色超声多普勒具有简便、有效、无创伤,可反复检查,能迅速做出结论等优点,可显示血管壁和管腔内血栓、血流的情况,在临床上已经得到广泛的应用。近年来,侯玉芬教授等应用超声诊断下肢深静脉漂浮血栓这一下肢深静脉血栓形成的特殊类型,进行了临床研究,在327例急性下肢深静脉血栓形成患者中,检出下肢深静脉漂浮血栓者41例(43条肢体),超声检查准确率为95.1%。为防治肺栓塞提供了有力诊断支持。

3)体积描记法检查。该检查方法对下肢深静脉血栓形成诊断有较大的意义,目前采取的方法有电阻抗体积描记法(IPG)、静脉血流描记法(PRG)、应变容积描记法(SPG)和光电体积描记法(PPG)等。其中以电阻抗体积描记法最为常用,其优点是可以反复检查,而且能较准确地对较大的深静脉血栓病变做出诊断。

4)下肢静脉造影术。下肢静脉顺行性造影术可使静脉直接显像,并能准确地判断有无血栓、血栓的位置、范围、形态及侧支循环,仍被认为是诊断下肢深静脉疾病的"金标准",但其属于有创性检查,有一定的危险性和并发症,不宜用于重复检查,对孕妇、碘过敏或肾功能不全患者也禁忌使用。

5)CTA和MRA检查。对于因外来占位性病变压迫或静脉本身的占位病变所造成的深静脉血栓形成,CTA和MRA检查的诊断准确率非常高,而且对鉴别占位肿块的良、恶性质有很高的帮助。

2.鉴别诊断

(1)下肢静脉曲张　多见于成年男性,患肢大隐静脉或小隐静脉主干及其属支迂曲、扩张、隆起成团块状,站立时明显。伴有下肢沉重、疲累感,久站、活动后出现小腿及踝部轻度肿胀,休息后减轻或消退。多有遗传史。而下肢深静脉血栓形成后继发的静脉曲张,常先有深静脉血栓形成病史,数年后逐渐表现浅静脉曲张。

(2)下肢淋巴水肿　下肢淋巴水肿可因感染、手术、外伤、盆腔肿瘤等引起,亦可无诱因。发病时水肿先从足、踝部,逐渐向上发展。先天性淋巴水肿病变范围一般不超过膝关节,继发性淋巴水肿可蔓延至整个肢体。早期一般无不适感觉或仅有肢体胀感和沉重感。肢体粗肿而硬,皮肤增厚,弹性消失,指压时凹陷性压窝不明显。

(3)下肢丹毒　多由足癣和下肢感染引起。发病急,常先有寒战、高热,随后足部和小腿出现大片皮肤发红、略肿、灼热、疼痛,边界清楚,应用抗生素治疗很快消退。

(4)小腿肌纤维炎　多有受凉和外伤史。小腿疼痛、酸胀、疲累感,沿肌束可有明显压痛,但无肢体肿胀和浅静脉扩张。

（五）治疗

侯玉芬教授认为下肢深静脉血栓形成是一种由多种致病因素所致的静脉腔阻塞的疾病,发病急骤,若治疗不当或治疗不及时,易并发肺栓塞及遗留下肢深静脉功能不全。

1.早期诊断、早期治疗疗效好　下肢深静脉血栓形成,早期诊断并不难。髂股静脉血栓形成,发病急,早期多有腹股沟及股内侧疼痛、压痛、患肢广泛粗肿,易于诊断。而小腿深静脉血栓形成,诊断较困难。尤其小腿肌肉内静脉丛血栓形成,更易被忽略。常发展为混合型深静脉血栓形成时方被发现,失去了早期治疗的良机。因此,发病期比症状期长,所以,对小腿深静脉血栓形成的病例,应认真仔细检查,必要时可进行血液流变学、彩色超声多普勒等检查,可提高诊断率,这对本病的治疗很有价值。而晚期经治疗后,症状虽有改善,但多遗留下肢深静脉瓣膜功能不全的症状。病程越长,疗效越差。

2.足够的疗程可以提高疗效　下肢深静脉血栓形成患者血液呈高凝状态。经治疗后,血栓可消融吸收。但若疗程过短,即使血栓被消融,也有可能再形成新的血栓堵塞血管腔。临床观察,有的患者急性期经手术取栓,但术后又形成血栓。这说明患者血液处于高凝状态。慢性期患者血栓已机化,若疗程短,疗效更差。临床观察疗程在30天以内者38条肢体,治愈率和显效率仅47.30%,而无效率10.53%。疗程1~3个月以内者270条肢体,临床治愈率和显效率87.41%,仅有1例无效。侯玉芬教授认为中西医结合治疗下肢深静脉血栓形成一般需2~3个月,尤其病程超过3个月以上的患者,更应重视这一点。

3.中西医结合治疗是根本大法　下肢深静脉血栓形成多发生于手术后、外伤、产后及各种血液黏滞性增高和血液易凝固的患者。血液中凝血和抗纤溶物质增多,是血栓形成的基础。本组有164例进行血液流变学检查,其中93例呈高凝状态,其余部分病例住院前后已用抗凝或溶栓药;39例检查体外血栓,均高于正常值。说明本病的主要发病因素是血液高凝,治疗难度较大。因此中西医结合是治疗本病的根本方法。中医辨证治疗,应贯穿于整个治疗过程中。下肢深静脉血栓形成早期,以湿、热、瘀为主要病理特点,应治以清热利湿,活血化瘀,内服中药与局部外敷冰硝散相结合,配合溶栓、抗凝、去纤药物、清开灵等,均获显著疗效。而后期,以瘀、湿、虚为主要病理特点,应治以活血化瘀,利湿通络,内服中药与配合丹参注射液、川芎嗪注射液、疏血通注射液、血塞通等,局部用活血止痛散或活血消肿洗药湿渍。侯玉芬教授认为中西医结合治疗对促进深静脉血栓消融、吸收,恢复静脉血流,巩固疗效具有重要作用。

4.中医辨证论治 侯玉芬教授运用中医药治疗下肢深静脉血栓形成形成了自己独特的临证经验,主张病证结合,进行辨证施治时,既重视患肢的局部表现,也强调患者的脏腑功能、气血阴阳盛衰的整体情况。通常将本病分为三型辨证论治。

(1)湿热壅盛型

【证候】患肢明显肿胀,胀痛、压痛明显,皮色暗红而热,青筋怒张,按之凹陷。伴发热,口渴不欲饮,小便短赤,大便秘结。舌质红,苔黄腻,脉滑数。

【证候分析】湿热内生,流注下注,留滞脉络,气滞血瘀,水湿外溢,故患肢肿胀,胀痛、压痛明显,按之凹陷;湿热蕴蒸肌肤,故皮色暗红而热;血脉瘀阻于内,则浅静脉扩张;湿热内蕴,故伴有发热;湿热阻遏气机,津不上承,故口渴而不欲饮;湿热蕴结膀胱,气化不利,故小便短赤;热结肠腑,则大便秘结。舌质红,舌苔黄腻,脉滑数均为湿热之象。此型多属下肢深静脉血栓形成急性期。其病理特点为湿、热、瘀为患,且热重于湿,或湿、热并重,故在活血化瘀的基础上,重用清热利湿、清热解毒药,如茵陈、赤小豆、金银花等。

【治法】清热利湿,活血通络

【方药】消栓通脉汤。茵陈30 g、赤小豆30 g、赤芍20 g、水蛭10 g、黄柏12 g、金银花30 g、栀子10 g、苍术15 g、桃仁10 g、红花10 g、牛膝12 g。水煎服。

【方药解析】茵陈味苦,性微寒,入脾、胃、肝、胆经,功善清热除湿;赤小豆甘酸偏凉,归脾、心、小肠经,性善下行,有清热利湿、行血消肿之功,两药合为君药,共奏清热利湿、行血消肿之功,使湿化、热清、瘀血消散,脉络通畅。黄柏味苦,性寒,归肾、膀胱、大肠经,功专清热燥湿,泻火解毒,尤善清下焦热;赤芍苦微寒,归肝、脾经,具有清热凉血,活血化瘀功效;水蛭苦咸平,入肝经,功专破血逐瘀,通经消癥。以上三药相须配伍合而为臣,既助君药祛湿、清热、活血,又能凉血活血、破血祛瘀、软坚散结,使血脉通畅,水肿自消。金银花甘寒,能清热解毒,凉血消肿;栀子清热;苍术燥湿;桃仁苦甘平,活血散瘀之力较强,有推陈致新之功;红花活血通经;牛膝引药下行,活血通络,均为佐使药。诸药合用共奏清热利湿、祛瘀通络、消肿止痛之功效。

（2）血瘀湿阻型

【证候】患肢肿胀，活动后加重，痛有定处，皮色暗红，浅静脉扩张。舌质暗红，有瘀斑、瘀点，苔白腻，脉沉细或沉涩。

【证候分析】瘀血闭阻脉络，水湿潴留外溢，故肢体肿胀、疼痛；瘀血内阻，故表浅静脉扩张，皮色暗红；活动后瘀阻更甚则症状加重。舌质暗红，有瘀斑、瘀点，舌苔白腻，脉沉细或沉涩均为血瘀湿阻之象。因为此型多属下肢深静脉血栓形成慢性期，其病机特点为瘀、湿为患，热不显著，故治以活血化瘀，兼以祛湿。其中党参健脾益气，脾气健则水湿可利；苍术祛风胜湿，燥湿健脾，二者合用具有扶正祛邪，补运兼施的功效。并酌情加软坚散结之品，如浙贝母、夏枯草等可以增加疗效。

【治法】活血化瘀，利湿通络

【方药】血府逐瘀汤加减。当归12 g、生地黄12 g、桃仁12 g、红花9 g、枳壳9 g、赤芍12 g、柴胡10 g、甘草6 g、川芎10 g、怀牛膝9 g、苍术12 g、党参15 g、鸡血藤20 g。水煎服。

【方药解析】桃红四物汤活血化瘀而养血，防纯化瘀之伤正；四逆散疏理肝气，使气行则血行；牛膝通利血脉，引药下行。加鸡血藤养血通络，党参健脾益气以扶正，苍术燥湿健脾。诸药相合，共奏活血化瘀、利湿通络之功。

（3）脾虚血瘀型

【证候】患肢肿胀日久，朝轻暮重，活动后加重，青筋迂曲、扩张，皮色暗褐，溃疡经久不愈，肉芽淡红或灰暗，脓水清稀，伴倦怠乏力。舌质淡胖或舌质紫黯，边有齿痕，苔薄白，脉沉细。

【证候分析】水湿瘀血阻滞日久或寒湿凝聚，损伤阳气，气不化水，故肢体肿胀，沉重胀痛，肢体皮色暗褐；湿为阴邪，重浊下坠，故症状朝轻暮重。脾气亏虚，故疲乏无力、不欲饮食；气血耗伤，气血亏虚，故溃疡经久不愈，肉芽灰白，脓水清稀。舌质淡胖或紫黯，边有齿痕，舌苔薄白，脉沉细均为脾虚之血瘀象。此型多属下肢深静脉血栓形成后遗症期，其病机特点为虚、瘀、湿为患，以扶正为主，兼以祛邪，重用党参、黄芪、白术健脾益气之品。

【治法】健脾益气，活血利湿

【方药】补阳还五汤加味。生黄芪30 g、当归尾12 g、赤芍10 g、地龙10 g、川芎 12 g、红花 6 g、桃仁 9 g、苍术 12 g、党参 12 g、鸡血藤 15 g。水煎服。

【方药解析】方中黄芪、党参、苍术健脾益气利湿;桃仁、红花、鸡血藤、当归、赤芍、地龙活血通络。诸药合用共奏健脾益气、活血利湿之功。

5. 中成药的运用

(1)四虫片 每次 5～10 片,每日 3 次,口服,连服 3～6 个月。具有活血祛瘀,解痉止痛的作用。适用于下肢深静脉血栓形成各种类型的患者。

(2)活血通脉片 每次 5～10 片,每日 3 次,口服,连服 3～6 个月。具有活血化瘀,通络止痛的作用。适用于下肢深静脉血栓形成各种类型的患者。

(3)花栀通脉片 每次 5～10 片,每日 3 次,口服,连服 3～6 个月。具有清热活血,化瘀止痛的作用。适用于下肢深静脉血栓形成各种类型的患者,尤其是急性期患者。

(4)大黄䗪虫丸 每次 6～12 g,每日 2 次,口服,连服 3～6 个月。具有破血逐瘀,消坚散结的作用。适用于下肢深静脉血栓形成血瘀湿重的患者。

(5)犀黄丸 每次 3～6 g,每日 2 次,口服。具有清热解毒,活血散结,消肿止痛的作用。适用于下肢深静脉血栓形成急性期患者。

(6)脉血康胶囊 每次 4 粒,每日 3 次,口服,1～2 个月一疗程。具有破血逐瘀,通脉止痛的作用。

(7)溶栓胶囊 每次 2 粒,每日 3 次,口服,1～2 个月一疗程。具有活血通络的作用。

6. 中医外治法 侯玉芬教授十分重视中医药的外治疗法,并始终坚持整体观念和辨证论治的中医精髓,认为"外治之理即内治之理,外治之药即内治之药,所异者法耳"(《理瀹骈文》)。并结合下肢深静脉血栓形成急性期需卧床这些特殊情况,主张应把握下肢深静脉血栓形成病期,病证结合,辨证施治。

(1)急性期 患肢广泛性粗肿、胀痛,压痛明显,皮肤色暗红而热,青筋怒张,按之凹陷,证属湿热壅盛型。适宜药物外敷疗法,治以活血通络,消肿止痛。

【方药】复方消肿散

【方法】红花等碎末,加入芒硝、冰片内混匀,装入布袋内,外敷患肢,待布袋湿后取下,将其晾干后再用。一般外敷 3～5 天后,患肢肿痛明显减轻,一般应用 10 天左右。

侯玉芬教授认为芒硝外用具有清热软坚、消肿止痛之功;红花有活血通经、祛瘀止痛之效;冰片气味芳香,穿透力强,能通诸窍、散郁火,外用有清热止痛、防腐止痒功效,正如《本草经疏》所言:"芳香之气,能辟一切邪恶。辛热之性,能散一切风湿"。上药合用,外敷患肢,渗透到皮下,共奏活血通络、消肿止痛之功。临床观察疗效显著,简便易行,是治疗下肢深静脉血栓形成急性期较好的辅助疗法。

(2)慢性期 患肢肿胀,活动后加重,痛有定处,皮色暗红,青筋怒张,证属血瘀湿阻。适宜药物熏洗疗法,治以活血通络。

【方药】活血消肿洗药、活血止痛散或内服中药的药渣

【方法】将药物用纱布包扎好,加水煮沸后,先熏后洗或乘热将患部肢体浸泡于药液中,药液温度在 30 ~ 40℃ 之间或以皮肤能耐受为度,药液冷后,可加热再浸泡,浸泡 30 ~ 40 分钟,每日 1 ~ 2 次。

侯玉芬教授认为熏洗疗法是治疗周围血管疾病的独特方法,通过借助药物的荡涤之力直接作用于患肢局部,疏通腠理,调和血脉,具有消肿止痛、祛腐生肌、祛风除湿、清热解毒、止痒之功,但应注意水温,以免烫伤皮肤以及保暖避风寒。

(3)后遗症期 患肢皮肤色素沉着、湿疹样皮炎、慢性溃疡。此期虽然整体辨证属虚证或虚实夹杂证,但是患者多以患肢局部表现为主,施以外治疗法时,当以局部辨证为主,方能提高疗效。

1)若患肢肿胀,朝轻暮重,小腿皮色暗褐,伴瘙痒,证属湿热蕴结。适宜药物溻渍疗法,治以清热燥湿,消肿止痒。常用药物:苦参、白鲜皮、白芷、黄柏、马齿苋,煎汤溻渍或硝矾散。

2)若伴有局部皮肤皲裂、渗液、流滋。适宜药物外敷疗法(药粉掺布于患处),治以收湿止痒,清热解毒。方用黄柏粉或青黛粉。

3)若患肢小腿溃疡脓性分泌物较多,或疮周红肿热痛,证属湿热毒证。适宜药物溻渍疗法,治以清热解毒凉血。方用:解毒洗药煎汤浸渍患处,洗后外敷大黄油纱布或湿敷抗生素纱布,交替换药,日 1 次。

4)若溃疡经久不愈,肉芽暗红不鲜者,证属瘀热。适宜药膏贴敷疗法,治以清热凉血,活血散瘀。愈疡灵软膏(紫草、地骨皮、黄柏、当归、血竭、冰片、麻油等)创面换药,日 1 次,临床疗效满意。

侯玉芬教授认为应用外治法时,还需要注意以下事项:①根据病变情况,合

理选用适当的外治疗法;②根据病期,采用不同的外治疗法,序贯治疗,能够明显提高疗效;③伴有严重肢体缺血,应慎用外治疗法;④对外用药物过敏者,禁用此药物进行外治。

7. 静滴中药制剂

(1)清开灵注射液 60~80 mL 加入 5% 葡萄糖或 0.9% 氯化钠溶液 500 mL 中,静脉滴注,每日 1 次,15 天一疗程。

(2)疏血通注射液 6 mL 加入 5% 葡萄糖或 0.9% 氯化钠溶液 250 mL 中,静脉滴注,每日 1 次,15 天一疗程。

(3)丹参注射液 20 mL 加入 5% 葡萄糖或 0.9% 氯化钠溶液 250 mL 中,静脉滴注,每日 1 次,15 天一疗程。

(4)血塞通 0.4 g 加入 5% 葡萄糖或 0.9% 氯化钠溶液 250 mL 中,静脉滴注,每日 1 次,15 天一疗程。

8. 西医治疗

(1)溶栓药物:①尿激酶(UK):10 万~50 万单位加入 5% 葡萄糖注射液或生理盐水 250 mL 中,静脉滴注,每天 1 次,连续应用 5~7 天,总量在 200 万~300 万单位。据国内文献报道,应用尿激酶治疗偶能引起恶心、呕吐、寒战等不良反应,但导致过敏性休克者尚未见报道。侯玉芬教授首先报告应用尿激酶导致过敏性休克 2 例,以提示同道在应用此药时,除了注意出血倾向外,还应注意发生过敏性休克。②链激酶(SK):首次用量为 25 万~50 万单位,加入生理盐水 300 mL 中,30 分钟内静滴完毕。维持剂量:链激酶 60 万单位溶于 5% 葡萄糖注射液 250~500 mL 中内,并加入地塞米松 1.25~2.5 mg 或强的松 5~10 mg 静滴 6 小时(每小时 10 万单位)。按此要求 6 小时 1 次,连续静滴 3 天。使用链激酶须先做过敏试验,首次应用时,应提前半小时静注地塞米松 2.5~5 mg,以防过敏反应。

(2)抗凝药物

1)低分子量肝素。①博璞青(低分子肝素钙注射液):4 100 IU 皮下注射,每天 2 次。②齐征(低分子肝素钠注射液):5 000 IU 皮下注射,每天 2 次。

2)华法林钠。每日 2.5~5 mg,根据 PT-INR 值调整华法林钠剂量,连服 1~6 个月。

3)肝素纳注射液:每次 50 mg,8~12 h 注射 1 次,皮下注射(最佳注射部位是下腹部和大腿前内侧);或每日用肝素 2 000 ~ 3 000 U,皮下注射,4 ~ 6 天后改口服抗凝剂维持。

(3)抗血小板药物 ①阿司匹林每次 100 ~ 300 mg,每日 3 次,口服。②潘生丁每次 50 mg,每日 3 ~ 4 次,口服。③维脑路通 400 mg 加入 5% 葡萄糖注射液 250 ~ 500 mL 中,静脉滴注,每天 1 次,连续应用 10 ~ 15 天。

(4)降纤药物 ①降纤酶 10 U 加入 0.9% 生理盐水 250 mL 静脉滴注,两天 1 次,5 ~ 6 次为一疗程。②东菱克栓酶 5BU 加入 0.9% 生理盐水 500 mL 中,静脉滴注,两天 1 次,应用 6 次为一疗程,间隔 10 ~ 15 天可进行下一疗程。

(5)血管腔内治疗

1)导管接触性溶栓治疗。侯玉芬教授认为导管接触性溶栓治疗下肢深静脉血栓形成时,可以把高浓度的溶栓药物直接投放到静脉血栓形成的部位,并使药物与血栓充分接触,以取得最大的溶栓效果。与系统溶栓治疗相比,导管接触性溶栓一方面可减少药物的灌注时间,达到降低出现全身纤溶状态、减少出血等并发症的目的;另一方面可以提高药物的溶栓效率,快速开放受阻的静脉,从而避免静脉性肢体坏疽等下肢深静脉血栓形成严重的临床并发症。但是,导管接触性溶栓费用较高,患者受到 X 射线和造影剂的损害,应严格选择有适应证的病例。适应证:急性髂股静脉血栓形成、下腔静脉血栓形成。方法:在彩色超声多普勒引导下,经皮穿刺腘静脉成功后,将溶栓导管置入静脉血栓内,通过溶栓导管和血管鞘分别泵入尿激酶、普通肝素,以溶解血栓。定期检测凝血指标,根据血浆纤维蛋白原含量、APTT 时间,调整尿激酶和肝素用量。

2)下腔静脉滤器置入术。适应证:存在溶栓、抗凝治疗禁忌证者;髂股静脉有漂浮血栓者;反复发生肺栓塞者;进行导管接触性溶栓治疗者。方法:根据患者的不同情况,经皮经颈静脉或股静脉置入腔静脉滤器。下腔静脉滤器分为可回收性腔静脉滤器、临时性腔静脉滤器和永久性腔静脉滤器三类。目前,临床上多置入可回收性腔静脉滤器。

二、小腿慢性溃疡

(一)概述

小腿慢性溃疡(Chronic Leg Ulcers)是指发生在小腿部位的慢性皮肤溃疡,又称下肢慢性溃疡或顽固性溃疡。本病多见于久立、久行者,与季节无关,常为下肢静脉曲张、原发性深静脉瓣膜功能不全、下肢深静脉血栓形成后综合征等疾病引起下肢静脉高压的后期并发症。临床特点:多发于小腿内、外侧的下1/3处,经久难以收口,或虽经收口,每因损伤而易复发。本病属于中医学臁疮、裤口疮、裙风、烂腿、老烂脚等范畴。

(二)病因病机

侯玉芬教授认为引起小腿慢性溃疡的病因有很多,如周围血管疾病引发的溃疡、放射性溃疡、外伤性溃疡、放疗引起的溃疡、神经损伤性溃疡、特异性感染引发的溃疡、甚至有肿瘤性溃疡等。其中最常见的是周围血管疾病引起的小腿慢性溃疡,按照病因不同又可分为静脉性溃疡和动脉性溃疡。小腿慢性溃疡中绝大多数是静脉性溃疡,所占比例为90%以上,所谓静脉性溃疡,也称为瘀血性溃疡,即由于下肢静脉病变引发的溃疡。其常见病因有下肢静脉曲张、下肢深静脉血栓形成后的静脉功能不全、交通支静脉瓣膜功能不全、静脉畸形等,最终导致下肢静脉瘀血、静脉压增高。长期的静脉高压,引起小腿皮肤营养障碍、皮肤溃破,溃后经久不愈,或愈后反复溃破,长期不愈的溃疡还可能发生癌变。动脉性溃疡,也称为缺血性溃疡,即由于下肢动脉严重狭窄或闭塞,引起局部供血不足而发生坏死、溃疡,严重时需要截肢。常见于闭塞性动脉硬化症、血栓闭塞性脉管炎以及糖尿病肢体动脉闭塞症等疾病。另外,各种血管炎性疾病也可引发小腿慢性溃疡,如变应性皮肤血管炎、结节性血管炎、类风湿关节炎等。

侯玉芬教授认为小腿慢性溃疡可以是上述单一原因引起的,也可以是两种或两种以上原因引发的。因此,对于小腿慢性溃疡的诊断,首先重视辨别引发溃疡的原因,临证时需要根据患者的病史、伴随症状、发病部位及体征等综合判断,只有针对不同的发病原因,采取不同治疗手段解除病因,并结合对症治疗,标本兼顾,才能有好的疗效。

针对小腿慢性溃疡中最常见的小腿瘀血性溃疡,侯玉芬教授对71例住院患者进行临床研究,究其发病原因,其中原发性下肢深静脉瓣膜功能不全45例,下肢深静脉血栓形成后遗症16例,布加综合征4例,白塞病3例,血管畸形2例,象皮腿癌变1例。

中医学认为本病多由久站或过度负重而致气虚,小腿筋脉横解,青筋显露,瘀停脉络,久而化热,湿热下注或小腿皮肤破损染毒而成,疮口经久不愈。

西医学认为下肢深、浅静脉及交通支静脉的结构异常、静脉压力增高是小腿皮肤营养性改变和溃疡发生的解剖病理基础,长期深静脉瓣膜功能不全或深静脉血栓形成后遗症造成的下肢深静脉血液回流不畅是溃疡形成的主要原因。而长期站立、腹压过高和局部皮肤损伤是溃疡发生的诱发因素。下肢静脉血液倒流性疾病、血液回流障碍性疾病导致静脉瓣膜损害后,以及腓肠肌泵功能衰竭(如瘫痪)均可出现下肢静脉高压。静脉高压后,出现皮下毛细血管周围的纤维蛋白沉积,形成氧和其他营养物质的弥散屏障,这是静脉性溃疡的主要病理基础;同时血液纤溶活性降低使得清除纤维蛋白的能力减退,皮肤营养状况恶化,最终导致溃疡形成。

（三）临床表现

本病初起小腿肿胀、色素沉着、沉重感,局部青筋怒张,朝轻暮重,逐年加重,或出现浅静脉炎、郁积性皮炎、湿疹等一系列静脉功能不全表现。继而在小腿下 1/3 处(足靴区)内侧或外侧持续漫肿、皮肤苔藓样变等,皮肤出现裂缝、自行破溃或抓破后糜烂,滋水淋漓,溃疡形成。当溃疡扩大到一定程度时,边缘趋稳定,周围红肿,或日久不愈,或经常复发。

后期疮口下陷、边缘高起,形如缸口,疮面肉色灰白或秽暗,滋水秽浊,疮面周围皮色暗红或紫黑,或四周起湿疮而痒,日久不愈。继发感染则溃疡化脓,或并发出血。严重时溃疡可扩大,上至膝,下到足背,深达骨膜。少数病例可因缠绵多年不愈,蕴毒深沉而导致岩变(癌变)。

（四）诊断与鉴别诊断

1.诊断　侯玉芬教授认为,小腿慢性溃疡的病灶虽可一目了然,但是对其病因诊断和鉴别诊断需要进行病史的询问、规范的体格检查,结合必要的辅助检查。

（1）病史　通过询问,了解患者溃疡的病程、有无外伤史、下肢静脉曲张史、肢体突发粗肿史、放疗史等。

（2）体格检查　观察溃疡的部位、大小、色泽、形态、深浅,是否有窦道,溃疡分泌物的色泽、是否稠厚、量的多少等,溃疡周围的颜色、质地、肿势等。

（3）辅助检查

1）化验室检查。血常规检查可有白细胞计数增高;血沉增快;创面分泌物培养,可有致病菌生长。

2）彩色超声多普勒检查。彩色超声多普勒可辅助明确溃疡是否存在血管病变,如下肢深、浅静脉及交通支静脉是否存在瓣膜功能不全以及是否通畅,动脉有无狭窄、闭塞等。

3)下肢血管造影术。下肢血管造影术可使血管直接显像,并能准确地判断在溃疡附近有无动静脉瘘、交通支静脉。造影术仍被认为是诊断下肢血管疾病的"金标准",但其属于有创性检查,有一定的危险性和并发症,不宜用于重复检查,对孕妇、碘过敏或肾功能不全患者也禁忌使用。

4)CTA和MRA检查。对于小腿肌肉或者骨骼的占位病变所造成小腿慢性溃疡,计算机断层扫描血管强化(CTA)和磁共振血管造影(MRA)检查的诊断准确率高。

2. 鉴别诊断 小腿慢性溃疡以小腿静脉性溃疡为最多见,但仍需注意与以下几种其他原因导致的小腿慢性溃疡相鉴别。

(1)动脉性小腿慢性溃疡 本病多见于糖尿病和闭塞性动脉硬化症。溃疡主要发生于足部,常伴有肢体末端变黑、坏死或肌腱、骨组织感染,无肢体静脉曲张、皮肤色素沉着、肢体肿胀等并发症状。

(2)结核性小腿慢性溃疡 常有其他部位结核病史;皮损初起为红褐色丘疹,中央有坏死,溃疡较深,呈潜行性,边缘呈锯齿状,有败絮样脓水,疮周色紫,溃疡顽固,长期难愈;病程较长者可见新旧重叠的瘢痕,愈合后可遗留凹陷性色素瘢痕。

(3)放射性小腿慢性溃疡 往往有明显的放射线灼伤史;病变局限于放射部位;常由多个小溃疡融合成一片,周围皮肤有色素沉着,或夹杂有小白点,损伤的皮肤或肌层明显僵硬,感觉减弱。

(4)小腿慢性溃疡恶变 本病可为原发性皮肤癌,也可由小腿溃疡经久不愈,恶变而来。溃疡状如火山或呈烂菜花状,边缘卷起,不规则,呈浅灰白色,味臭秽,触之较硬,基底表面易出血等。

(五)治疗

1. 中医辨证论治 侯玉芬教授运用中医药治疗小腿慢性溃疡形成了自己独特的临证经验,主张病证结合,进行辨证施治时,既重视患肢的局部表现,也强调患者的脏腑功能、气血阴阳盛衰的整体情况。通常将本病分为三型辨证论治。

(1)湿热下注型

【证候】溃疡面色暗,脓水淋漓,伴臭秽,疮周皮肤红肿,发热,可伴湿疹,痛痒时作。小腿青筋怒张,伴口渴,便秘,小便黄赤,甚有恶寒发热。舌红,苔黄腻,脉滑数。

【证候分析】湿热下注,留滞脉络,营卫不畅,气滞血瘀,故肢体肿胀疼痛,小腿青筋怒张;湿热留滞肌肤,水湿外溢,脓水淋漓,臭秽难闻;湿热蕴蒸肌肤,热盛肉腐,出现溃疡,色暗而疮周红、热;复感外邪,风、热、湿毒相聚,故见湿疹,痛痒时作;湿热内蕴,可出现发热;湿热阻遏气机,津不上承,故口渴;湿热蕴结膀胱,气化不利,故小便黄赤;热结肠腑,则大便秘结。舌质红,舌苔黄腻,脉滑数均为湿热之象。此型多属小腿慢性溃疡的急性期。

【治法】清热利湿,凉血化瘀

【方药】八妙通脉汤加味。金银花30 g、玄参30 g、当归20 g、生甘草10 g、薏苡仁30 g、黄柏12 g、牛膝10 g、苍术15 g。水煎服。

【方药解析】方中苍术燥湿健脾,黄柏清热燥湿,薏苡仁清利湿热,共奏清热利湿之功;金银花、玄参清热解毒,滋阴泻火;当归活血和营;牛膝活血祛瘀,补肝肾,强筋骨,引药下行;生甘草解毒,调和诸药。本方由四妙勇安汤和四妙散组成。四妙勇安汤原系治疗热毒内蕴、血行不畅所致脱疽的经典方,而四妙散是治疗湿热痿证之妙剂。诸药合用,共奏清热利湿、凉血散瘀之效。

(2)气血两虚型

【证候】病程日久,腐肉已脱,疮面苍白,肉芽色淡,周围皮色黑暗、板硬,伴肢体沉重,倦怠乏力,面色苍白。舌淡紫,苔白,脉细涩无力。

【证候分析】久病耗伤气血,中气下陷,下肢气血运行无力,故肢体沉重,倦怠乏力;气血亏虚,肌肤失养,故疮面苍白;气血不足,不能生新,故肉芽色淡,疮面日久不愈;气虚则血瘀,故疮周皮色暗,板硬。舌淡,脉细无力是气血两亏之象。舌紫,脉涩是兼有瘀血之象。此型多属小腿慢性溃疡的慢性期。

【治法】益气活血,祛瘀生新

【方药】补阳还五汤加味。生黄芪30 g、当归尾12 g、白芍10 g、地龙10 g、川芎12 g、红花6 g、桃仁9 g、苍术12 g、党参12 g、鸡血藤15 g、熟地黄15 g、甘草6 g。水煎服。

【方药解析】方中黄芪、党参以益气养血,当归、川芎、鸡血藤以活血化瘀,牛膝以活血通络、引药下行,熟地黄、白芍以滋阴柔肝,苍术健脾燥湿,甘草调和诸药。诸药合用可益气活血,祛瘀生新。

2. 中成药的运用

（1）花栀通脉片　每次5~10片,每日3次,口服,连服3~6个月。具有清热活血,化瘀止痛的作用。适用于小腿慢性溃疡急性期患者。

（2）活血通脉片　每次5~10片,每日3次,口服,连服3~6个月。具有活血化瘀、通络止痛的作用。适用于小腿慢性溃疡急性期患者。

（3）四虫片　每次5~10片,每日3次,口服,连服3~6个月。具有活血祛瘀、解痉止痛的作用。适用于小腿慢性溃疡血瘀重症患者。

（4）珍宝丸　每次15粒,每日2次,口服。具有解毒活络的作用。适用于小腿慢性溃疡热毒重的患者。

3. 中医外治法　"外科之法,最重外治",外治的精当与否,常可决定病势之进退、转归。所以临证时,侯玉芬教授在注重全身辨证论治调节整体的同时,细化疮面辨证,根据疮面溃疡色泽、发病部位、溃疡深浅等辨证使用外用药,或根据疾病的不同阶段、不同症状采用不同外治法,能进一步提高临床疗效,缩短疗程。

若患肢小腿皮色红,肿胀、灼热,伴瘙痒,疮面腐肉较多,脓水浸淫,证属湿热下注,治以清热燥湿,消肿止痒,给予中药煎汤湿渍患处,常用药物:苦参、白鲜皮、白芷、黄柏、马齿苋等;若伴有局部皮肤皲裂、渗液、流滋,上药湿渍后,再用黄柏粉或青黛粉掺布于患处,以收湿止痒,清热解毒。操作时湿渍药液温度宜30~35℃,若药液温度过低,影响发挥药物疗效,若温度增高,则湿渍后加重患肢瘙痒。

若患肢小腿溃疡脓性分泌物较多,或疮周红肿热痛明显,证属湿热毒证,治以清热解毒凉血,常用解毒洗药(蒲公英、苦参、连翘、金银花、赤芍、牡丹皮、黄柏等)煎汤浸渍患处,洗后疮周外涂马黄酊以清热解毒,消肿止痛,疮面用大黄油纱布外敷或抗生素纱布湿敷,交替换药,日1次。

溃疡经久不愈,肉芽暗红不鲜者,证属瘀热证,治以清热凉血,活血散瘀,外用自制的愈疡灵软膏(紫草、地骨皮、黄柏、当归、血竭、冰片、麻油等)疮面换药,每天1次。

在疮面愈合后期的生肌阶段,根据疮面肉芽生长及疮周上皮爬生的情况,给予益气养荣、祛瘀生肌中药煎汤湿敷或熏洗,外用生肌长皮的生肌散或活血生肌的生肌玉红膏油纱。

4.静滴中药制剂

（1）疏血通注射液　6 mL 加入 5% 葡萄糖或 0.9% 氯化钠溶液 250 mL 中，静脉滴注，每日 1 次,15 天一疗程。

（2）丹参注射液　20 mL 加入 5% 葡萄糖或 0.9% 氯化钠溶液 250 mL 中，静脉滴注，每日 1 次,15 天一疗程。

（3）血塞通　0.4 g 加入 5% 葡萄糖或 0.9% 氯化钠溶液 250 mL 中，静脉滴注,每日 1 次,15 天一疗程。

5.西医治疗

（1）一般治疗　患者应尽量卧床休息,抬高患肢,避免过度活动、长期站立。应接受压力治疗,包括穿着循序减压袜或使用弹力绷带包扎疗法,也可规律使用间歇性梯度压力疗法（又称循环驱动）治疗,促进患肢静脉血液回流,缓解静脉压力,减轻小腿瘀血,促进创面愈合。

（2）药物治疗

1）降低血管通透性、增加静脉回流的药物。①迈之灵:2 片,每日 2 次,口服。②消脱止:2～4 片,每日 3 次,口服。③七叶皂苷钠:5～10 mg 加入 5% 葡萄糖溶液或 0.9% 氯化钠溶液 500 mL 中,静脉滴注,每日 1 次,7～10 天为一疗程。

2）表皮生长因子或碱性成纤维细胞生长因子。①康合素（重组人表皮生长因子）:将凝胶用于清创后的创面换药,每日 1 次。②贝复济（重组牛碱性成纤维细胞生长因子外用溶液）:将药液直接喷于清创后的创面, 每次 150 AU/ cm^2,每日 3～4 次。

（3）理疗　可予疮面局部低能量激光、低频超短波等仪器照射,局部照射可起到促进创面愈合的作用。

（4）手术治疗　小腿慢性溃疡主要是因静脉血反流或回流受阻,静脉高压,小腿瘀血所致。因此,在治疗静脉性溃疡时,选择合理的手术方式,解除静脉反流或静脉回流受阻,缓解静脉高压、减轻小腿瘀血是治疗和预防下肢静脉性溃疡的重要措施。而合理应用有效的局部治疗方法则可加速溃疡的愈合。

1）大、小隐静脉高位结扎加剥脱术。该手术可以解除静脉反流,适用于单纯性浅静脉瓣膜功能不全引起的溃疡。

2）深静脉瓣膜修复术。该手术可以解除或减少静脉反流,适用于下肢深静脉瓣膜功能不全者。

3）股静脉瓣膜段带戒术。该手术可以减少静脉反流,适用于深静脉瓣膜功能不全者。

4）带瓣膜静脉段移植术。该手术可以解除或减少静脉反流,适用于先天性无瓣膜症、先天性瓣膜结构不良、下肢深静脉血栓形成后血管完全再通、下肢深静脉瓣膜功能不全致瓣膜完全损伤、无法进行修复或带戒后效果不理想者。

5）交通支静脉结扎术。该手术可以解除交通支的反流,适用于小腿交通支静脉瓣膜功能不全者。

6）转流术。该手术可以缓解下肢静脉受阻的程度,适用于单侧局限性髂股静脉阻塞,股浅静脉远端通畅者。

7）溃疡周围缝扎术。该手术可有效减轻疮面周围静脉压力,缓解局部的瘀血程度,适用于小腿慢性溃疡经上述治疗,溃疡愈合仍然缓慢且伴明显色素沉着者。

8）植皮术。该手术可有效促进疮面的愈合,缩短病程,适用于溃疡面积较大,局部不伴有明显炎症,疮面不伴有明显肿硬者。

9）清创术。该手术可有效去除局部腐肉,改善局部愈合条件,促进溃疡愈合,适用于疮面局部坏死组织较多者。

三、血栓性浅静脉炎

（一）概述

血栓性浅静脉炎（Superficial Thrombophlebitis）是发生于四肢、胸腹壁浅静脉的血栓性、炎症性疾病。男女均可罹患。临床特点:浅静脉处发红、肿胀、灼热,出现硬结节或索条状物,有明显的疼痛和压痛。急性期过后,索条状物变硬,局部皮肤色素沉着。多发于四肢部位,其次是胸腹壁,少数病例呈游走性发作,此起彼伏,在人体多处交替发病。本病属于中医学脉痹、恶脉、赤脉、黄鳅痈、青蛇毒等范畴。

（二）病因病机

根据血栓性浅静脉炎的发病原因,可将其分为特发性、医源性、瘀滞性、感染性或外伤性、癌性、脉管炎性、结缔组织病性血栓性浅静脉炎等。特发性是指原因不明者;医源性是指因静脉内注射有刺激性溶液或静脉接受反复穿刺或留置导管所致;瘀滞性是下肢静脉曲张常见并发症;感染性是免疫功能低下的患者静脉内留置导管的并发症;癌性是指恶性肿瘤并发的静脉炎,多表现为游走性;脉管炎性是指血栓闭塞性脉管炎的临床表现之一,也以游走性发作为特点;一些结缔组织病如系统性红斑狼疮、白塞病等也可累及浅表静脉而出现血栓性浅静脉炎。

侯玉芬教授报道在 62 例血栓性浅静脉炎中,因静脉注射引起 15 例,外伤后引起 10 例,合并下肢静脉曲张 26 例,血栓闭塞性脉管炎 5 例,下肢深静脉血栓形成 2 例,白塞病 1 例,无明显诱因 3 例。侯玉芬教授认为大部分血栓性浅静脉炎都是有诱发因素的。

中医学认为本病多由湿热蕴结、寒湿凝滞、痰浊瘀阻、脾虚失运、外伤血脉等因素致使气血运行不畅,留滞脉中而发病。亦可因情志不畅,肝郁气滞,气滞则血瘀,脉络瘀阻,积滞不散而发病。

(三)临床表现

根据血栓性浅静脉炎发病的不同阶段,可分为急性期和慢性期。

急性期:浅静脉出现索条状肿物或硬结节,患处疼痛,皮肤发红,触之较硬,扪之发热,按压疼痛明显,一般无全身症状,可伴低热。

慢性期:患处遗有索条状物,按之如弓弦,或遗留硬结节,可有压痛,皮肤色素沉着。

由于血栓性浅静脉炎的发病部位及临床特点不同,临床上又分为肢体血栓性浅静脉炎、胸腹壁血栓性浅静脉炎和游走性血栓性浅静脉炎。

1.肢体血栓性浅静脉炎 肢体血栓性浅静脉炎是临床上最常见的血栓性浅静脉炎。下肢多发生于大隐静脉、小隐静脉及其属支,上肢多发生于头静脉、贵要静脉及其属支,下肢多于上肢。常见于下肢静脉曲张后期。一般单纯侵犯一条浅静脉,沿浅静脉出现红、肿、热、痛,可触及硬结节或索条状物,有明显压痛,当浅静脉炎累及周围组织时,可出现片状区域性炎性结节,则为浅静脉周围炎。患处急性炎症消退后,局部遗留硬索条状物和皮肤色素沉着。全身症状一般不明显,但伴有明显的静脉周围炎时,可有发热、白细胞增高、红细胞沉降率加快等。

2.胸腹壁血栓性浅静脉炎(Mondor 病) 胸腹壁血栓性浅静脉炎多为单侧胸腹壁出现一条索状硬物,在一侧前胸腹壁出现针刺样疼痛,活动时加重,伸腰举臂时尤甚,或局部有紧迫感,局部皮下出现硬索条状物,长可达 15 ~ 30 cm。

一般皮肤红肿热感不明显,稍微隆起,触之有不同程度的疼痛,索条状物与皮肤粘连,牵拉试验阳性,即用手指压紧硬性索条状物,使皮肤拉紧时,皮肤上可出现一条凹陷性浅沟。一般无明显全身症状。

3. 游走性血栓性浅静脉炎　游走性血栓性浅静脉炎多发于四肢,即浅静脉血栓性炎症呈游走性发作,当一处炎性硬结消失后,其他部位的浅静脉又出现病变,具有游走、间歇、反复发作的特点,可伴有低热,全身不适等。若全身反应较重者,应考虑系统性血管炎、结缔组织病、内脏疾病及深静脉病变等。

另有,因肢体血栓性浅静脉炎引发下肢深静脉血栓形成,出现肢体粗肿、胀痛,小腿腓肠肌饱满、紧韧或压痛。侯玉芬教授对 320 例下肢深静脉血栓形成住院患者临床研究,发现可以明确发病原因者 224 例(70%),其中由血栓性浅静脉炎引发者 24 例(7.5%),认为血栓性浅静脉炎也是导致下肢深静脉血栓形成的主要诱发原因。

(四)诊断与鉴别诊断

侯玉芬教授认为,根据临床表现,诊断血栓性浅静脉炎并不困难,但需要明确导致血栓性浅静脉炎的发病原因,从而有利于判断病情和预后。

1. 诊断

(1)询问病史　通过询问,了解患者有无近期静脉受损伤史,如外伤、感染、输液、静脉置管,以及下肢静脉曲张等病史;了解有无肢体突发粗肿病史,初步判断是否有并发下肢深静脉血栓形成的可能。

(2)体格检查　单侧下肢或双侧下肢沿浅静脉行径出现红肿、疼痛的索条状物或硬结节;或沿胸腹壁浅静脉可触及索条状物,伴有疼痛;或小腿硬结此起彼伏,红肿、疼痛;后期遗留无痛性硬索条状物,局部皮肤留有棕色色素沉着。

(3)辅助检查

1)化验室检查。血常规检查一般正常,少数可有白细胞计数增高。部分患者可出现红细胞沉降率加快。

2)彩色超声多普勒检查。彩色超声多普勒检查可见受累浅静脉管壁增厚、模糊,腔内有低回声血栓存在。彩色超声多普勒可清楚显示浅静脉血栓蔓延至交通支静脉或股、腘静脉,对于明确下肢深静脉血栓形成的发病原因有重要的指导意义。

3)活组织病理学检查。如与结节性红斑等疾病鉴别诊断困难时,可做活组织病理学检查。血栓性浅静脉炎以浅静脉及其周围组织呈炎性细胞浸润,管腔内血栓形成为病理特征。

2. 鉴别诊断

(1)结节性红斑 此病多发于青年女性,与风湿性疾病有关,以春秋季节多见。结节多发于小腿伸侧,大小不一,呈圆形、片状或斑片状,直径 1~5 cm,可有数个或数十个,初起皮色鲜红,逐渐由鲜红渐变暗红,疼痛,不破溃。结节消退后不留痕迹,易复发。可有畏寒、发热、乏力、关节痛等症状,红细胞沉降率及免疫指标异常。

(2)结节性血管炎 本病多发于 30~50 岁妇女,皮损为皮下结节至较大的浸润块。多发于小腿和足跖部,结节呈小圆形,潮红色或紫红色,结节表面有色素沉着,可发生溃破,病程长,多反复发作。单侧或双侧发病,双侧发病时结节常不对称。其病理特点:动脉和静脉皆可受累,管壁增厚,管腔闭塞,可有血栓形成,外膜、肌层均有弥漫性炎性细胞浸润。本病可侵犯其他器官。

(3)丹毒 本病发于小腿者,患处皮肤略肿、红斑、灼热、疼痛,呈进行性扩大,界限清楚,并出现硬结和非凹陷性水肿,常伴有腹股沟区淋巴结肿大。也可出现脓疱、水疱或小面积的出血性坏死。丹毒通常有前驱症状,如突然发热、寒战、不适和恶心,潜伏期 2~5 天。丹毒反复发作可引起持续性局部淋巴水肿。

(4)急性蜂窝组织炎 急性蜂窝组织炎病变局部红、肿、热、痛,并向周围迅速扩大。红肿的皮肤与周围正常组织无明显的界限,中央部颜色较深,周围颜色较浅。感染部位较浅、组织较松弛者,肿胀明显且呈弥漫性,疼痛较轻;感染位置较深或组织较致密时,则肿胀不明显,但疼痛剧烈。白细胞计数升高,容易出现感染性休克。

(五)治疗

对于血栓性浅静脉炎,西医缺乏特异性的治疗,多采用抗凝、溶栓、抗血小板等药物治疗,并配合应用非甾体类抗炎镇痛药、糖皮质激素、免疫抑制剂等,甚至给予手术治疗。侯玉芬教授治疗血栓性浅静脉炎,形成了从整体观念出发、辨证求因、审因论治、内治与外治相结合的诊疗经验,为血栓性浅静脉炎的治疗提供了新方法和新药品。

临床观察,应用侯玉芬教授经验方——花栀通脉饮内服,配合马黄酊外用,治疗血栓性浅静脉炎 62 例,显效 51 例,有效 6 例,好转 5 例,总有效率为

100%。花栀通脉饮药物组成:金银花、马齿苋各30 g,当归、赤芍、生地黄、板蓝根各15 g,栀子、黄柏、牛膝、牡丹皮、苍术各12 g,生甘草10 g。水煎服,日1剂,早晚各1次,20天为1疗程。其中,病位在上肢者,去黄柏、牛膝,加桑枝、姜黄;病位在胸腹壁者,去黄柏、牛膝,加柴胡、青皮、黄芩。马黄酊:黄连、马钱子等。将上药放入75%乙醇内浸泡7天后,外涂患处,每日3~5次。平均疗程12天,疗效显著。

在花栀通脉饮的基础上,侯玉芬教授精简化裁,研制出花栀通脉片(鲁药制字Z0120030241)。临床研究,应用花栀通脉片治疗血栓性浅静脉炎200例,并与穿王消炎片对照,结果显示花栀通脉片治疗组治愈及显效率为90.0%,总有效率为96.5%;穿王消炎片对照组治愈及显效率为76.4%,总有效率为89.9%。治疗组治愈及显效率明显高于对照组,两组治疗效果有显著性差异($P < 0.05$)。

侯玉芬教授还指导研究生进行花栀通脉片治疗血栓性浅静脉炎疗效的基础研究,实验结果显示,花栀通脉片对白细胞总数、红细胞沉降率、血液流变学各指标的改善均有显著效果,揭示了花栀通脉片治疗血栓性浅静脉炎是通过抗炎、调节免疫、改善血液流变学特性达到满意疗效的,具有多途径、多环节的治疗作用,尤其是抗炎效果明显。

1. 中医辨证论治　侯玉芬教授认为,血栓性浅静脉炎早期治以清热利湿为主,后期以活血散结为主,同时配合外治疗法以提高疗效。

(1)湿热型

【证候】患部浅静脉疼痛、发红、肿胀、灼热,有硬索条状物,压痛明显,或红斑硬结此起彼伏。伴发热,口渴不欲饮。舌质红,苔黄腻,脉滑数。

【证候分析】湿热蕴结,留滞脉络,痹阻不通,故筋脉红肿热痛,有硬结或硬索条状物;湿热循经络流注,则红肿硬结此起彼伏;湿热内蕴,故发热;湿热阻遏气机,津不上承则口渴不欲饮。舌质红,苔黄腻,脉滑数为湿热之象。此证多见于血栓性浅静脉炎急性期。

【治法】清热利湿,活血化瘀

【方药】花栀通脉饮。金银花30 g、马齿苋30 g、当归15 g、赤芍15 g、生地黄15 g、板蓝根15 g、栀子12 g、黄柏12 g、牛膝12 g、牡丹皮12 g、苍术12 g、生甘草10 g。水煎服。

【方药解析】金银花、栀子清热解毒、活血化瘀,共为君药。黄柏、牡丹皮、马齿苋、板蓝根凉血散瘀、解毒消肿,共为臣药。生地黄清热解毒养阴,苍术燥湿健脾、祛风湿,当归活血祛瘀,共为佐药。牛膝活血祛瘀,引药下行,甘草调和诸药,与牛膝共为使药。诸药共奏清热活血散瘀、软坚散结消肿之功。病位在上肢者,去黄柏、牛膝,加桑枝、姜黄;病位在胸腹壁者,去黄柏、牛膝,加柴胡、青皮、黄芩。

(2)肝气郁结型

【证候】胸腹壁皮下出现索条状物,固定不移,胀痛刺痛,痛窜胸胁,皮色如常或略红,压痛明显,伴有胸闷、胁胀。舌质红,苔薄黄,脉弦涩。

【证候分析】情志不舒,肝气郁结,气滞则血瘀,瘀血停滞胁络,故见索条状物,固定不移;肝经布于胸胁,气滞则胀痛,血瘀则刺痛,而痛窜胸胁;郁久化热则皮色发红;肝气不舒,疏泄不利,则胸闷胁胀。舌质红,苔薄黄,脉弦涩为气郁化火之象。此证见于胸腹壁血栓性浅静脉炎急性期。

【治法】清热解毒,行气活血

【方药】柴胡清热饮。柴胡30 g、黄芩10 g、郁金10 g、青皮10 g、赤芍15 g、川芎10 g、丹参15 g、当归10 g、金银花15 g、栀子10 g、连翘10 g、红花10 g。水煎服。

【方药解析】方中柴胡、郁金、青皮疏肝解郁,理气止痛;金银花、连翘、黄芩、栀子清热解毒;当归、赤芍、川芎、红花、丹参活血化瘀。诸药共用之可疏肝清热、活血散结。

(3)瘀结型

【证候】局部遗留有硬结节或硬索状物,皮肤有色素沉着,不红不热,针刺样疼痛。舌质暗红,或有瘀斑、瘀点,苔薄白,脉沉细涩。

【证候分析】由湿热内蕴,或肝郁化火,热邪已退,瘀血留于脉中,脉络闭塞,故有硬结节或硬索状物;瘀血结聚,故有刺痛;瘀血阻滞肌肤,则有色素沉着;已无湿热,故不红不热。舌质暗红,有瘀点、瘀斑,脉沉细涩为瘀血内阻之象。此证见于血栓性浅静脉炎慢性期。

【治法】活血化瘀,通络散结

【方药】活血通脉饮加减。丹参30 g、赤芍30 g、当归15 g、川芎15 g、鸡血藤15 g、牛膝15 g、金银花30 g、土茯苓30 g。水煎服。

【方药解析】方中丹参、赤芍、当归、川芎、鸡血藤活血化瘀,牛膝通络散结,金银花、土茯苓清解郁热。诸药共用之可有活血化瘀、通络散结的功效。硬索难消者,加制乳香、制没药、三棱、莪术、王不留行、山慈姑、炮山甲、土鳖虫等。

2. 中成药的运用

(1)花栀通脉片 每次5~10片,每日3次,口服,连服3~6个月。具有清热活血、化瘀止痛的作用。适用于血栓性浅静脉炎急性期患者。

(2)活血通脉片 每次5~10片,每日3次,口服,连服3~6个月。具有活血化瘀、通络止痛的作用。适用于血栓性浅静脉炎各种类型的患者。

(3)四虫片 每次5~10片,每日3次,口服,连服3~6个月。具有活血祛瘀、解痉止痛的作用。适用于血栓性浅静脉炎后期,局部硬结或索条状物。

(4)犀黄丸 每次3~6 g,每日3次,口服。具有清热解毒、活血散结、消肿止痛的作用。适用于血栓性浅静脉炎、静脉周围炎患者。

3. 中医外治法

(1)外敷疗法 急性期可用大青膏、金黄膏外敷患处,或鲜马齿苋捣烂,外敷患处,每日1~2次。慢性期应用茅菇膏外敷。

(2)熏洗疗法 急性期可用消炎散煎汤凉敷患处,每日1~2次。慢性期可用活血止痛散,煎汤趁热熏洗患处,每日2次。

(3)涂搽疗法 血栓性浅静脉炎,局部红肿、疼痛者,可用马黄酊外涂患处,或用解毒洗药溻渍后,患部再涂搽马黄酊。

4. 西医治疗

(1)一般治疗 肢体血栓性浅静脉炎症状多较轻微,一般不必卧床休息。病变在下肢者,在缠扎弹力绷带或穿医用弹力袜条件下可以行走。如果病变比较严重,局部表现比较明显,特别是发生在下肢时,应适当卧床,抬高下肢。

(2)药物治疗

1)消肿药。①迈之灵:300 mg,每日2次,口服。②消脱止:2~4片,每日3次,口服。

2)抗凝剂。适用于下肢血栓性浅静脉炎,范围广泛,或血栓蔓延到隐股静脉或交通支静脉者。①博璞青(低分子肝素钙注射液):4 100 IU 皮下注射,每日2次。②齐征(低分子肝素钠注射液):5 000 IU 皮下注射,每日2次。③海普林(肝素钠乳膏):适量外用,每日3~4次。

3)非甾体类镇痛药。适用于局部红肿疼痛明显者。①布洛芬:0.2~0.4 g,每日 3~4 次,口服。②洛索洛芬钠:60 mg,每日 2~3 次,口服。③扶他林软膏:适量外用,每日 3~4 次。

4)喜疗妥(多磺酸黏多糖乳膏)。适量外用,每日 3~4 次。

(3)手术治疗 如有以下情况,可行手术治疗:①如经治疗炎症消退 3 个月后,硬性索条状物不消退,仍有疼痛,妨碍活动者,可手术切除病灶。②血栓性浅静脉炎发展、伸延迅速,有侵犯深静脉趋势者,应及时施行手术,高位结扎所受累静脉,予以切除或者作剥脱。化脓性血栓性浅静脉炎应切除整个静脉病变段,开放创口,局部换药。

四、下肢静脉曲张

(一)概述

下肢静脉曲张(Varicose Vein of Lower Limb)指下肢浅静脉处于过度伸长、扩张、迂曲成团块状,静脉内血液处于淤滞状态。多发于中老年人,长期从事站立工作者尤为多见。临床特点:早期患肢多无临床症状,随着病情发展,浅静脉迂曲扩张成团块状,曲张静脉内长期静脉瘀血可产生患肢酸胀、乏力、沉重感,严重者可引起皮肤营养不良性改变,并发郁积性皮炎、血栓性浅静脉炎以及足靴区顽固性溃疡等。下肢静脉曲张可以是多种血管疾病的共有临床表现,也可以是指原发性大隐静脉和小隐静脉曲张。本节讨论的是原发性大隐静脉和小隐静脉曲张。本病属于中医学筋瘤等范畴。

(二)病因病机

西医认为,先天性静脉壁和瓣膜发育软弱是下肢静脉曲张发病的基础,持续的静脉内高压是其发病的根本原因。如长期从事站立工作、重体力劳动、冷水过激、妊娠、慢性咳嗽、习惯性便秘等,均能导致下肢静脉血液回流受到影响,静脉内压力增高,使静脉壁过度扩张,瓣膜相对关闭不全,血液向下逆流,逐渐破坏远端静脉瓣膜,致使下肢浅静脉扩张,终至迂曲成团发病。曲张静脉内长久的血流缓慢、血液逆流和停滞,使局部血液中代谢产物蓄积、缺氧,毛细血管通透性增加,液体、蛋白质、红细胞渗出,导致小腿水肿、纤维组织增生、皮肤色素沉着。局部组织缺氧、营养不良、抵抗力降低而引发皮炎、淋巴管炎、皮下脂肪变性和局部皮肤变硬,进而发展为溃疡,极难治疗。

中医学认为本病由先天禀赋不足,筋脉薄弱,加之后天久行、久立、过度劳累,可耗气伤血;或涉水淋雨,遭受寒湿,寒凝血脉,导致筋脉不和,气血运行不畅,血壅于下,瘀血阻滞,脉络扩张,充盈盘曲而成。郁久化生湿热,流注于下肢经络,复因搔抓染毒、虫咬等诱发,则腐溃成疮,日久难敛。

(三)临床表现

原发性下肢静脉曲张发生于大隐静脉与小隐静脉,以大隐静脉曲张最为常见。多见于长期从事站立工作的中年人,早期多无明显不适感,随着病情的发展,患者可感到肢体沉重、酸胀、胀痛、疲累等。长时间站立或行走后,小腿、足踝部可出现浮肿,晨起浮肿减轻或消失,午后加重;有时小腿肌肉出现痉挛现象,夜间明显;至后期,可并发小腿慢性瘀血性溃疡,经久不易愈合。

1. 下肢浅静脉曲张　浅静脉曲张多发生于双侧下肢,亦可发生在单侧下肢。较为肥胖的患者,往往患肢曲张静脉隐而不显;较瘦的患者,可见患肢浅静脉扩张、迂曲、隆起,严重者扭曲成团块状,站立时曲张静脉更为明显,当平卧抬高患肢时曲张浅静脉瘪陷。大隐静脉受累时,曲张的静脉分布在下肢内侧面,或延伸到患肢的前、后面。由于小腿大隐静脉管径较小,管壁较薄并且承受的压力较大,因此小腿部静脉曲张的程度较股部更为严重。小隐静脉受累时,曲张静脉分布于小腿的后面,可延伸到外踝和足背。

2. 患肢酸胀和疼痛　由于下肢静脉曲张,静脉血逆流,导致静脉瘀血,造成肢体远端静脉压力进一步增高。随着病情的加重,患者下肢多有酸胀感或胀痛,易疲劳,症状多发生于久站后。当平卧抬高肢体后,酸胀感可迅速消失。

3. 患肢浮肿　原发性下肢静脉曲张一般患肢无浮肿,当伴有交通支瓣膜功能不全或深静脉瓣膜功能不全时,足踝部及小腿可出现不同程度的浮肿,深静脉瓣膜功能越差患肢浮肿越明显。如淋巴管受累,同时并发淋巴水肿,则患肢浮肿更为明显。

4. 并发症

(1)血栓性浅静脉炎　由于下肢静脉曲张,静脉血液淤滞,容易导致静脉内皮损伤,因此常并发血栓性浅静脉炎。表现为下肢曲张的静脉团块出现红肿、灼热、疼痛,沿曲张的静脉可触及硬结节或索条状物,压痛。若并发静脉周围炎,则病变的浅静脉周围组织出现明显的红肿热痛。急性炎症消退后,局部遗留硬结或索状物。

(2)出血　下肢静脉曲张可以造成肢体远端静脉压力增高,静脉管壁变薄,轻微的损伤就会导致静脉破裂、出血。有时,静脉高压也可导致小静脉自发破裂而引起出血。

(3)郁积性皮炎 由于患肢皮肤瘀血、缺氧,发生皮肤营养障碍,表现为皮肤萎缩、干燥、脱屑,皮肤色素沉着、皲裂、渗液及瘙痒等。皮炎主要发生于小腿中下段,发生于小腿上 1/3 很罕见。

(4)感染 由于患肢抵抗力减弱,容易引起局部感染。常见的继发感染有血栓性浅静脉炎、丹毒、急性蜂窝组织炎等,患者可有高热,恶寒,舌苔黄,舌质红绛。若丹毒反复发作,引起下肢淋巴管阻塞,最后可发生象皮肿。

(5)静脉性溃疡 患肢皮肤营养障碍加重,轻微外伤,即可发生小腿慢性溃疡(静脉性溃疡),很难愈合。下肢静脉性溃疡常发生于特定部位——足靴区,即小腿段的下 1/3。

(四)诊断与鉴别诊断

1.诊断 侯玉芬教授认为,原发性下肢静脉曲张在临床诊断时应根据患者的病史、临床表现及辅助检查,结合家族史,进行综合分析,即可做出明确诊断。

(1)询问病史 通过询问,了解患者所从事职业,有无长期站立病史,有无外伤、手术、骨折、产后、长期卧床后肢体突发粗肿病史,判断是否发生过下肢深静脉血栓形成。了解患者有无冷水激惹情况,有无妊娠、盆腔肿瘤史、慢性支气管炎及习惯性便秘等能够导致腹压增高的病史,了解有无下肢静脉曲张的家族病史。

(2)体格检查 患者下肢静脉明显迂曲扩张、隆起呈团块状,站立时更为明显;小腿及足踝区可有浮肿,常伴有足靴区皮肤色素沉着、血栓性浅静脉炎,至晚期可发生足靴区皮下组织纤维化、溃疡等。检查腹壁有无曲张浅静脉,观察双下肢是否等长,大腿外侧或臀部有无葡萄酒样花斑,检查静脉团块是否有震颤或搏动。

另外,结合以下血管功能试验来判断深浅静脉及交通支静脉功能状态:①大隐静脉瓣膜功能试验(Trendelenburg test):通常称为屈氏试验,用来判断大隐静脉、小隐静脉的瓣膜功能。单纯性下肢静脉曲张患者的大隐或(和)小隐静脉瓣膜功能丧失。②深静脉通畅试验(Perthes test):通常称为佩尔特试验,用来判断深静脉回流是否通畅。③交通支静脉瓣膜功能试验(Pratt test):用来判断瓣膜功能不全的交通支静脉。

（3）辅助检查

1）化验检查。在本病的早期一般无明显血液成分改变,当伴有血栓性浅静脉炎、郁积性皮炎、小腿溃疡等并发症时,常有白细胞总数和中性粒细胞增高、血液流变学改变,如血清纤维蛋白原升高、血浆黏度偏高、红细胞变形性降低和聚集性增加。若伴有小腿溃疡的患者,还需进行脓液培养及药敏试验,根据所培养的细菌情况及药物敏感程度,临床采取相应的治疗。

2）彩色超声多普勒检查。大多数患者表现为下肢深静脉瓣膜功能不全,可显示下肢浅静脉迂曲、管径增粗;隐股静脉瓣膜活动度增大,关闭不全;Valsalva试验时静脉管径增粗,大隐静脉上段可探及反向血流。目前,因彩色超声多普勒检查具有无创、可重复性、准确性高等优点,已成为诊断下肢静脉曲张的首选检查方法。

3）下肢静脉造影。下肢静脉造影是目前诊断静脉系统疾病准确性较高的诊断方法。原发性下肢静脉曲张患者,行下肢静脉顺行性造影时,显示为隐股静脉瓣膜关闭不全及明显的浅静脉扩张、迂曲。

2.鉴别诊断 下肢静脉曲张是多种下肢静脉疾病的共同临床表现,应注意与以下疾病相鉴别。

（1）原发性下肢深静脉瓣膜功能不全 患者症状相对严重,做下肢活动静脉测压试验时,站立活动后压力不能降至正常。最可靠的检查方法是下肢静脉顺行性造影,能够观察到深静脉瓣膜功能不全的特殊征象。

（2）下肢深静脉血栓形成后综合征 患者有突发性下肢粗肿、胀痛病史。在深静脉血栓形成后期出现下肢浅静脉曲张,以小腿大隐静脉属支及小静脉曲张为主。患肢肿胀明显,伴有肢体沉重、胀痛不适,活动、站立后上述症状加重,卧床休息后不能完全缓解,胫前、足踝部呈凹陷性水肿,皮肤营养障碍征较明显。彩色超声多普勒检查,提示深静脉血液回流不畅,同时存在血液倒流。下肢静脉造影显示:深静脉管壁毛糙,静脉管腔呈不规则狭窄,部分静脉显示扩张;交通支静脉功能不全和浅静脉曲张。

（3）下肢动静脉瘘 下肢动静脉瘘是由于动脉与静脉之间血液发生短路,动脉血液通过瘘口直接流入静脉中,静脉内压力明显增高,使浅静脉显著曲张,甚至瘤样变。患肢皮肤温度较健侧明显升高,瘘口附近的曲张静脉有震颤,并可闻及血管杂音。本病分为先天性和继发性两种。若在青年和儿童时,无明显原因出现严重的肢体静脉曲张,且在曲张的静脉处能闻及血管杂音和触及震颤,应考虑先天性动静脉瘘。若同时伴有患肢增粗、增长、多毛、多汗等,则更支持该病的诊断。如先有外伤,后出现患肢粗肿、静脉曲张,则应考虑继发性动静脉瘘。

(4)先天性静脉畸形骨肥大综合征 本病的特征是肢体增长、增粗,浅静脉异常粗大并曲张,皮肤血管瘤(葡萄酒样斑)三联征。下肢静脉造影可发现深部静脉畸形呈部分缺如,属支紊乱而多,浅静脉曲张等。根据患者的病史及其特征,较易鉴别。

(5)布-加综合征 布-加综合征是指肝静脉或/和肝段下腔静脉部分或完全阻塞,导致静脉血液回流障碍所引起的脏器组织瘀血受损的临床证候群。主要临床表现为肝脾肿大,大量而顽固性腹水,食管静脉曲张常合并出血,胸腹壁静脉曲张,双下肢水肿及静脉曲张,皮肤色素沉着,溃疡等。腹部B超检查显示:肝体积和尾状叶增大,肝脏形态失常;肝静脉狭窄和闭塞。根据患者的病史、临床表现、结合B超检查,必要时进行腔静脉插管造影,可以做出明确诊断。

(五)治疗

侯玉芬教授认为,单纯的下肢静脉曲张以手术治疗为主,保守治疗为辅,但下肢静脉曲张并发血栓性浅静脉炎、郁积性皮炎及小腿溃疡等时,需要辨证论治与辨病相结合、内治与外治相结合、手术与药物治疗相结合,合理把握手术时机,才能取得满意疗效。

1.中医辨证论治

(1)气滞血瘀型

【证候】患肢青筋迂曲或扭曲成团块状,患肢酸痛或胀痛,有沉重感,活动后加重,足靴区皮肤色素沉着,皮下硬结或索状硬条,压痛。舌质紫暗,或有瘀斑、瘀点,舌苔薄白,脉弦或涩。

【证候分析】由于筋脉薄弱,久站久行,或骤寒骤湿,气血运行不畅,血壅于下,经脉瘀滞,故青筋显露隆起,扭曲成团。并有胀痛,活动后加重诸症。瘀血阻于肌肤,肌肤失养,故有色素沉着,皮肤干燥、脱屑,或皮下硬结;舌质暗红,或有瘀斑瘀点,苔薄白,脉弦涩为血瘀之象。此型多属下肢静脉曲张早期,或并发郁积性皮炎及血栓性浅静脉炎恢复阶段。

【治法】行气活血,祛瘀散结

【方药】活血通脉饮加减。金银花 30 g、当归 15 g、土茯苓 30 g、牛膝 15 g、益母草 15 g、川芎 15 g、丹参 30 g、赤芍 15 g、郁金 15 g。水煎服。

【方药解析】方中当归、川芎、丹参、赤芍、丹参、郁金、益母草活血化瘀,行气止痛;牛膝通络散结,引药下行;金银花、土茯苓清解郁热。诸药共用之可有活血化瘀、通络散结之功效。

若皮肤瘙痒,加蝉蜕、白鲜皮、地肤子以祛风燥湿止痒;若倦怠、乏力,去牛膝,加黄芪、党参、茯苓、木瓜以健脾益气。

（2）湿热下注型

【证候】患肢青筋隆起,患部红肿疼痛;患肢有索状肿物或结节,压痛,小腿溃疡、糜烂渗液,周围皮肤红肿热痛,或并发丹毒等,伴发热、口渴、便秘,溲赤。舌质暗红,舌苔黄腻,脉滑数。

【证候分析】血瘀脉络,或寒湿凝滞。郁久化生湿热。湿热流注下肢经脉。故青筋红肿疼痛;郁热内结,故有条索状物。压痛明显;热盛肉腐,则溃疡渗液,周围红肿热痛;湿热郁阻,则小腿胀痛。湿热内蕴则发热、口渴、便秘,溲赤,舌脉均为湿热下注之象。此型多属下肢静脉曲张并血栓性浅静脉炎急性期,或小腿溃疡继发感染者。

【治法】清热利湿,活血化瘀

【方药】八妙通脉汤加减。金银花 30 g、玄参 30 g、当归 20 g、甘草 10 g、苍术 15 g、黄柏 12 g、怀牛膝 10 g、薏苡仁 30 g。水煎服。

【方药解析】方中黄柏清热燥湿,薏苡仁清利湿热,苍术燥湿健脾,共奏清热利湿之功;金银花、玄参清热解毒;当归活血和营;牛膝活血祛瘀,引药下行;生甘草解毒,调和诸药。上药共用之以清热利湿为主,活血化瘀为辅。

若红肿热痛明显,加紫草、蒲公英、紫花地丁、栀子以清热解毒,凉血和营。若伴溃疡、渗液,加马齿苋、蒲公英、败酱草以清热解毒利湿。若口渴、便秘、溲赤加天花粉、生地黄以滋阴清热凉血。

（3）气血两虚型

【证候】身体疲乏无力,下肢沉重、肿胀,青筋迂曲,皮肤色素沉着,小腿溃疡经久不愈,肉芽淡红或苍白,脓水清稀。舌质淡红,舌苔薄白,脉沉细弱。

【证候分析】久病不愈,伤气耗血,故身体虚弱,少气乏力,气虚津液不化,变生湿浊,湿性下趋,流注经脉,故肢体沉重、肿胀。气不运血,经脉瘀滞,故青筋迂曲,皮肤色素沉着。气血亏虚,肌肤失养,新肉不生,故溃疡久不愈合,肉芽淡红或苍白,脓水清稀。舌脉为气血不足之象。此型多属下肢静脉曲张后期并发小腿溃疡者。

【治法】益气养血,化瘀通络

【方药】补阳还五汤加味。生黄芪30 g、当归尾12 g、赤芍10 g、地龙10 g、川芎12 g、红花6 g、桃仁9 g、苍术12 g、党参12 g、鸡血藤15 g。水煎服。

【方药解析】方中黄芪、党参、苍术以健脾益气养血,当归、赤芍、桃仁、红花、川芎、鸡血藤以活血化瘀,地龙化瘀通络,甘草调和诸药。诸药共用之可益气养血、化瘀通络。

若脓水清稀,加茯苓、白术以健脾渗湿。若小腿肿胀、沉重,加木瓜以舒筋通络。若溃疡经久不愈,加黄精、杜仲、续断健脾补肾。

2. 中成药的运用

(1)四虫片 每次5~10片,每日3次,口服,连服3~6个月。具有活血祛瘀、解痉止痛的作用。适用于下肢静脉曲张并发血栓性浅静脉炎、郁积性皮炎的患者。

(2)活血通脉片 每次5~10片,每日3次,口服,连服3~6个月。具有活血化瘀、通络止痛的作用。适用于下肢静脉曲张各种类型的患者。

(3)花栀通脉片 每次5~10片,每日3次,口服,连服3~6个月。具有清热活血、化瘀止痛的作用。适用于下肢静脉曲张各种类型的患者,尤其是血栓性浅静脉炎急性期患者。

(4)犀黄丸 每次3~6 g,每日2次,口服。具有清热解毒、活血散结、消肿止痛的作用。适用于下肢静脉曲张并发血栓性浅静脉炎、静脉周围炎患者。

3. 中医外治法 侯玉芬教授十分重视中医药的外治疗法,并始终坚持外治疗法与内治疗法相结合,并结合下肢静脉曲张并发症状特点,细化局部辨证,灵活选用外治方法。

(1)熏洗疗法 下肢静脉曲张,伴有下肢肿胀、疼痛者,应用活血消肿洗药或活血止痛散熏洗患肢,以活血化瘀、消肿止痛。若并发郁积性皮炎、渗液糜烂、瘙痒者,用止痒散、硝矾洗药等凉敷,以燥湿止痒。若并发血栓性浅静脉炎或丹毒者,用解毒洗药、消炎散湿渍,洗后外涂马黄酊,以清热解毒、消肿止痛。

若并发小腿溃疡者,应用解毒洗药渍渍后,复方黄柏液湿敷创面以生肌敛口,促进创面愈合。

(2)外敷疗法 下肢静脉曲张并发血栓性浅静脉炎、丹毒等,局部红肿、热痛者,可用大青膏、金黄膏外敷患处,每日或隔日换药一次;下肢静脉曲张继发感染和小腿溃疡,溃疡脓腐较多,周围红肿者,可用祛腐生肌膏与庆大霉素纱布湿敷交替换药。

(3)涂搽疗法 下肢静脉曲张并发血栓性浅静脉炎、丹毒、急性蜂窝组织炎等,局部红肿、疼痛者,可用马黄酊外涂患处,或用解毒洗药渍渍后,患部再涂搽马黄酊。若并发血栓性浅静脉炎,局部遗留索状肿物、结节、色素沉着,用红灵酒外涂患处,促进炎症吸收。

(4)创口换药与处理 下肢静脉曲张患者,小腿常出现溃疡,糜烂,创面经久不愈。因此,创面换药与处理非常重要。在内服中药的同时,对溃疡进行辨证换药。①溃疡脓性分泌物较多或局部红肿疼痛者,可用解毒洗药煎汤浸洗患处,洗后外敷大黄油纱布换药,每日 1 次;或用 0.2% 庆大霉素纱布湿敷换药,每日 1 次。严重者可根据脓液细菌培养,择用敏感抗生素。②溃疡脓性分泌物较少者,可用溃疡洗药浸洗后换药,创面撒生肌珍珠散、鹿茸生肌散,外敷玉红膏油纱布,或复方黄柏液湿敷,每日或隔日换药 1 次。③溃疡经久不愈,创面肉芽暗红不鲜者,外敷玉红生肌膏或长皮膏,隔日换药 1 次,以改善肢体血液循环,促进溃疡愈合。

4.西医治疗

(1)一般治疗

1)抬高患肢。下肢静脉曲张患者下肢浅静脉瓣膜功能不全,血液倒流,因此应避免长时间站立,适当休息并抬高患肢,以促进患肢血液回流,可减轻患肢肿胀及预防小腿溃破。

2)穿医用弹力袜或缚扎弹力绷带。小腿的肌肉泵作用是下肢血液向心脏回流的主要生理功能之一,因此下肢静脉曲张患者穿着合适的医用弹力袜或缠扎弹力绷带非常必要,可以很好地促进患肢血液回流,减轻或消除患肢沉重、疲劳感。

(2)药物治疗

1)迈之灵。每次 150～300 mg,每日 2 次,口服,适用于下肢静脉曲张伴有静脉瓣膜功能不全的出现下肢浮肿者。

2）消脱止。每次 2~4 片，每日 3 次，口服，适用于下肢静脉曲张伴有静脉瓣膜功能不全的出现下肢浮肿者。

3）抗凝剂。对于合并下肢血栓性浅静脉炎，范围广泛，或血栓蔓延到隐股静脉或交通支静脉者，低分子肝素 5 000 U，皮下注射，每 12 小时 1 次。

4）非甾体类镇痛药。对于血栓性浅静脉炎，局部红肿疼痛明显者，可适当口服非甾体类镇痛药，如布洛芬、洛索洛芬钠、双氯芬酸钠等口服，以解热、抗炎、镇痛。

5）外用药物。对于血栓性浅静脉炎红肿热痛症状减轻或消失，遗留硬结节或索条状物，可外用海普林、喜疗妥等药物软化硬结。

（3）手术治疗　手术治疗是单纯下肢静脉曲张根本的治疗方法，凡有症状且无禁忌证者都应手术治疗。

在下肢静脉曲张适应证选择上，侯玉芬教授也有自己的经验和标准。①合并有血栓性浅静脉炎者，一般先保守治疗血栓性浅静脉炎，待 2~3 个月后，再考虑下肢静脉曲张手术。侯教授认为在血栓性浅静脉急性期手术，充满血栓的浅静脉与皮肤粘连紧密，分离时对周围组织损伤大，且切口愈合困难。若大隐静脉血栓蔓延迅速，接近股静脉时，应急症手术，遏制深静脉血栓形成的可能。②合并静脉性溃疡者，一般保守治疗，待溃疡愈合后择期手术。对于溃疡反复不愈，彩超下定位溃疡附近的交通支，待局部炎症控制后，行手术治疗，可以加速创面的愈合。

传统的手术方式存在创伤大、刀口不易愈合、瘢痕多、欠美观等缺点。微创手术治疗下肢静脉曲张成为目前主流，如曲张静脉腔内激光治疗术、电凝术等。侯玉芬教授报道应用腔内激光加小切口微创手术治疗下肢静脉曲张，治疗组 53 例 68 条肢体切口均一期愈合，曲张静脉团全部消失，6 例小腿溃疡于术后 5~8 天溃疡愈合，术后 8~12 天出院，平均 10.6 天。术后半年随访 30 例 48 条肢体，曲张静脉无复发；其余 23 例近期疗效良好。对照组 52 例 61 条肢体刀口延迟愈合 11 例，术后 11~19 天出院，平均 14.7 天，治疗组住院时间较对照组明显缩短（$P<0.01$）。微创手术具有损伤小、恢复快、瘢痕少、康复期短、远期疗效好、不复发等优点，值得推广。

侯玉芬教授在长期的临床实践中总结出简单、实用的手术技巧：①手术股部切口的选择:常规的手术切口可以有横行和纵向切口,侯老师多选择与皮纹相符合的斜形切口,而且长约 2~3 cm,这样切口愈合后瘢痕小。②置入剥脱器后,剥脱器的尾端扎上 10 号线,在抽剥大隐静脉主干过程中如果发生血管断裂或者剥脱器穿出血管外,未能完整抽剥出静脉主干,依然可以通过留在体内的 10 号线,迅速确定未能抽剥出来的大隐静脉的位置,节省了手术时间。③大隐静脉剥脱后,及时压迫血管床并尽快用棉垫加压包扎,以减少血管床渗血和术后条索状物的形成。

(4)注射硬化剂和压迫治疗　该治疗原理是利用硬化剂注入曲张静脉后引起静脉炎症反应使之管腔闭塞。适用于少量、局限的病变,或作为手术的辅助疗法,处理残留的曲张静脉。但注射时应避免硬化剂渗漏,造成组织炎症、坏死或进入深静脉并发深静脉血栓形成。

五、闭塞性动脉硬化症

(一)概述

闭塞性动脉硬化症(Arteriosclerosis Obliterans,ASO)为常见的慢性肢体动脉闭塞性疾病。多见于 40 岁以上的中老年人,男性多于女性,由于动脉粥样硬化性改变,而导致管腔狭窄、闭塞,发生肢体血液循环障碍,甚至出现溃疡或坏疽,是全身性动脉粥样硬化在肢体的局部表现,常并发冠心病、高血压病、脑血管病和糖尿病。本病属于中医学的脉痹、脱疽等范畴。

(二)病因病机

关于闭塞性动脉硬化症的发病原因,至今尚无定论。根据流行病学研究及国内外学者公认的观点,认为本病的发病原因是多源性的,包括老龄、性别、高脂血症、吸烟、高血压、微量元素摄入不均等。此外,纤维蛋白原增高、肥胖、高血糖、维生素 C 缺乏、抗原－抗体结合形成的免疫复合物、动脉壁酶活性降低、血管通透性增加、交感神经兴奋、精神紧张和情绪激动等亦均是发生闭塞性动脉硬化症的因素。总之,闭塞性动脉粥样硬化的发病机制很复杂,各种机制之间相互关联,而不是孤立存在。

中医学认为本病发病原因与心、脾、肾关系密切。发病的总病机是气滞血瘀。①心气虚弱、心血不足:人到老年,多有心气虚弱、心血不足,血运无力,而致脉络瘀阻。②脾失运化、痰湿瘀阻:老年人多脾阳不振,或久病伤脾,或嗜食肥甘、过饮酒浆,则脾失健运,痰湿内生,痰浊阻于脉道而发本病。③肾虚火旺、阴精不足:老年人多肾气不足,若房事不节、过服助阳之剂,则相火妄动,消灼阴液,毒聚肢端,筋炼骨枯而成。

侯玉芬教授认为,本病多与气虚血瘀、痰浊凝滞等有关。气虚无力推动血液正常运行,则气滞血瘀,瘀血阻塞脉道,肢体失于血液濡养,故表现肢体怕冷、发凉、麻木、间歇性跛行等。治疗时常以益气活血法为主,兼以通络止痛、化痰散结等法,往往取得良好的临床效果。

(三)临床表现

1. 慢性缺血表现

(1)间歇性跛行　患者以一定速度行走一段路程后,下肢出现酸胀、疼痛、乏力等,被迫止步,休息1~5分钟后即可消失,然后继续行走同样的路程后上述症状又发生,即被称为"间歇性跛行",这是肢体慢性动脉供血不足的典型表现。疼痛的范围和性质与动脉病变的部位有关。有以小腿部位为主,也有表现为大腿部和臀部酸胀、疲累感。

(2)静息痛　肢体在静息状态时产生的疼痛,称为静息痛。这种疼痛多在患者平卧后10~15分钟出现,初在足趾,尔后逐渐扩展至足底和足踝部,为针刺痛或烧灼痛,令人难以忍受。静息痛可呈持续性伴阵发性加重,尤其夜间疼痛明显,这是由于局部组织严重缺血、缺氧,发生缺血性神经炎所致。

(3)发凉与怕冷　其严重程度取决于患者局部缺血程度。虽然主干动脉出现严重狭窄,但有较丰富的侧支循环建立,肢体远端血液循环尚好,发凉和怕冷的症状可以不明显。随着病情发展,肢体缺血比较明显者,则必有患肢发凉和怕冷症状,并有麻木感觉。

(4)营养障碍症状　随着动脉闭塞程度的不断加重,肢体出现营养障碍性改变。患肢皮肤变干燥、脱屑,菲薄而光亮;出汗减少或完全停止出汗;趾毛、足背及小腿部汗毛稀疏或脱光;趾甲生长缓慢、干燥坚厚或嵌甲畸形;小腿肌肉萎缩而变细瘦。

2. 急性缺血表现　闭塞性动脉硬化症主要是慢性疾病过程,但因有动脉粥样斑块、动脉纡曲、高脂血症和血液高凝状态等多种易于血栓形成的因素,所以血栓形成或栓子脱落引起肢体远端急性缺血的机会较多,其临床表现有以下三个特点。

(1)既往肢体缺血症状不明显,突然发生动脉血栓栓塞而出现肢体远端急性缺血症状:如肢体剧烈疼痛,皮肤苍白,温度降低,感觉和运动障碍等。

(2)患者原有下肢动脉慢性缺血的表现,因有新的血栓形成或栓塞,致使病情突然加剧,出现剧烈疼痛,皮肤苍白、发花、肢体冰冷和感觉丧失等症状。

以上两种情况导致的病情都比较严重,很快便可出现肢体大面积坏疽,须施行高位截肢手术。

(3)微小血栓或粥样硬化斑块脱落引起趾(指)部小动脉栓塞,发生"蓝趾(指)综合征",重则发生手指、足趾溃疡或坏疽。

3. 主要体征

(1)动脉搏动减弱或消失　根据动脉搏动减弱或消失的部位,临床上可以粗略地判断动脉病变的部位和范围。如系双侧股动脉搏动减弱或消失,说明病变部位在主髂动脉;若是一侧股动脉有搏动,另一侧搏动减弱或消失,则证明病变在髂股动脉处;股腘动脉病变时,则腘动脉、胫后动脉及足背动脉搏动都有减弱或消失。

(2)皮温降低　患侧肢体皮肤的温度降低,而且是病情越重越明显,通过两侧肢体对比检查或自肢体近侧逐渐移向远侧的方法,可以判断出手感皮温改变的范围。当髂动脉发生闭塞时,则腹股沟以远皮肤温度降低;股动脉闭塞时,大腿下 1/3 及其以远皮肤温度降低;腘动脉闭塞时,则小腿皮肤温度降低,足部通常冰凉。

(3)血管杂音　在动脉狭窄区可以听到收缩期血管杂音,这是闭塞性动脉硬化症所具有的一个早期体征。血管杂音的性质与动脉狭窄程度有关,即狭窄越严重则杂音音调越长,并多伴有震颤。音调短而不清者说明动脉没有明显的狭窄。

(4)溃疡与坏疽　疾病发展至晚期,由于肢体严重缺血、缺氧而发生溃疡或坏疽。溃疡常因轻微的损伤而引起,好发于肢体的远侧部位,如趾端、甲沟处、足跟或小腿下 1/3 胫骨前缘等处。坏疽多先自趾部开始,逐渐向上扩展,常到达足背乃至踝关节附近。

根据闭塞性动脉硬化的发展演变过程,临床上将之分为三期,各期的表现特点如下。

第 I 期(局部缺血期):为疾病的初期阶段。患肢远侧有怕冷、发凉,麻木感,或轻度胀痛和灼热不适,出现间歇性跛行。随着病变不断进展,缺血程度逐渐加重,以上症状亦更加明显。但多数病例由于有较好的侧支循环建立,缺血得以代偿,可以较长时间的保持稳定状态。皮肤颜色可正常或略变苍白、潮红色。肢体动脉搏动存在,但多有减弱。

第Ⅱ期(营养障碍期):病变继续发展,肢体缺血程度进一步加重,开始出现营养障碍性改变:趾甲生长缓慢,干燥肥厚而脆硬,或形成嵌甲和嵴状畸形;皮肤变菲薄而光亮,皮下脂肪组织消失,为纤维组织所代替;肌肉萎缩,小腿变瘦细。足部皮肤呈明显苍白或紫红色,趾端发绀,并出现瘀点、瘀斑。此时患者多有静息痛,夜间加重。如不及时治疗或治疗失当,很快发展为坏死期。

第Ⅲ期(坏死期):为本病的晚期。动脉闭塞,侧支循环不良,肢体因严重缺血而发生溃疡或坏疽。坏疽发展较迅速,从趾部开始,向上扩延可达足背乃至小腿部,严重者至大腿,以至臀部和阴囊亦坏疽。患者多伴有高热、意识模糊、胃纳减退等全身中毒症状。

根据肢体坏疽的轻重和范围,坏死期又可分为三级。1级:坏死(坏疽)局限于足趾或手指;2级:坏死(坏疽)扩延至足背或足底,超过趾跖关节或指掌关节;3级:坏死(坏疽)扩延至踝关节及小腿,手部及腕关节者。

除下肢血管外,闭塞性动脉硬化症常可见全身其他部位动脉硬化征象,如颞浅动脉、桡动脉、肱动脉弦硬扭曲,大动脉区(如颈动脉、腹主动脉、股动脉等)可闻及血管杂音,注意心、肺、腹部的检查,避免对心脏病变及可能并发的腹主动脉瘤漏诊。注意检查眼底,可发现视网膜动脉变细、刚直、动脉对静脉有压迹,甚者有闭塞和出血。

侯玉芬教授认为,由于患者对闭塞性动脉硬化症缺乏认识,往往延误病情,临床就诊患者多以第Ⅱ期、第Ⅲ期患者为主,且闭塞性动脉硬化症多伴有全身动脉硬化及高血脂、高血黏的表现。侯教授曾在2005年12月~2008年12月对86例患者进行临床研究,发现合并脑血管病变15例,高血压病29例,心脏病27例,腰椎病变31例。其中62例检查血脂,48例血脂增高;54例检查血液流变学,41例纤维蛋白原增高。

(四)诊断与鉴别诊断

侯玉芬教授认为,明确闭塞性动脉硬化症的诊断和鉴别诊断,必须详细的询问病史,明确现有的症状,细致、规范的体格检查,并结合必要的辅助检查以明确病变程度。

1.诊断 1999年10月,全国第五届中西医结合治疗周围血管疾病学术会议(青岛)讨论修订的闭塞性动脉硬化症诊断标准如下。

(1)男女之比为8.5∶1.5,发病年龄大多在40岁以上。

(2)有慢性肢体动脉缺血表现 麻木、怕冷(或灼热)、间歇性跛行、瘀血、营养障碍改变,甚至发生溃疡或坏疽;常四肢发病,以下肢为重,有20%～25%发生急性动脉栓塞或动脉血栓形成。

(3)患肢近心端多有收缩期血管杂音。

(4)各种检查证明,有肢体动脉狭窄、闭塞性改变,下肢腘-股动脉以上病变为多见(常累及肢体大中动脉)。

(5)常伴有高血压病、冠心病、高脂血症、糖尿病、脑血管病变和眼底动脉硬化等疾病。

(6)排除血栓闭塞性脉管炎、大动脉炎、雷诺病、冷损伤血管病等其他肢体缺血性疾病。

(7)动脉造影 ①下肢动脉病变,腘-股动脉以上病变占60%以上;②动脉多为节段性闭塞,闭塞段之间的动脉和近心端动脉多呈纤曲、狭窄,因粥样斑块沉积,动脉呈虫蚀样缺损;③由于广泛肢体动脉硬化,侧支血管很少,而肠系膜下动脉、骶中动脉、髂内动脉和股深动脉等主要分支动脉就成为侧支血管,可发生纤曲、狭窄、闭塞。

(8)X线平片检查 主动脉弓、腹主动脉和下肢动脉有钙化阴影。

2.鉴别诊断 闭塞性动脉硬化症的临床诊断并不困难,依据上述诊断标准,就可以确诊,但应注意与下列疾病相鉴别。

(1)血栓闭塞性脉管炎 鉴别要点见表3-1。

表3-1 闭塞性动脉硬化症与血栓闭塞性脉管炎鉴别要点

	闭塞性动脉硬化症	血栓闭塞性脉管炎
发病年龄	40岁以上	20～40岁
性别	女性占20%以上,停经后发病率明显增高	女性罕见,男性占97.9%
病变部位	多累及大、中动脉	多侵犯中、小动脉
浅静脉炎	无	占40%,常发作

（续表）

	闭塞性动脉硬化症	血栓闭塞性脉管炎
动脉搏动	可有髂、股动脉搏动消失	多为足背、胫后动脉搏动减弱、消失
血管杂音	可较明显	无
坏疽	病程短、进展快、位置较高	病程长、发展慢、多局限于足部
眼底	常见视网膜动脉硬化	无
血脂	常增高	正常
X线平片	腹主动脉、髂动脉、股动脉有钙化影	仅有骨质稀疏
动脉造影	动脉壁有虫蚀样改变，管腔狭窄或闭塞，血管迂曲，侧支较少	中小动脉呈节段性闭塞，无扭曲，侧支较丰富

（2）多发性大动脉炎　此病多见于青少年女性，是一种进行缓慢的非特异性血管炎症性疾病。主要侵犯主动脉及其分支动脉，在上肢常见桡动脉搏动减弱或消失（无脉症），血压测不到；在下肢可有发凉、怕冷，间歇性跛行症状，皮肤的颜色改变亦不明显。极少发生溃疡或坏疽。在病变活动期，可伴有低热、出汗、贫血、乏力、关节疼痛、红细胞沉降率加快等。体格检查时可发现颈部、背部、腹部有较粗糙的血管杂音，可以明确诊断。

（3）雷诺综合征　本病多见于青年女性，男性较为少见，是一种动脉舒缩功能紊乱性疾病。表现为病变部位皮肤变苍白、发凉，继则青紫、冰冷、疼痛和麻木，随后血管痉挛解除，代之以扩张，则患部皮肤转潮红、温暖，然后恢复正常。通常四肢对称性发病，以手和手指最为多见，足部次之，少数者耳郭和鼻部亦有发生。每因寒冷刺激和情绪波动而诱发。患肢动脉搏动存在。极少发生溃疡和坏死。

（4）动脉栓塞　本病是因栓子阻塞肢体动脉而引起的急性动脉缺血性疾病。栓子的来源主要是心脏和大动脉，多见于严重的心脏病患者，如风湿性心脏病二尖瓣狭窄和冠心病伴有心房纤颤者。急性动脉栓塞的临床特点是发病急骤，患肢突然出现剧烈疼痛，皮肤苍白、厥冷，散在青紫瘀斑，肢体的感觉和运动功能发生障碍，栓塞平面以远的动脉触摸不到搏动。由于缺血严重，很快形成坏疽，范围较广泛，病情严重。

（五）治疗

侯玉芬教授认为闭塞性动脉硬化症的主要病机为气虚血瘀，因此，活血化瘀应贯穿于治疗的始终，同时强调扶正，使祛邪不伤正，往往取得良好的临床效果。

1.早期诊断、早期治疗 由于认识的局限性，许多患者和基层医生对闭塞性动脉硬化症的认识不足，往往误诊为血栓闭塞性脉管炎。其实二者有很大的差异，后者多发生于青壮年男性，多侵犯中小动静脉。而闭塞性动脉硬化症则多发生于中老年患者，是全身性动脉硬化症在肢体的一种表现，因此就不难理解，患者往往伴有冠心病、脑血管疾病等动脉硬化性疾病。只要详细询问病史及伴发疾病，并结合血管超声检查，就不难诊断。早期诊断可以为早期治疗提供机会，在患者动脉还没有发生严重狭窄前，早期用药或手术治疗，可以改善血运，促进侧支循环建立，避免发生严重的动脉闭塞，而导致肢体坏疽，甚至高位截肢或危及生命。

2.善用补气活血法 闭塞性动脉硬化症属于血瘀证的范畴，活血化瘀是根本大法。侯玉芬教授在临床实践中，注意到患者多为中老年患者，伴有多种其他疾病，重视健脾益气以扶正，气为血之帅，气行则血行，补气以助血行之力。应用补阳还五汤加减内服及药渣患肢局部外洗，据观察治疗73例患者，均取得满意疗效满意，总有效率达91.42%；缓解肢体疼痛有效率87.27%；改善肢体麻木有效率84.62%，改善肢体微循环有效率达88.16%。

3.中医辨证论治 侯玉芬教授运用中医药治疗闭塞性动脉硬化症形成了自己独特的临证经验，主张病证结合，进行辨证施治时，既重视患肢的局部表现，也强调患者的脏腑功能、气血阴阳盛衰的整体情况。通常将本病分为五型辨证论治。

（1）阴寒型

【证候】肢体明显发凉，冰冷，肢体呈苍白色（尤以肢端为重），遇寒冷肢体发凉、苍白色、疼痛加重。舌质淡，苔白，脉沉迟、弦细。

【证候分析】患者感受寒邪或久病阳虚，阳气失于温煦，寒邪痹阻脉中，寒凝血瘀，气血运行失调，阳气不能温达四末，故见肢体发凉、怕冷。血脉痹阻不通，不通则痛。此型多为Ⅰ期（局部缺血期）、Ⅱ期（营养障碍期）闭塞性动脉硬化症。

【治法】温经散寒,活血化瘀

【方药】阳和汤加味。熟地黄30 g、炙黄芪30 g、鸡血藤30 g、党参15 g、当归15 g、干姜15 g、赤芍15 g、怀牛膝15 g、肉桂9 g、白芥子9 g、熟附子9 g、炙甘草9 g、鹿角霜9 g、地龙12 g、炙麻黄6 g。水煎服。

【方药解析】方中熟附子、鹿角霜、干姜、肉桂温阳散寒;当归、鸡血藤、赤芍活血化瘀;地龙通络,黄芪、党参益气活血;熟地黄、怀牛膝滋阴益肾;炙麻黄开腠理助阳气以达表;白芥子祛皮里膜外之痰,可使补而不滞。全方共奏温经散寒、活血化瘀之功。

(2)血瘀型

【证候】肢体发凉怕冷,麻木,间歇性跛行或肢体持续性固定性疼痛,或急性肢体缺血剧痛,肢端、小腿、股部出现瘀斑、瘀点,手部或足部呈紫红色、青紫色,瘀肿。舌质红绛、紫暗,或有瘀点、瘀斑,脉弦涩或沉细。

【证候分析】患者或因寒邪痹阻,或因气虚血运无力,或因素有痰湿,痰瘀互结,使气血瘀闭,血脉阻塞。瘀血痹阻脉中,阳气不达四末,故见肢体发凉、怕冷、疼痛。血不循经溢于脉外,故见皮肤瘀点、瘀斑。舌质红绛、紫暗,或有瘀点、瘀斑,脉弦涩或沉细均为血瘀之象。此型多属Ⅱ期闭塞性动脉硬化症,严重肢体缺血、缺氧,可能发生肢体坏疽。

【治法】益气活血,通络止痛

【方药】补阳还五汤加味。生黄芪30 g、当归尾12 g、赤芍10 g、地龙10 g、川芎12 g、红花6 g、桃仁9 g、苍术12 g、党参12 g、鸡血藤15 g。水煎服。

【方药解析】方中黄芪、党参、苍术健脾益气利湿;桃仁、红花、鸡血藤、当归、赤芍、地龙活血化瘀通络。诸药合用共奏益气活血、通络止痛之功。

痰瘀互结者加三棱、莪术、水蛭;阳虚者加桑寄生、川续断、肉桂。

(3)湿热下注型

【证候】轻度肢体坏疽感染,发红、肿胀、疼痛,或肢体大片瘀斑感染,紫红,疼痛,伴有发热或低热。舌质红绛,苔白腻或黄腻,脉滑数或弦数。

【证候分析】寒凝血瘀,瘀久化热,血脉不通,水湿不利,湿热互结,下注经脉,湿热熏蒸,则见皮肤发红,发热;热胜肉腐则见肢体溃破、坏死。舌苔白腻或黄腻,舌质红绛;脉象滑数或弦数亦为湿热之象。此型多属Ⅲ期(坏死期)Ⅰ级闭塞性动脉硬化症,发生轻度肢体坏疽感染,或肢体瘀斑感染等。

【治法】清热利湿,活血化瘀

【方药】八妙通脉汤加减。金银花 30 g、玄参 30 g、当归 20 g、甘草 10 g、牛膝 15 g、苍术 15 g、黄柏 12 g、紫草 12 g、生地黄 30 g、板蓝根 15 g、蒲公英 30 g。水煎服。

【方药解析】方中金银花、蒲公英、黄柏清热利湿;苍术燥湿健脾;当归、紫草、生地黄、板蓝根、玄参、牛膝凉血活血,化瘀通络;甘草调和诸药。上药共用之以清利湿热为主,活血化瘀为辅。

湿重者加茵陈、赤小豆、薏苡仁;热毒甚者加蒲公英、紫花地丁、土茯苓。

(4)热毒炽盛型

【证候】严重肢体坏疽感染,红肿热痛,或脓液多,有恶臭味,伴有高热、恶寒,神志模糊,谵语,口渴引饮,便秘溲赤等。舌质红绛或紫暗,或有瘀斑,舌苔黄燥或黑苔,脉洪数或弦数。

【证候分析】寒凝血瘀,瘀久化热,热毒炽盛,热胜肉腐,肉腐成脓,故见肢体坏死成脓。热邪蕴结,气血两燔见高热、恶寒,神志模糊,谵语,口渴引饮,便秘溲赤。舌质红绛或紫暗,或有瘀斑,舌苔黄燥或黑苔,脉洪数或弦数均为热毒内炽之象。此型多属Ⅲ期 2、3 级闭塞性动脉硬化症,发生严重肢体坏疽感染,出现脓毒血症或败血症。

【治法】清热解毒,活血化瘀

【方药】四妙活血汤。金银花 30 g、蒲公英 30 g、紫花地丁 30 g、玄参 18 g、当归 15 g、黄芪 15 g、生地黄 18 g、丹参 15 g、牛膝 12 g、连翘 12 g、漏芦 12 g、防己 12 g、黄芩 9 g、黄柏 9 g、贯众 9 g、乳香 3 g、没药 3 g、红花 9 g。水煎服。

【方药解析】方中金银花、蒲公英、连翘、黄柏、黄芩、紫花地丁、漏芦、贯众以清热解毒;当归、丹参、牛膝、红花以活血化瘀;乳香、没药以破血逐瘀;生地黄、玄参以养阴清热;黄芪以益气扶正。上药共用之可清热解毒、活血化瘀。

(5)脾肾阳虚型

【证候】肢体发凉、萎缩,腰痛,足跟痛,腰膝酸软无力,全身畏寒怕冷,神疲乏力,或伴有阴冷,阳痿,性欲减退,或食少纳呆,腹部胀满。舌质淡,苔白,脉沉细。

【证候分析】患者年老体衰,肾阳衰惫或者久病伤及脾肾,脾肾阳虚,阳气不能达于四末,故见肢体发凉、萎缩。阳虚故见畏寒怕冷,神疲乏力,或伴有阴冷,阳痿,性欲减退,或食少纳呆,腹部胀满。此型属于Ⅰ、Ⅱ期闭塞性动脉硬化症,或疾病恢复阶段。

【治法】补肾健脾,活血化瘀

【方药】补肾活血汤。熟地黄30 g、桑寄生30 g、当归15 g、鸡血藤15 g、丹参30 g、川续断15 g、川牛膝15 g、红花12 g、补骨脂15 g、茯苓15 g、白术9 g、仙灵脾9 g、狗脊15 g、陈皮6 g。水煎服。

【方药解析】方中桑寄生、川续断、补骨脂、仙灵脾、狗脊温补脾肾;茯苓、白术、陈皮健脾利湿;当归、熟地黄养血活血;鸡血藤、丹参、川牛膝、红花活血化瘀。

4. 中成药的运用

(1)四虫片 每次5~10片,每日3次,口服,连服3~6个月。具有活血祛瘀,解痉止痛的作用。适用于闭塞性动脉硬化症各期的患者。

(2)活血通脉片 每次5~10片,每日3次,口服,连服3~6个月。具有活血化瘀,通络止痛的作用。适用于闭塞性动脉硬化症各期的患者。

(3)溶栓胶囊 每次2~4粒,日3次,口服,1~2个月一疗程。可活血通络。

(4)通心络胶囊 每次2~4粒,日3次,口服,连服3~6个月。具有益气活血、通络止痛的作用。适用于闭塞性动脉硬化症各期的患者。

5. 中医外治法

(1)熏洗法 ①活血通络法。适用于闭塞性动脉硬化症Ⅰ、Ⅱ期的患者,表现为肢体疼痛,皮色发绀,皮肤瘀斑、瘀点等。宜用活血通络法,应用独圣散、脉络通、活血消肿洗药、活血止痛散等煎汤溻渍患肢,每日1~2次。能够改善肢体血液循环和微循环,促进侧支循环建立,改善组织代谢状况,具有活血通脉、消肿散瘀的作用。②温经活血法。适用于闭塞性动脉硬化症Ⅰ、Ⅱ期患者,表现为肢体发凉、怕冷,遇寒则症状加重,疼痛加剧,皮肤冰凉、苍白。宜用温经活血法,应用温络通、回阳止痛洗药或活血止痛散煎汤溻渍患肢,每日1~2次。能够促进肢体血液循环,改善缺血症状,具有温通血脉、回阳散寒的作用。③解毒消肿法。肢体发生坏疽并继发感染,局部红肿热痛,脓液较多或肢端溃疡,有坏死组织,创周炎症明显。宜用解毒消肿法治疗,应用解毒洗药煎汤溻渍患处及创面,每日1~2次,溻渍后,用大黄油纱布换药,具有抗菌消炎、解毒消肿和清洁创口作用。创口脓液及坏死组织较多者,创面撒布少许九一丹或涂敷全蝎膏,具有祛腐、止痛作用。在创周炎症红肿处可外涂黄马酊,或外敷大青膏、芙蓉膏、金黄膏等,具有解毒消肿止痛的作用。④生肌敛口法。肢体破溃的后期,创面干净,脓液减少,遗留残端溃疡,或慢性溃疡经久不愈者,宜用生肌敛口法,促进创面愈合。用溃疡洗药煎汤溻渍患处或创口,溻渍后,创面撒布少许生肌散、生肌珍珠散或参茸生肌散等掺药,外敷生肌玉红膏油纱布,具有活血生肌作用。

(2)创面换药　①干性坏疽:干性坏疽的创面可应用酒精棉球消毒后,以无菌纱布包扎保护,切不可乱用药粉或药膏,应维持干燥,待血运改善,坏死组织与健康组织形成明显分界线时,再实施坏死组织切除或趾(指)部分切除缝合术。②湿性坏疽:创面脓液较多或有坏死组织时,可根据细菌培养及药物敏感试验结果,选用有效抗生素湿敷换药。因抗生素易产生耐药性,故应反复做药物敏感试验和交替应用不同种类的抗生素。

6.西医治疗

(1)一般治疗　多采用药物治疗。针对闭塞性动脉硬化症发展的不同阶段,采用不同的药物治疗,可以多种药物联合应用。

第Ⅰ期(局部缺血期):主要应用扩张血管药物,以扩张血管,解除血管痉挛,促进侧支血管建立,改善肢体血液循环;配合应用降脂、降纤、祛聚等药物以降低血液高凝状态,防止动脉粥样斑块形成和促使动脉粥样斑块消退,以改善和恢复肢体血流。

第Ⅱ期(营养障碍期):主要应用扩张血管药物、解痉药物,如发生动脉血栓,可联合应用溶栓、抗凝药物,以复通血管,保证肢体血供,避免肢体缺血进一步加重,发生坏疽。可配合应用降纤、降黏、祛聚等药物。

第Ⅲ期(坏死期):肢体坏死时多伴有感染,应根据脓液细菌培养及药物敏感试验选择有效足量的抗生素,在此之前,可选择广谱的抗生素。可配合应用降纤、祛聚等药物。

老年体弱和长期患病者,易发生严重并发症,应予支持疗法,纠正水、电解质紊乱等。合并高血压者,应积极控制血压,以免发生脑血管意外。合并糖尿病者,应积极治疗糖尿病,血糖应控制在 6～8 mmol/L 范围内,可延缓血管病变的进展,有利于疾病的康复和创口的愈合。如患者出现心、脑血管并发症,以及肝肾功能衰竭等,都应积极地予以对症处理,以改善患者的预后。

(2)手术疗法

1)动脉血栓内膜剥脱术。动脉血栓内膜剥脱术主要适用于闭塞性动脉硬化症病变局限,短段动脉严重狭窄或完全闭塞,范围在 5 ~ 6 cm 左右。可在直视下切除血栓和血管内膜,恢复动脉血流。

2)动脉血栓摘除术。当闭塞性动脉硬化症并发急性动脉栓塞或血栓形成时,应尽早施行动脉血栓摘除术。动脉栓塞后 6 ~ 8 小时内,是手术取栓的最佳时机。目前常用于临床的取栓术有两种方法:Fogarty 球囊导管取栓术和动脉切开取栓术。

3)血管重建术。①动脉旁路血管移植术,又称为原位动脉转流术或"动脉架桥术",是采用血管移植物与阻塞动脉段近、远侧动脉行端侧吻合,重建肢体动脉的血液循环。②解剖外动脉旁路移植术,又称为异位动脉重建术。常用术式有腋 – 股动脉旁路移植术、股 – 股动脉旁路移植术和腋 – 腘动脉旁路移植术等。③原位大隐静脉旁路移植术,又称为原位大隐静脉转流术。适用于股腘动脉闭塞者。

4)坏疽足趾切除术。①单纯坏死组织切除术。手术指征:肢体血液循环已改善,坏死组织与健康组织形成明显的分界线,坏疽已停止发展,局部感染已基本控制者。②趾(指)部分切除缝合术。手术指征:趾(指)部远端局限性坏疽,局部感染控制,炎症基本消退者;趾(指)部远端骨质暴露或骨残端骨髓炎形成,创口难以愈合者;趾(指)大部分干性坏疽,近端健康组织炎症消退,患肢血液循环改善者,可施行趾跖关节离断术。

5)截肢术。手术指征:严重肢体坏疽,坏疽扩展至踝关节或小腿,无法保留肢体者;严重肢体缺血,患肢肌肉重度萎缩,坏疽扩展至跖趾关节和足背部,分界线不清楚,剧痛,发热,无法控制坏疽感染者;小腿巨大溃疡,外露骨质,经中西医结合治疗无效者。

(3)血管腔内治疗 随着科技的发展,血管腔内介入治疗器具的不断进步,腔内治疗的适应证范围不断扩大,因其微创、患者恢复快等优点,越来越多的闭塞性动脉硬化症患者接受血管腔内治疗而受益。常用的血管腔内治疗方法有经皮球囊血管扩张成形术、血管内支架置入术、导管溶栓术(CDT)等。

六、糖尿病肢体动脉闭塞症

（一）概述

糖尿病肢体动脉闭塞症是指除心脑血管、肾血管和视网膜血管病变之外的,肢体大、中、小动脉粥样硬化和微血管病变,并伴有周围神经病变,发生肢体缺血、缺氧甚至坏疽、感染等。本病是糖尿病最常见的慢性并发症之一,病程较长,多在 5～10 年以上,且患者年龄较大,起病多缓慢。其发病率呈逐年增高的趋势,是糖尿病患者致残的主要原因之一,严重影响着糖尿病患者的生存质量。

（二）病因病机

1. 现代医学认识 糖尿病肢体动脉闭塞症是糖尿病的常见并发症。糖尿病是一组综合征,其病因和发病机制较为复杂,至今尚未完全明了,但基于目前的认识水平,归纳起来可概括为八大因素,即遗传因素、病毒感染、自身免疫、化学毒物、胰岛素拮抗激素分泌过多、神经因素、β 细胞功能和释放胰岛素（Ins）异常、Ins 受体及受体抗体异常。糖尿病是胰岛素分泌和（或）胰岛素作用缺陷导致胰岛素生物活性绝对或相对不足,引起一系列碳水化合物、脂肪及蛋白质代谢紊乱,奠定了血管并发症的基础。

糖尿病并发大血管和微血管病变是糖尿病肢体动脉闭塞症的主要病理变化。大血管病变是指肢体大、中、小动脉硬化性狭窄或阻塞而言,其中动脉粥样硬化是高血糖与糖尿病大血管病变之间主要的连接枢纽。微血管是指微小血管和毛细血管网,是微循环血液和组织之间物质交换的场所。糖尿病微血管病变是由基因遗传所决定的,血糖控制不好是其促发因素。微血管病变在糖尿病坏疽的发生中占有重要的地位。

高血糖、微血管病变导致的神经功能障碍在诱发和加重缺血性溃疡或坏疽中是一个重要的危险因素。糖尿病患者抗感染能力低下,在肢体缺血的情况下,极易招致细菌感染,导致严重坏疽发生,甚至还会引发脓毒血症。

2. 中医学认识 早在《黄帝内经》中,就有关于消渴病的记载,并按其发展过程分为三个时期,即脾瘅（消渴病前期）、消渴（消渴病期）、消瘅（消渴病并发症期）三期。糖尿病肢体动脉闭塞症即属于第三期消瘅中的一种,在中医学中通常归属于消渴、脉痹、脱疽等范畴。

由于消渴病日久不愈,阴亏日甚,阴损及阳,致阳气不达;或因毒邪外袭,凝滞血脉,经脉瘀阻等,则四末失于温煦濡养,故有肢体发凉、怕冷、麻木、疼痛等表现。清·黄凯钧在《肘后偶钞》中描述为"肌肉消铄,肥体忽成瘦躯,兼之两足痹痛,行步艰难"。清·郑重光《素圃医案》曰:"两足无力,将成痿躄,大病也。"若寒凝郁久,化火生热,再有脾胃受损,健运失司,湿热内生,火热与痰湿相结,下注于肢体,可见肢端红肿溃烂,甚者变黑坏死成为"脱疽"之证。

若复感邪毒,热毒炽盛,毒火攻心,则证属凶险;若迁延日久,气阴大亏,气虚无力推动血运,脉道失充,肢体失于濡养,可致脱疽久不收口,新肉不生,缠绵难愈;若生变证,则病情更加严重,甚至危及生命。明·薛己在《薛氏医案》中曾记载"一富商禀赋颇厚,素作渴,日饮水数碗",薛氏诊为"消渴",认为"须服加减八味丸……庶免疽毒之患。彼不信。至夏,果脚背发疽,脉数,按之涩而无力,足竟黑腐而死。"

侯玉芬教授认为,本病主要由糖尿病(消渴)久治不愈,正气不足,气阴两虚,络脉瘀阻所致,证属气虚血瘀,本虚标实。本虚以阴阳气血不足为主,标实以瘀血、寒邪、湿热、火毒为主,病机之关键在于瘀阻经脉,血行不畅。脉络瘀阻日久,肢体肌肤筋肉失于濡养,最终导致本病的发生。

(三)临床表现

患者多有糖尿病的症状体征;或无明显糖尿病表现,但有相关检查显示患有糖尿病。除此之外,在肢体的表现主要有肢体缺血、神经功能障碍和感染三个方面。其临床特点为:四肢发病,下肢病变重,上肢病变轻;常以对称性双下肢病变为主,大血管、微血管同时受累;发病缓慢,肢体缺血逐渐加重,常继发感染而成湿性坏疽。

1. 肢体缺血的症状表现

早期患者常有肢体发凉、怕冷或怕热、麻木、疼痛,在寒冷季节或夜间加重。有的患者首先出现间歇性跛行,提示有较大血管病变引起下肢的缺血。随着病变进展,上述症状逐渐加重,间跛距离日渐缩短。当病变发展,下肢缺血进一步加重时,会出现静息痛,疼痛多发生在足趾及足的远端,平卧休息时疼痛加剧,夜间尤甚,影响睡眠。下肢下垂时由于重力作用,肢体血流量增加,可以适当缓解疼痛,因此不少患者常常强迫性坐位睡觉,导致下肢继发性水肿,又进一步加重了病情。

当肢体严重缺血时,肢端可以发生溃疡和坏疽。根据动脉阻塞与微血管病变的偏重、主次不同,坏疽的性质、程度也不同,可以分为以下几个类型。

根据血管病变分为三类:①微血管病变性坏疽:临床最为常见,肢体中、小动脉病变轻,足背和胫后动脉搏动多存在。常在皮肤营养不良的基础上因外伤、皮肤干裂和感染发生溃疡和坏疽,可见于足部任何部位,深浅不等,感染严重者可诱发大面积坏疽。②大血管病变性坏疽:由肢体中、小动脉病变引起。由于较大动脉主干闭塞,肢体缺血严重,类似于闭塞性动脉硬化症,往往有较大范围的坏疽和继发感染。③混合型坏疽:以肢体中、小动脉病变为主,微血管病变较轻,临床上以闭塞性动脉硬化症的特点为主,多见于闭塞性动脉硬化症病程长,糖尿病病程短者。

根据坏疽性质分为三类:①湿性坏疽:约占糖尿病坏疽的 72.5% ~ 76.6%,是致残的主要原因。表现为肢体远端局部软组织皮肤糜烂,开始形成浅溃疡,继之溃烂深入肌层,甚至深达肌腱,破坏骨质,大量组织坏死腐败,形成脓腔,分泌物往往较多,周围组织红肿热痛。其病理基础是糖尿病微血管病变和细小动脉硬化。②干性坏疽:约占糖尿病坏疽的 5.9% ~ 7.5%。表现为受累肢端末梢感觉迟钝或消失,皮肤呈暗褐色,随后出现坏死,局部皮肤、肌肉、肌腱等干枯、变黑、干尸化,甚至自行脱落。病变部分与健康皮肤之间界限清楚,多无分泌物和肢端水肿。其主要病理基础是肢体中、小动脉闭塞过程中血流逐渐中断,组织脱水干化且多无感染所致。③混合型坏疽:约占糖尿病坏疽的 18% ~ 20%。表现为既有肢端的缺血干性坏死,又有足背、足底、小腿等处的湿性坏疽。其病理基础是微循环障碍和小动脉阻塞同时并存,且并发感染所致。

2. 肢体缺血的体征

(1)动脉搏动变化 足背及胫后动脉搏动减弱或消失,如有大动脉病变可有股、腘动脉搏动减弱或消失。若病变发生于上肢,也可有尺、桡动脉搏动减弱或消失。

(2)营养障碍征 皮肤干燥、蜡样改变、弹性差,皮温降低,皮色苍白或紫红,体毛稀疏或脱落,趾(指)甲生长缓慢、变形、脆裂、肥厚、失去光泽、肌肉萎缩等,并随缺血程度加重日益明显。

(3)肢体位置试验(Buerger's 试验)阳性 患者平卧,肢体抬高45°,皮肤呈淡红色为正常,若皮肤很快变为苍白色或青紫色为异常。然后让患者坐起,肢体下垂,若足部恢复原来颜色时间超过 10 秒,为阳性,提示动脉血流量减少。

(4)肢端皮肤压迫试验(泛红试验) 压迫患肢远端皮肤 1 分钟,使皮肤出现苍白斑痕,停止压迫后,皮色在 1~3 秒内恢复原状者为正常,如恢复时间超过 5 秒为阳性,提示动脉有阻塞,组织血流量不足。

3.末梢神经功能障碍表现 糖尿病周围神经病变表现为末梢神经功能障碍,它常常是糖尿病坏疽和感染的开端,主要表现有两种:

(1)对称性周围神经病变 此为最早、最常见的神经病变。以四肢末端感觉障碍为主,下肢多于上肢,出现对称性的疼痛和感觉异常。感觉异常常先于疼痛出现,多从四肢末端上行,出现麻木、蚁行样、发热、怕冷或触电样感觉,并有"袜套"样感觉迟钝,即所谓"无痛足"。

(2)非对称性周围神经病变 该病变以单侧下肢损害及运动神经受累为主。由于运动神经受累,肌力常有不同程度的减退,并伴有不同程度的肌肉萎缩和疼痛,局部肢体活动受限,肢体软弱无力。

4.感染 糖尿病患者由于存在微血管病变的病理基础,为感染提供了有利条件,轻度的外伤(包括抓痕、皲裂、挤压等)即可成为细菌侵入的途径。因局部防御功能薄弱和神经功能障碍,感染会沿肌间隙迅速蔓延,并产生大量脓液和腐败组织,形成筋膜腔高压综合征,甚至感染骨质发展成为骨髓炎。感染严重者,会引发全身性感染(脓毒血症)。常见的细菌有葡萄球菌、念珠菌、霉菌等,尤以厌氧菌感染引发的感染最为严重。感染可加重局部微血管病变,使皮肤细小血管栓塞而促使坏疽迅速扩展,二者互为因果。这也是糖尿病坏疽截肢率和病死率高的又一个主要因素。

侯玉芬教授认为,造成糖尿病肢端坏疽而导致截肢的原因主要有以下方面:①延误治疗时机:大部分患者没有及时正确的系统治疗,误诊误治或自己疏忽,延误了治疗时机。②治疗不彻底:糖尿病肢端坏疽由于肢体动脉闭塞和狭窄,加之高纤、高黏,肢体严重缺血,需要系统治疗,而部分患者没有坚持治疗,症状略有改善即停止服药,以致病情加重,发生严重肢体坏疽。③血糖控制不理想。

(四)诊断与鉴别诊断

1.诊断标准 2002 年 12 月中国中西医结合学会周围血管疾病专业委员会拟订草案。

(1)发病年龄多在 40 岁以上。

(2)有糖尿病病史,或空腹血糖高于标准、尿糖检测呈阳性者。

（3）有慢性肢体动脉缺血表现：麻木、怕冷（或怕热）、间歇性跛行、瘀血、营养障碍，肢体感觉减退或皮肤发红灼热，甚者发生溃疡或坏疽；常四肢发病，以下肢为重。

（4）各种检查证明有肢体动脉狭窄闭塞性改变，下肢以腘及腘动脉以远动脉病变为最多见。

（5）常伴有高血压病、冠心病、高脂血症、肾动脉血管病、脑血管病和眼底动脉血管病变等疾病。

（6）排除血栓闭塞性脉管炎、大动脉炎、雷诺病、冷损伤血管病等其他缺血性疾病。

（7）辅助检查　①肢体动脉无损伤检查：彩色超声多普勒、CTA、MRA及血管光电容积血流图检查证实有肢体动脉狭窄或闭塞者。②动脉造影：以下肢动脉病变为主，腘及腘以远动脉病变占80%以上，血管病损形态颇似闭塞性动脉硬化症，由于广泛的肢体动脉硬化、糖尿病、故动脉侧支血管较少，血管可发生迂曲、狭窄、闭塞。③多普勒踝部血压测定与肱部血压测定之比明显变小。④X线平片检查：主动脉弓、腹主动脉和下肢动脉有钙化阴影。

2.临床分期标准　临床分为三期。

一期（局部缺血期）：有慢性肢体缺血表现，以间歇性跛行为主，伴发凉、麻木、胀痛、抗寒能力减退。

二期（营养障碍期）：肢体缺血表现加重，皮肤粗糙、汗毛脱落、趾（指）甲肥厚、脂肪垫萎缩，肌肉萎缩，间歇性跛行，静息疼痛等。

三期（坏死期）：除具有慢性肢体缺血表现，如间歇性跛行，静息疼痛外，发生肢体溃疡或坏疽。根据坏死范围又分为三级。1级：坏死（坏疽）局限于足趾或手指；2级：坏死（坏疽）扩延至足背或足底，超过趾跖关节或指掌关节；3级：坏死（坏疽）扩延至踝关节及小腿，手部及腕关节者。

3.鉴别诊断

（1）血栓闭塞性脉管炎　本病多发于20～40岁男性青壮年，多有吸烟嗜好。约40%的患者在发病过程中有游走性血栓性浅静脉炎病史。受累血管为中、小动静脉，病理呈慢性炎症过程，坏疽多为干性。X线肢体平片无动脉钙化斑块影像，视网膜动脉多正常，血脂正常，无冠心病、糖尿病、中风病史。

（2）多发性大动脉炎　本病多发于青少年女性。主要病变位于主动脉及其分支的起始部,如颈动脉、无名动脉、锁骨下动脉,胸、腹主动脉及肾动脉等。头臂动脉型患者上肢常无脉搏,血压降低或测不出,并有头面部缺血表现,在颈部及锁骨上窝可闻及血管杂音。当病变侵犯腹主动脉及其分支时,可出现下肢缺血表现;引起肾动脉狭窄时,有肾性高血压。在病变活动期患者常有发热和红细胞沉降率增快,患肢一般不出现溃疡和坏疽。

(3)动脉栓塞 本病是栓子阻塞肢体动脉而引起的急性动脉缺血性疾病。常见于严重的心脏病患者,如风心病、冠心病伴有心房纤颤者,或人工心脏瓣膜置换术后等。栓子常来源于心脏和大动脉,发病急骤,可有肢体剧烈疼痛、皮色苍白、冰凉、感觉障碍、运动障碍等表现,引起肢体坏疽的范围通常与栓子堵塞平面有关。

(4)雷诺综合征 本病是末梢动脉功能性疾病。罕有发生尺、桡动脉及足背、胫后动脉脉搏动减弱或消失者。女性远多发于男性,常双侧肢端阵发性发作对称性皮色改变,皮温降低。寒冷或者精神因素常可以诱发。雷诺综合征长期发作,肢端或可发生局限性浅表小溃疡。

(五)治疗

侯玉芬教授认为消渴病的主要病机特点是"气阴虚",糖尿病肢体动脉闭塞症是消渴病严重并发症之一。其根本病机为消渴病久,阴虚内热,耗气灼阴致气阴两虚,久则损及阳气致阴阳俱虚,脏腑功能失调,进而引起气血瘀滞,津液不布,四末失于濡养而发病,湿、热、火毒为其诱发或加重因素。故而本病的治疗原则应以活血通络、益气养阴为主。通过益气养阴以治消渴之本,清热解毒、活血通络以治瘀血、邪毒之标,来改善局部及全身血液循环障碍,缓解肢体缺血症状。滋阴与清热并重,活血与通络并举,紧扣病机,标本兼顾。侯玉芬教授经验方——脉苏散经临床及动物实验研究证实可有效地改善血浆黏度、红细胞聚集指数和纤维蛋白原含量,降低血浆内皮素水平并升高血清一氧化氮水平,通过显著改善血液流变性和血管内皮舒缩功能,来达到改善血管内皮功能的目的,并进而改善肢体血运。

1.中医辨证论治 侯玉芬教授从整体观念观点出发,针对消渴并发"脉痹"、"脱疽"的病因病机运用八纲辨证、脏腑辨证等对本病进行分型施治,取得很大成效。

（1）阴寒型

【证候】肢体明显发凉、怕冷,呈苍白色,遇冷则症状加重。舌质淡,苔薄白,脉沉迟。

【证候分析】久患消渴,阴伤及阳,阳气亏虚,复感寒湿之邪,阻滞经脉,气血凝滞,阳气不达四末,失于温煦,故肢体发凉、怕冷,皮色苍白。遇冷则阴寒更盛。舌苔脉象也为阴寒之象。此型多属于疾病早期。

【治法】温经散寒,活血通脉

【方药】当归四逆汤加减。当归30 g、丹参30 g、黄芪30 g、鸡血藤30 g、党参15 g、王不留行30 g、玄参30 g、赤芍15 g、郁金15 g、桂枝10 g、熟附子10 g、川牛膝10 g、甘草10 g、通草6 g、大枣10 g。水煎服。

【方药解析】方中丹参、赤芍、当归、川芎、鸡血藤、玄参、郁金活血化瘀;党参、黄芪益气扶正;桂枝、熟附子温经散寒;王不留行、牛膝、通草活血通络;甘草、大枣益气健脾,调和诸药。诸药共用有温通活血、祛瘀通络之效。

（2）血瘀型

【证候】肢体明显怕冷,麻木,疼痛,肢端、小腿有瘀斑,或足呈紫红色、青紫色,伴口干、便秘、乏力。舌质绛或有瘀斑,脉弦涩。

【证候分析】气阴两虚,故口干、便秘、乏力。气虚血瘀,经脉阻塞,气血不达四末,故肢体怕冷、麻木、疼痛。血瘀不散,固有皮肤瘀斑,皮色紫红或青紫。舌质绛或有瘀斑,脉弦涩也是气血瘀滞之象。此型多属肢体严重缺血、瘀血期。

【治法】滋阴益气,活血化瘀

【方药】脉苏散。玄参30 g、黄芪30 g、金银花30 g、苍术9 g、全蝎9 g、蜈蚣1 条、水蛭9 g、石斛20 g、牛膝20 g、丹参30 g。水煎服。

【方药解析】方中玄参、金银花、石斛滋阴清热解毒;黄芪、苍术健脾益气;蜈蚣、水蛭、丹参破血逐瘀,通络止痛;牛膝引药下行。诸药合用,滋阴益气以治消渴之本,清热解毒、活血通络以治内燥、血瘀之标。

（3）湿热下注型

【证候】轻度肢体坏疽感染,脓少,红肿,疼痛,伴有低热。舌苔白腻或黄腻,脉滑数。

【证候分析】气滞血瘀,郁久化热,湿热下注,或热毒之邪外侵,湿热搏结,故致患肢红肿、疼痛;热盛肉腐,则肢端溃破坏疽;热毒轻微局限,故脓少;湿热内蕴而有低热。舌苔脉象均为湿热之象。此型属于肢端坏疽局限者。

【治法】清热利湿,活血化瘀

【方药】四妙勇安汤加味。金银花 30 g、玄参 30 g、当归 30 g、赤芍 15 g、川牛膝 15 g、黄柏 10 g、黄芩 10 g、栀子 10 g、连翘 10 g、苍术 10 g、防己 10 g、紫草 10 g、红花 6 g、生甘草 10 g。水煎服。

【方药解析】方中金银花、连翘清热解毒,赤芍、牛膝、紫草、红花、当归、玄参清热养血活血,黄芩、黄柏、栀子、苍术、防己清热燥湿利湿,甘草调和诸药。诸药合用,共奏清热利湿、活血化瘀之功。

(4)热毒炽盛型

【证候】严重肢体坏疽感染、红肿热痛、脓多、恶臭,伴有高热、神志模糊、谵语。舌质红绛,舌苔黄燥或黑苔,脉洪数。

【证候分析】热毒炽盛,内侵脏腑,结聚不散,经脉阻塞,故见肢体红肿热痛;热盛腐肉成脓,故溃烂味臭;热毒内炽,故有高热;热闭心神,故神志模糊、谵语。舌苔脉象也为热毒炽盛之象。此型属于严重肢体坏疽及感染者。

【治法】清热解毒,凉血化瘀

【方药】四妙活血汤。金银花 30 g、蒲公英 30 g、紫花地丁 30 g、玄参 15 g、当归 15 g、黄芪 15 g、生地黄 15 g、丹参 15 g、川牛膝 12 g、连翘 12 g、漏芦 12 g、防己 12 g、黄柏 10 g、黄芩 10 g、贯众 10 g、红花 10 g、乳香 3 g、没药 3 g。水煎服。

【方药解析】方中重用清热解毒之金银花、蒲公英、紫花地丁、连翘、贯众,以生地黄、黄芪、玄参益气养阴,丹参、当归、牛膝、红花、漏芦活血化瘀通络,黄芩、黄柏、防己清热利湿,乳香、没药祛瘀止痛。诸药合用,共奏清热解毒、凉血化瘀之功。

若热入营血,高热神昏、谵妄者,可加服紫雪丹、安宫牛黄丸等。

(5)脾肾阳虚型

【证候】肢体发凉,全身畏寒怕冷,腰膝酸软,乏力倦怠,胃纳减退。舌质淡,脉沉细。

【证候分析】病久耗伤元气,阳气不足,则生化乏源,致使脾肾阳亏,不能温煦肢体,故肢体发凉,畏寒怕冷,腰膝酸软;脾阳亏则运化失职,故纳食减退;脾虚气血生化不足而乏力。舌质淡,脉沉细为脾肾阳虚之象。此型属于坏疽愈合期或恢复期。

【治法】温肾健脾,活血化瘀

【方药】补肾活血汤。熟地黄30 g、桑寄生30 g、当归15 g、鸡血藤15 g、丹参30 g、川续断15 g、川牛膝15 g、红花12 g、补骨脂15 g、茯苓15 g、白术10 g、仙灵脾10 g、狗脊15 g、陈皮6 g、山药10 g。水煎服。

【方药解析】方中熟地黄、桑寄生、川续断、补骨脂、仙灵脾、狗脊温肾助阳;白术、茯苓、陈皮健脾助运;当归、丹参、鸡血藤、红花、川牛膝养血活血。诸药共用,有温补脾肾、活血通络之效。

2. 中医外治法

(1)熏洗疗法 利用中药煎汤熏蒸和浸洗患肢,在周围血管疾病的治疗中已广泛应用。但糖尿病动脉闭塞症患者由于周围神经病变,局部感觉障碍,所以要严格控制水温,以不烫手为宜,避免水温过高而烫伤。常用药物有温络通、脉络通、活血止痛散和解毒洗药。对于坏疽正处于进展阶段或干性坏疽已稳定者,不宜应用熏洗疗法。

(2)湿敷疗法 ①马黄酊湿敷,具有清热解毒、消肿止痛的作用。可以消除炎症,减轻疼痛,控制感染扩展。用于溃疡、坏疽继发感染,周围炎症明显、疼痛剧烈者。但不宜将药液湿敷在创面内。②抗生素湿敷,可以抑制细菌生长,减轻局部组织水肿,控制感染。适用于坏疽继发感染,经清创引流后的创面覆盖和保护。抗生素的选择需根据脓液培养加药敏试验结果确定,并经常更换,避免产生耐药性。

3. 中成药的运用

(1)四虫片 每次5~10片,每日3次,口服,连服3~6个月。具有活血祛瘀、解痉止痛的作用。

(2)活血通脉片 每次5~10片,每日3次,口服,连服3~6个月。具有活血化瘀、通络止痛的作用。

(3)溶栓胶囊 每次2~4粒,日3次,口服,1~2个月一疗程。可活血通络。

(4)通心络胶囊 每次2~4粒,日3次,口服,连服3~6个月。具有益气活血、通络止痛的作用。

4.西医治疗

（1）糖尿病的治疗　本病为糖尿病的并发症,故应把糖尿病的治疗放在首位。现代糖尿病综合防治主要包括五方面,即糖尿病教育、饮食治疗、体育锻炼、药物治疗（口服降糖药、胰岛素等）和血糖监测。糖尿病的治疗为终身性的,因此非药物治疗尤其需引起患者及其家属的重视。

（2）控制糖尿病血管病变

1）药物治疗。控制糖尿病肢体动脉闭塞症主要是防治动脉硬化,降低血液黏度和凝固性,改善肢体血液循环和微循环。①运用调脂药物改善糖尿病的脂质代谢异常,防治动脉硬化,包含羟甲基戊二酰辅酶A（HMA－CoA）还原酶抑制剂、贝特类及烟酸衍生物等。②运用降黏、降纤、祛聚、溶栓综合治疗,可改善血液流变学状态,促进侧支循环建立,改善微循环,从而减轻肢体缺血,达到防治因缺血导致肢体坏疽的目的。

2）手术治疗。各种动脉重建手术,也是改善肢体血液循环的有效方法。血糖过高和一些慢性并发症不是动脉重建术的禁忌证。对于糖尿病患者肢体大血管的闭塞,动脉重建术可以通过重建动脉通道,改善患肢的血液供应,从而使许多患者免于截肢。临床实施动脉重建术时,最好应用胰岛素使血糖降低到合理水平,并且并发症和感染得到有效的控制后施行,术式的选择,则应根据临床体征,以及动脉造影、彩色超声多普勒等检查结果,明确血管闭塞的部位和范围,然后施行相应的手术。主要手术方式有血管搭桥术、血栓内膜剥脱术、静脉动脉化术、腰交感神经切除术及大网膜移植术等。

3）血管腔内治疗。常用的血管腔内治疗方法有经皮球囊扩张血管成形术、血管内支架置入术、导管溶栓术（CDT）等。

（3）防治感染　患者肢体缺血、营养障碍和神经功能障碍,使足部不耐任何损伤,极易发生感染,感染又促进缺血进展,最终发生坏疽,常常是导致截肢或者截趾的重要因素。所以应把合理应用抗生素,防治感染放在治疗本病的重要地位。但是抗生素不能代替手术治疗,积极有效地采用清创术,去除感染病灶,充分引流脓液,才能彻底地控制感染。

（4）积极治疗并发症　积极治疗周围神经病变,改善周围神经功能,可以防止坏疽的发生。对神经性疼痛者,可以适当使用止痛药物,但需严格掌握药物的禁忌及剂量。此外,还应联合内科医师积极治疗糖尿病的其他并发症。

七、血栓闭塞性脉管炎

（一）概述

血栓闭塞性脉管炎（Thromboangiitis Obliterans，TAO）是一种累及血管的炎症性、节段性、周期发作的慢性闭塞性疾病，主要侵袭四肢中小动静脉，以下肢血管为主，少数病例病变可累及心、脑、肾、肠等脏器血管，好发于青壮年男性。我国各地均有发病，北方较南方多见，是临床上较为常见的周围血管疾病。其临床特点为：肢体先有发凉、怕冷、麻木、间歇性跛行、皮肤营养障碍，严重时肢端剧痛，形成溃疡、坏疽。本病属于中医学的脱疽、脉痹等范畴。

（二）病因病机

血栓闭塞性脉管炎的病因尚未完全明确，可能与多种因素有关，可归纳为两方面：①外源性因素：主要有吸烟、寒冷与潮湿的生活环境、营养不良、损伤和感染。②自身免疫功能紊乱、血液高凝状态、性激素和前列腺素失调、遗传因素以及血管神经调节障碍。上述因素中，吸烟与血栓闭塞性脉管炎关系极为密切，大多数患者有吸烟史。吸烟可促使症状发作，病情加剧，戒烟后病情可以缓解，再度吸烟后又能加剧。现代医学认为，吸烟是自身免疫紊乱的重要启动因素，烟草可导致易感者体内自身抗原的产生，激发机体体液免疫和细胞免疫反应。动物实验证实：给予动物注射烟草浸出液，可使实验动物致敏，发生变态反应，肢体坏疽发生率为33%。这些现象都提供了吸烟与血栓闭塞性脉管炎有密切关系的依据。吸烟与本病的发病机制，虽然尚未完全阐明，但烟碱能促使血管痉挛和损伤内皮细胞则是比较明确的。

侯玉芬教授统计1986年1月～2005年12月的341例血栓闭塞性脉管炎患者的发病原因发现，其中有吸烟史者336例（98.53%），受寒冻与潮湿史者137例（40.18%），营养不良者61例（17.89%），有家族史者19例（5.57%），有外伤史者27例（7.92%）。

中医学认为本病与脏腑、经络和营卫气血关系密切。本病因感受寒湿，寒邪客于经脉，寒凝血瘀，气血不行，壅遏不通。或因情志内伤，饮食失节，虚损劳伤以致脏腑功能失调，心阳不足，心血耗伤，血脉运行不畅；肾水亏损，心火偏亢，则心肾失调，致元气大亏，气血运行不畅；脾肾阳虚，运化失司，不能散精于血脉；肝气郁结，不得疏泄，久则营卫气血运行失调，气滞血瘀，经脉瘀阻，气血不达四末而发生本病。脏腑功能失调，经络气血功能紊乱，血脉痹阻，是发病的内因,起主导作用,但吸烟、寒冻、外伤等外在因素也不应忽视,它可促使机体抗病能力降低,从而内外合邪,诱发本病。

(三)临床表现

血栓闭塞性脉管炎的起病隐匿,进展缓慢,常呈周期性发作,往往经过较长时间后症状逐渐加重和明显。血栓闭塞性脉管炎引起的病理生理改变,可以归纳为中、小血管炎症所产生的局部影响和动脉阻塞引起的供血不足。由此引起临床表现的轻重取决于肢体的缺血程度,而缺血程度又取决于动脉阻塞的快慢、部位、程度、范围和侧支循环建立的状况。

1.感觉和色泽改变 患肢发凉、怕冷,对外界寒冷刺激十分敏感。这是常有的早期症状,随着病情的发展,发凉的程度也随之加重。患肢(趾、指)末梢神经受缺血影响,可出现胼胝感、针刺感、奇痒感、麻木感、烧灼感等异常感觉。因动脉缺血而使皮肤呈苍白色。若伴有浅层血管张力减低、皮肤变薄者,则在苍白的基础上,可出现潮红或发绀,当肢体下垂时更为明显。

2.疼痛 疼痛是最突出的症状。早期因血管壁炎症和周围组织的末梢神经受到刺激引起,一般并不严重。以后因动脉阻塞造成缺血性疼痛,其程度不等,轻者休息后可消失或减轻,行走或活动后,疼痛复现或加重,称之为间歇性跛行。间歇性跛行分两种,动脉病变在腘动脉远侧,因足缺血而引起的称之足间歇性跛行,足底比足背明显;如果病变向近侧扩展,侵犯腘动脉及其近侧,所引起的将是小腿间歇性跛行。随着病情进展,跛行距离愈来愈短,被迫停走和休息的时间却愈来愈长。

病情继续发展,尤其是引起缺血性神经炎后,疼痛剧烈而持续,常于夜间加重,此为静息痛。患者常屈膝抱足而坐,企图借轻微的静脉充血来增加缺血肢体的供氧量,以求减轻症状。情绪刺激和寒冷均可影响血管的舒缩反应,加剧疼痛。当缺血肢体并发溃疡而继发感染后,更加重疼痛的程度。

3.游走性血栓性浅静脉炎 约50%的患者早期或整个病程中可反复出现游走性血栓性浅静脉炎,多位于足背和小腿的浅静脉,少数患者可延及大腿,一段或数段浅静脉可同时受累,长短不一,一次发作的持续时间约1~3周,炎症消退后往往残留色素沉着。

4.动脉搏动 患肢足背动脉、胫后动脉、尺动脉、桡动脉搏动常常减弱或消失。

5.营养障碍性变化　肢体因缺血引起的营养障碍表现,包括皮肤干燥、脱屑、皲裂、出汗减少或停止;趾背、足背及小腿汗毛脱落,趾(指)甲增厚、干燥、变形、生长缓慢或停止;小腿肌肉松弛、萎缩、趾(指)皱缩、变细。

6.溃疡和坏疽　肢体严重缺血,最终发生溃疡和坏疽。溃疡和坏疽可以自发地形成,但更为常见的原因是热疗、药物刺激、损伤、拔甲等诱发。溃疡和坏疽好发于肢体远侧,趾(指)端或足跟。溃疡边缘常呈锯齿状,创底为灰白色肉芽组织,挤压不易出血。坏疽多为干性,若发生感染可转变为湿性。

为了便于掌握临床诊断和辨别病情的轻重,根据发病过程,我国目前多采用Ⅲ期三级的临床分期方法。

第Ⅰ期——局部缺血期:患肢发凉、怕冷、麻木、酸胀、沉重,走路时小腿酸胀及有疲累感,足底硬胀不适,耐寒能力降低,冬季症状加重。此后,常出现间歇性跛行,每行500~1 000米,患者小腿(腓肠肌)和足掌部发生酸痛、胀痛或抽痛,被迫稍停顿或休息2~5分钟,则症状迅速缓解消失,如再行走患肢仍出现同样症状。部分患者的小腿、足部和股部常反复发作游走性血栓性浅静脉炎。这些早期症状,对临床诊断具有重要意义。检查患肢皮肤温度稍低,色泽较苍白,泛红试验阳性,末梢动脉搏动减弱或消失,肢体抬高试验(伯格氏征)阳性。

第Ⅱ期——营养障碍期:患肢发凉、怕冷、麻木、疼痛和间歇性跛行加重,有静息痛,夜间疼痛剧烈,患者常屈膝抱足而坐,彻夜难眠。足部皮肤营养障碍,表现为皮色苍白、潮红、紫红或青紫,足汗减少或无汗出,趾甲生长缓慢、增厚、干燥、变形,皮肤干燥、脱屑、萎缩、皲裂,弹性降低,汗毛脱落、稀疏,常有小腿肌肉萎缩。营养障碍严重者,可出现缺血性神经炎,有触电样或针刺样疼痛,以及感觉障碍。此时患肢动脉呈器质性改变,动脉搏动消失。

第Ⅲ期——坏死期:患肢由于严重血液循环障碍,趾部或足部发生溃疡或坏疽,多首先发生在足踇趾和小趾,常由趾端开始,逐渐向上发展,可累及其余足趾,但大多数局限在足趾或足部,蔓延累及踝关节、足跟和小腿者很少见。单独足跟部、足背部发生溃烂坏疽者,多由于外伤或皮肤干裂继发感染所引起。肢体溃烂后,疼痛剧烈难忍,可伴有发热,意识模糊,胃纳减退,患者身体日渐衰弱,消瘦无力,可发生严重贫血和低血钾,但发生败血症者很少见。坏疽的足趾脱落后,容易发生骨残端骨髓炎或坏死组织存留,常遗留溃疡面经久不易愈合。

根据肢体坏疽和溃疡的程度和范围,可分为三级。1级:坏疽仅限于跖趾或掌指关节远端。2级:坏疽扩延到跖趾关节或掌指关节。3级:坏疽扩延至足背、踝或腕关节以上部位。

血栓闭塞性脉管炎发生的坏疽大多数是干性坏疽,可因继发感染而形成湿性坏疽。当肢体严重血液循环障碍时,如修剪趾甲等轻微损伤,即可引起感染,发生溃疡或坏疽。肢体局部出现固定性严重疼痛,常是发生坏疽的先兆。坏疽和溃疡可同时存在,而溃疡常可促进坏疽的发展、加重。干性坏疽与湿性坏疽的区别如下。①干性坏疽:当肢体动脉闭塞后,患部无动脉血液供应,局部组织水分蒸发,吸收,逐渐干枯,皮肤皱缩,最后发硬,干黑坏疽。坏死组织与健康组织之间形成明显的分界线。由于坏死组织刺激,在分界线处有炎症性渗出物,健康组织逐渐长出新鲜肉芽,并连同上皮组织生长爬行而向远端推进,但局部感染不明显,无发红、肿胀,多无全身症状。如时间长久,坏死组织与健康组织可以完全分离,甚至坏死组织自行脱落。②湿性坏疽:当肢体动脉闭塞后,由于患者常将肢体下垂以缓解疼痛,静脉回流受阻,肢体肿胀,细菌繁殖而感染严重,局部组织溃烂发黑,有大量腐败组织和脓液,有恶臭,四周组织暗红、灼热,无分界线形成,坏疽常向上蔓延、发展。全身症状严重,表现热毒炽盛,可有高热,意识模糊,舌苔黄黑干燥而起芒刺,舌质红绛等证候。

国外一般采用Fontaine临床分期法:

第一期:患肢无明显临床症状,或仅有麻木、发凉等自觉症状。检查发现患肢皮肤温度较低,色泽较苍白,足背和(或)胫后动脉搏动减弱,踝肱指数<0.9,患肢已有局限性的动脉狭窄病变。

第二期:间歇性跛行。患肢皮温降低、色泽苍白更为明显,可出现皮肤干燥、脱屑、趾(指)甲变形、小腿肌肉萎缩等现象。足背(或)胫后动脉搏动消失。下肢动脉狭窄的程度和范围较一期严重,肢体依靠侧支代偿而保持存活。

第三期:静息痛。疼痛剧烈且为持续性,夜间尤甚,迫使患者屈膝抱足而坐,或下垂肢体以求减轻疼痛。皮色潮红或发绀。动脉狭窄、闭塞程度重,侧支循环的血流量低于静息时组织代谢的需要,组织濒临坏死。

第四期:肢体坏疽或溃疡。踝肱指数<0.3。侧支循环的血流量已经不能维持组织存活。

（四）诊断与鉴别诊断

侯玉芬教授认为，血栓闭塞性脉管炎的诊断除了需要根据病史及临床表现外，也要结合必要的体格检查和辅助检查。

1. 诊断

（1）一般检查 包括跛行距离和跛行时间测定、皮肤温度测定、肢体抬高试验、Allen 试验、静脉充盈时间测定和解张试验等。

1）跛行距离和跛行时间测定。可观察下肢动脉血液的供应情况。一般动脉供血愈差，跛行距离和时间愈短。

2）皮肤温度测定。肢体皮肤温度高低与动脉血流量成正比关系，血流量愈多，皮肤温度愈高；反之，血流量愈少，皮肤温度愈低。正常时，同一个人对称部位的皮肤温度基本相等，温差不大于 2℃。如果两个对称部位的皮肤温度相差 2℃ 以上，或同一侧肢体某一平面的温度明显降低，即为皮肤温度测定试验阳性。血栓闭塞性脉管炎患者的肢体皮肤温度均降低。若患肢无良好的侧支循环，其皮肤温度降低的平面，一般比动脉阻塞病变处低一手掌距离。

3）肢体抬高试验（伯格征）。令患者平卧，下肢抬高 45°，3 分钟后观察足部皮肤色泽的变化，阳性者足部，特别是足趾和足掌部皮肤呈苍白或蜡黄色，以手指压迫后更为明显，有自觉麻木或疼痛。然后让患者坐起，下肢自然下垂于床旁（避免床旁压迫腘窝），足部皮肤色泽逐渐出现潮红或斑块、发绀。试验阳性者，提示患肢有严重供血不足。

4）Allen 试验。可以判断手部动脉闭塞情况。方法是压住桡动脉，令患者做数次手拳开闭运动，运动后如果手指颜色迅速恢复，说明尺动脉远端到指动脉的连续性存在，提示侧支健全。若有血色恢复慢的部分，说明自尺动脉远端到该部分之间有动脉闭塞。反之，也可判断桡动脉远端到指动脉之间连续性开闭情况。

5）静脉充盈时间试验。可以估计动脉供血和侧支循环情况。方法是将肢体高举数分钟，使静脉血排空，静脉瘪陷，然后迅速放下肢体。正常时，足背静脉应在 5～10 秒钟内充盈。如充盈时间超过 10～15 秒，提示动脉有供血障碍；如充盈需 1～3 分钟，系动脉供血明显不足；充盈时间达 3 分钟，提示侧支循环供应不足，系坏疽前期。此试验也可用以测定治疗后的循环状态。静脉充盈时间试验在伴有下列情况，尚有一定限制，如下肢静脉瓣膜功能不全、肢体急性动脉阻塞、动静脉瘘、局部寒冷刺激等。

6)解张试验。作蛛网膜下腔或硬膜外腔阻滞麻醉,然后在下肢同一位置,对比阻滞前后的温度变化。阻滞麻醉后皮肤温度升高愈明显,动脉痉挛因素所占比重愈高。如果没有改变,说明病变动脉已处于严重狭窄或完全闭塞。

(2)辅助检查

1)肢体血流图检查。利用容积描记测定并记录搏动血流量,若峰值降低,提示血流量减少;降支下降速度减慢,说明流出道阻力增加,其改变与病变严重程度成正比。

2)超声多普勒检查。根据多普勒听诊器所得到动脉音的强弱,判断动脉血流的强弱。应用超声多普勒血流仪可以记录动脉血流波形,若波形幅度降低或呈直线状,表示动脉血流减少或动脉闭塞。同时还能作踝肱指数和节段动脉压测定。踝肱指数为踝压(踝部胫前或胫后动脉收缩压)与同侧肱动脉收缩压之比,正常值≥1.0。如果大于0.5而小于1.0,应视为缺血性疾病;如果小于0.5,则表示严重缺血。节段动脉压测定主要是定位检查,了解血管闭塞的平面,常用的方法是测定大腿近端、膝上、膝下及踝部各段血压,如果上、下节段压力差大于30 mmHg,说明两个节段间有血管闭塞性病变。血栓闭塞性脉管炎常常表现为膝上血压正常,膝下明显降低,说明膝下动脉已受累。

3)红外线热像仪。应用热像仪可以正确地比较两个相应部位的温度差。肢体热图像显示缺血部位辉度较暗,出现异常的冷区。热像仪不仅比皮肤测温计所测定的范围广,而且显示的图像有利于观察和对比。

4)动脉造影。患肢中小动脉多节段狭窄或闭塞是血栓闭塞性脉管炎的典型 X 线征象。最常累及胫前、胫后及腓动脉,它们同时或个别狭窄、闭塞,后期可以波及腘动脉和股动脉。动脉滋养血管显影,形如细弹簧状,沿闭塞动脉延伸,是重要的侧支动脉,也是本病的特殊征象。动脉造影可确定动脉阻塞的原因、部位、范围、侧支循环以及流出道情况。

5)血液化验检查 血栓闭塞性脉管炎患者在病变活动期血液流变学检查常有血液黏度、血小板黏附和聚集性、纤维蛋白原值等异常;血液凝固学检查可有纤溶酶原活性、AT-Ⅲ、6-酮-$PGF_{1\alpha}$/TXB2 比值异常;T 淋巴细胞亚群、免疫球蛋白、抗动脉抗体和免疫复合物等检测有阳性发现,对诊断和病情分析有重要意义。

2.鉴别诊断 在20世纪,由于对血栓闭塞性脉管炎特点的认识不足,容易造成误诊。我院自1984年1月～1997年1月共诊治血栓闭塞性脉管炎患者794例,其中由各地辗转来的误诊、误治患者322例,占40.55%,其中误诊为游走性血栓性浅静脉炎者71例,占22.1%,闭塞性动脉硬化症者15例,占4.7%,坐骨神经痛者57例,占17.7%,末梢神经炎者30例,占9.3%,嵌甲、甲沟炎者43例,占13.4%,肢痛症者17例,占5.3%,风湿性关节炎者21例,占6.5%,冻伤者32例,占9.8%,肌纤维炎、雷诺病、手足发绀者30例,占9.3%,其他者6例,占11.9%。血栓闭塞性脉管炎通常需与下列疾病相鉴别。

(1)闭塞性动脉硬化症 本病发病年龄多在40岁以上,多见于男性老年人,常伴有高血压病、冠心病和糖尿病等。两下肢常同时发病,症状明显,两上肢也有发凉、麻木、疼痛感觉。病程较短,发展快,坏疽发生较早而且广泛,可累及小腿或大腿,但疼痛比较轻。四肢动脉或颞浅动脉多有弦硬和扭曲现象。眼底检查常有视网膜动脉硬化。化验检查血脂增高。X线平片,显示患肢动脉壁内有钙化阴影。

(2)肢端动脉痉挛病(雷诺综合征) 本病多见于青壮年女性,男性比较少见。两手对称性发病,下肢少见。常因寒冷、精神刺激或情绪波动诱发两手阵发性发作苍白、发绀、潮红皮色改变,发作过后皮色恢复正常,患肢动脉搏动无变化。本病发生溃疡和坏疽甚为少见,仅个别病例在后期发生指端局限性表浅小溃疡或坏疽。侯玉芬教授临床上多次见到不典型的肢端动脉痉挛病病例:青壮年女性,发病时单侧下肢发凉、疼痛,趾部苍白或紫红色,而后对侧下肢发病,最后两上肢发病时,才出现肢体对称性发作特点。

(3)多发性大动脉炎 本病患者多为青少年女性。主要侵犯降主动脉、腹主动脉、头臂动脉,在上肢常见桡动脉消失(无脉症),血压测不到,在下肢可有发凉、间歇性跛行,但主要是肢体酸软无力,一般不痛,皮色改变不明显。常在颈部、背部听到血管杂音。在活动期伴有低热、出汗、贫血及关节痛,化验检查红细胞沉降率加快。

(4)糖尿病性肢体血管病 患者有糖尿病史,或无临床症状,但化验检查血糖增高和尿糖阳性,常伴有动脉粥样硬化。多有周围神经病变,感觉障碍,晚期常出现肢体坏疽和难以控制的感染,坏疽多呈湿性,发展迅速;严重者可并发肾病、肝病、视网膜血管病变和心脑血管病变。肢体血管既有大中动脉狭窄、闭塞等病变,同时也有微血管病变。

(5)肢体动脉栓塞 患者有严重心脏病史,如风湿性心脏病二尖瓣狭窄、心房纤颤及动脉硬化等。常见下肢股动脉栓塞或上肢肱动脉栓塞,发病急骤,肢体突然剧烈疼痛,厥冷,麻木,感觉障碍,活动障碍,皮肤呈苍白色和出现紫斑,栓塞平面以下的动脉搏动消失。肢体坏疽范围比较广泛,可累及足部、小腿和股部。心脏听诊:心尖区有隆隆样舒张期杂音,心律完全不规则,心音强弱不一。

(6)神经系统疾病 在下肢常见的相关神经系统疾病多与腰椎病变有关,如腰椎间盘突出、椎管狭窄和骨质增生等,由于神经根受压迫而发生间歇性跛行、感觉异常、畏寒、麻木、疼痛和肌肉萎缩,与血栓闭塞性脉管炎症状相似,但无明显肢体缺血表现和营养障碍,肢体动脉搏动良好。X线摄片、CT或磁共振检查可以明确诊断。

(7)其他疾病 如冻疮、平底足、痛风、关节炎等也应注意与本病相鉴别。

(五)治疗

1.中医辨证论治

(1)阴寒型

【证候】患肢冰凉,怕冷明显,肢端皮肤苍白或潮红,或恢复阶段创口愈合,而寒凝不易消退,患肢仍发凉怕冷。舌质淡,苔薄白,脉沉细或迟。

【证候分析】患者素体阳气亏虚,外感寒湿之邪,致使经脉受阻,气血凝涩,瘀滞不行,阳气不达四末,故肢体发凉、怕冷;阳气亏虚则皮肤苍白,寒凝血瘀则皮色潮红。舌质淡,苔薄白,脉沉迟或沉细为阴寒过盛之象。此型多属血栓闭塞性脉管炎早期或恢复阶段。

【治法】温经散寒,活血通脉

【方药】阳和汤加味。熟地黄30 g、黄芪30 g、鸡血藤30 g、党参15 g、当归15 g、干姜15 g、赤芍15 g、怀牛膝15 g、肉桂10 g、白芥子10 g、熟附子10 g、炙甘草10 g、地龙15 g、麻黄6 g、鹿角霜(冲)10 g。水煎服。

【方药解析】方中重用熟地黄温补营血。鹿角霜温阳,籍血肉有情之品助熟地黄以养血;黄芪、党参益气;当归、赤芍、牛膝、鸡血藤以活血化瘀;地龙以通络;寒性凝滞,非温通经脉不足以解散寒凝,故以干姜、肉桂、附子温中有通;麻黄开腠理以达表;白芥子祛皮里膜外之痰,与温补药共用,可使补而不腻;甘草调和诸药。上药共用之可温经散寒、活血通脉。

（2）血瘀型

【证候】患肢持续性固定性疼痛，局部皮肤呈紫红、暗红或青紫色，肢端皮肤有瘀斑、瘀点。舌质紫暗或有瘀斑，苔薄白，脉沉细涩。

【证候分析】气血瘀滞，经络阻塞，不通则痛，故患肢持续性固定性疼痛，局部皮肤呈紫红、暗红或青紫色，肢端瘀斑、瘀点。舌质紫暗、瘀斑，脉沉细涩为气血瘀滞之象。此型多属血栓闭塞性脉管炎Ⅱ期。

【治法】活血化瘀，通络止痛

【方药】活血通脉饮加味。丹参30 g、赤芍30 g、金银花30 g、土茯苓30 g、当归15 g、川芎15 g、牛膝15 g、鸡血藤15 g。水煎服。

【方药解析】方中丹参、赤芍、当归、川芎、鸡血藤活血化瘀；牛膝通络散结；金银花、土茯苓清解郁热。诸药共用之可有活血化瘀、通络散结之功效。

（3）湿热下注型

【证候】患肢潮红、紫红、肿胀、疼痛，肢端溃疡或坏疽有轻度炎症表现，或患肢发生游走性血栓性浅静脉炎。舌质红，苔黄厚或黄腻，脉滑数。

【证候分析】气滞血瘀，寒湿内蕴，郁久化热，湿热下注则患肢潮红、紫红、肿胀，或发生游走性血栓性浅静脉炎；经络瘀滞不通，故疼痛；热盛肉腐，则肢端溃破或坏疽。舌质红，苔黄厚或黄腻，脉滑数为湿热之象。此型多属血栓闭塞性脉管炎Ⅲ期1级或病变活动期。

【治法】清热利湿，活血化瘀

【方药】四妙勇安汤加味。金银花30 g、玄参30 g、当归15 g、赤芍15 g、牛膝15 g、黄柏10 g、黄芩10 g、栀子10 g、连翘10 g、苍术10 g、防己10 g、紫草10 g、生甘草10 g、红花6 g、木通6 g。水煎服。

【方药解析】方中金银花、连翘、黄芩、黄柏、栀子、玄参清热利湿；苍术、防己、木通利湿消肿；当归、紫草、红花、牛膝活血通络；甘草调和诸药。上药合用，共奏清热利湿、活血化瘀之功。

（4）热毒炽盛型

【证候】患肢坏疽、溃疡继发严重感染，红肿热痛，脓液多，恶臭味，疼痛剧烈，抱足而坐，彻夜难眠，伴全身发热或高热、恶寒，烦渴引饮，便秘溲赤。舌质红绛，苔黄燥或黑苔，脉洪数或弦数。

【证候分析】火热之毒结聚炽盛,气血凝滞,故肢体红肿热痛;热盛肉腐成脓,故溃烂、坏疽,脓多恶臭;经络阻塞,气血不通,故疼痛剧烈,彻夜难眠;火热内炽,故高热、恶寒;热盛灼津耗液,故烦渴引饮,便秘溲赤。舌质红绛,苔黄燥或黑苔,脉洪数为热毒炽盛之象。此型多属血栓闭塞性脉管炎严重坏疽感染期。

【治法】清热解毒,养阴活血

【方药】四妙活血汤。金银花 30 g、蒲公英 30 g、玄参 15 g、当归 15 g、黄芪 15 g、丹参 15 g、牛膝 12 g、连翘 12 g、防己 12 g、黄柏 10 g、黄芩 10 g、红花 10 g、乳香 3 g、没药 3 g、紫花地丁 30 g、生地黄 15 g、漏芦 12 g、贯众 10 g。水煎服。

【方药解析】方中金银花、蒲公英、连翘、黄柏、黄芩、紫花地丁、漏芦、贯众以清热解毒;当归、丹参、牛膝、红花以活血化瘀;乳香、没药以破血逐瘀;生地黄、玄参以养阴清热;黄芪以益气。诸药共用之可清热解毒、活血化瘀。

(5)气血两虚型

【证候】患者久病虚弱无力,面色萎黄。患肢发凉、怕冷,肌肉消瘦,皮肤干燥,趾(指)甲干厚,生长缓慢,创口肉芽灰淡,久不愈合,脓液清稀。舌质淡,苔薄白,脉沉细无力。

【证候分析】久病体弱,气血双亏,故面色萎黄,虚弱无力;气血不荣四末,故患肢发凉、怕冷,肌肉消瘦,皮肤干燥,爪甲不长;气血亏虚,新肉不生,故创口肉芽灰淡,脓液清稀,久不愈合;舌质淡,苔薄白,脉沉细无力为气血亏虚之象。此型多属血栓闭塞性脉管炎恢复阶段。

【治法】补气养血,调和营卫

【方药】顾步汤加减。黄芪 30 g、党参 30 g、鸡血藤 30 g、石斛 30 g、当归 15 g、丹参 15 g、赤芍 15 g、牛膝 15 g、白术 15 g、甘草 10 g。水煎服。

【方药解析】方中黄芪、党参、白术、当归、石斛以益气养血,丹参、赤芍、鸡血藤以活血化瘀,牛膝以活血通络,甘草调和诸药。上药共用之可补气养血、调和营卫。

2. 中成药的运用

(1)花栀通脉片 每次 5~10 片,每日 3 次,口服,连服 3~6 个月。具有清热活血,化瘀止痛的作用。适用于血栓闭塞性脉管炎湿热证或热毒证患者。

（2）活血通脉片　每次5～10片，每日3次，口服，连服3～6个月。具有活血化瘀，通络止痛的作用。适用于血栓闭塞性脉管炎血瘀证患者。

（3）四虫片　每次5～10片，每日3次，口服，连服3～6个月。具有活血祛瘀，解痉止痛的作用。适用于血栓闭塞性脉管炎血瘀重症患者。

（4）通脉安　每次10片，每日3次，口服，连服3～6个月。具有温通活血化瘀，通络止痛的作用。适用于血栓闭塞性脉管炎阴寒证患者。

3. 中医外治法

（1）中药熏洗　熏洗疗法是利用药物煎汤，乘热在皮肤或患部进行熏洗、浸浴、溻渍、淋洗和热罨的一种治疗方法。它是中国传统医学中的外治疗法之一，其有独特的治疗作用，在临床治疗中占有重要地位。

患者早期（Ⅰ、Ⅱ期）可用温络通、脉络通、独圣散、活血止痛散和回阳止痛洗药等外洗。湿热溃烂，脓多味臭，可用解毒洗药外洗，洗后常规换药。后期创面久不愈合，可用溃疡洗药外洗，洗后常规换药。但是，熏洗疗法应用不当时，则有加重肢体末梢组织缺血的危险。对于血栓闭塞性脉管炎坏疽进展期，干性坏疽或有药物过敏者，以及肢体疼痛加剧等不良反应者禁用。

（2）创面换药　患肢缺血严重、易感染、不易愈合，故应以清洁换药为主。操作要轻柔，禁止应用有刺激性的药物，以免加重病情。

干性坏疽：创面用酒精棉球消毒后，无菌纱布干包。应维持干燥，不可乱用药粉、药膏，待血运改善，坏死组织与健康组织形成明显分界线时，再实行手术处理。

湿性坏疽：创面脓液较多或有坏死组织时，可根据脓液细菌培养及药敏试验，选择有效的抗生素湿敷。待脓液减少后改用大黄油纱外敷；创面干净无脓腐组织时，改用生肌玉红膏油纱外敷换药，直至愈合。

影响创口愈合的因素较多，如创口用药不当（刺激、过敏）、创口周围硬痂形成，肉芽组织过度增生，创口异物及坏死组织残留，骨髓炎、腱鞘感染及创面过大等。应正确处理，促进愈合。

4. 其他中医疗法

（1）针刺疗法　针刺疗法治疗血栓闭塞性脉管炎有一定的效果，具有通畅经络，调整气血的功效。能够调节血管神经功能，缓解肢体动脉痉挛，促进侧支循环形成，改善肢体血液循环等作用。但应注意选择穴位需远离严重缺血区，不能在缺血区施行针刺治疗,特别是温针灸、三棱针等损伤较重的治疗方法禁止使用,以免造成局部感染、溃疡或坏死。

1)体针疗法

【取穴】上肢:曲池、内关、合谷、后溪、尺泽、曲泽、少海、外关。下肢:足三里、三阴交、阳陵泉、阴陵泉、复溜、太溪、绝骨、血海。

【方法】得气后,强刺激,留针30分钟,每次取2~4穴,每日1次,15~30次为1疗程。

2)耳针疗法

【取穴】内分泌、肾上腺、交感、皮质下、肾、肺、脾、肝、热穴等。

【方法】取穴时先探及压痛点或敏感点,进针要稳、准、快,留针4~8小时,每日1次,10~12次为1疗程,休息5~7日后,进行下一疗程。

3)电针疗法

【取穴】上肢:曲池、内关、合谷、中渚、间使、外关、后溪。下肢:足三里、三阴交、阳陵泉、阴陵泉、委中、血海、飞扬、太溪、太冲、丘墟。

【方法】每次选用3~4个穴位,进针得气后连接电麻仪,频率以快为佳,强度以患者能接受为宜,每日或隔日1次,每次治疗20~30分钟,10次为1疗程,休息1周再进行下一疗程。

4)穴位注射疗法。应用药物注入穴位是把针刺与药物作用结合发挥综合效能的治疗方法,通过药物的扩散、渗透,能疏通经络,畅行气血,强壮身体,调节机体平衡,促进经络的调节功能,改善局部组织的营养状况,提高疗效。但应注意选穴合理,取穴准确,药物剂量适度等问题,预防局部感染和加重肢体缺血。

【取穴】上肢:曲池、内关。下肢:足三里、三阴交、绝骨。

【药物】丹参注射液4 mL、白花丹参注射液4 mL、当归注射液4 mL、维生素B_1 100 mg、维生素B_{12} 250 μg、山莨菪碱10~20 mg、50%过山蕨注射液4 mL。

【方法】根据病情选用以上药物中的一种,取患肢2个穴位交替轮流注射,每日1~2次,15~30次为一疗程。

(2)药物静脉滴注疗法 丹参注射液、川芎嗪注射液、脉络宁注射液等。根据病情可以选择1~2种药物,加入5%葡萄糖注射液或生理盐水500 mL中,静脉滴注,每日1次,15天一疗程。

（3）股动脉注射疗法　常用前列地尔、罂粟碱、利多卡因、硫酸镁等扩张血管,改善血运;用尿激酶等溶栓。

5.西医治疗　血栓闭塞性脉管炎的主要病理生理是肢体动脉闭塞,血液循环障碍,组织缺血。现代医学对该病的治疗主要是应用药物疗法和手术疗法改善肢体血液供应。

（1）一般疗法　严格戒烟,防止受寒、受潮湿和外伤,但不应使用热疗,以免组织需氧量增加而加重症状。疼痛严重者,可用止痛剂及镇静剂,慎用易成瘾的药物。患肢应进行适度锻炼,以促使侧支循环建立。

（2）药物治疗　近年来,血栓闭塞性脉管炎的手术治疗范围有所扩大,但单纯手术治疗并不能控制病情的发展,所以药物治疗仍然是主要的治疗方法。药物治疗虽然不能使闭塞的动脉再通,但可以通过扩张血管、降纤、降黏和抗栓等治疗,促进侧支循环建立,改善血液流变学状态,减轻肢体缺血,控制病情发展。

1）扩张血管药物。主要作用是扩张血管和缓解血管痉挛,有利于促进侧支血管形成及增加肢体血液循环。但目前,有部分学者对此类药物持否定态度,认为其对局部作用不大,且有"窃血"之嫌。近些年来,前列地尔等一些药物确有临床疗效,因此尚不能轻易否定其治疗价值。

作用于肾上腺素受体药物(α受体阻滞剂和β受体兴奋剂) 有妥拉唑林、苯苄胺(酚苄明)等。直接扩张血管药物有罂粟碱、烟酸、己酮可可碱、前列地尔等。

2）抗血小板药物。主要能抑制血小板膜上的磷脂酶、环氧化酶和血栓素 A_2 合成酶,提高血小板内 cAMP 水平,从而抑制或降低血小板黏附性和聚集性,预防血栓形成。常用药物有阿司匹林、噻氯匹定、潘生丁等。

3）溶栓降纤药物。能直接或间接激活纤维蛋白溶解系统,溶解血栓中的纤维蛋白,降解血液中的纤维蛋白原,达到血栓降纤的目的。药物有尿激酶(急性动脉血栓形成时应用)、蕲蛇酶、降纤酶、蝮蛇抗栓酶、东菱克栓酶等。用药期间应监测凝血酶原时间、血小板及血液流变学等指标的变化。

4）肾上腺皮质激素。一般不宜使用,但对病变活动期患者,为减轻炎性反应,控制血管炎症可以短期使用泼尼松、地塞米松、氢化可的松等。

5）抗生素。在肢体溃疡或坏疽继发感染时,应根据细菌培养和药敏结果,选择使用有效的抗生素,肌肉注射或静脉滴注。

6)支持疗法。血栓闭塞性脉管炎患者病程较长,长期病痛影响睡眠和饮食,体质较差,病情严重者应给予支持疗法,补充营养和维生素,纠正水、电解质紊乱,必要时补液、输新鲜血液。

(3)手术疗法

1)单纯坏死组织切除术。手术指征:组织血运改善,健康组织与坏死组织形成明显的分界线;坏疽已停止发展;感染已基本控制。手术要点:清除全部坏死组织至健康组织处,骨残端应深入组织 0.5 cm,肌腱、腱鞘应剪除。

2)趾(指)部分切除缝合术。手术指征:坏疽局限,感染已控制,炎症消退者;残端骨质暴露或骨髓炎形成者;全趾坏死者(干性),待炎症消退后,可行跖关节切除术。手术要点:应切在健康组织,有愈合能力之处。骨残端要包埋 0.5 cm,软骨面要咬除,皮瓣缝合要松,创口内置引流条。术后 24 ~ 48 小时拔引流条,一般 10 ~ 14 天拆线,有感染应早拆线。

侯玉芬教授于 2007 年回顾分析了 1986 年 1 月 ~ 2005 年 12 月用足趾部分切除缝合术治疗的三期 1 级血栓闭塞性脉管炎 56 例 70 趾的方法和疗效,结果显示 56 例患者趾端切口均愈合,47 例甲级愈合,9 例乙级愈合。认为血栓闭塞性脉管炎至肢体发生坏疽时,一般提示肢体严重缺血,肢端血运改善比较困难,中西医结合整体治疗能够促进侧支循环的建立,改善肢体血液循环。部分病例坏疽足趾可自行脱落,创口逐渐愈合,但往往治疗过程太长。因此大部分患者均需手术处理。足趾部分切除缝合术创伤小,痛苦少,能最大程度保住患足的功能,患者乐意接受。在采用该术式时,首先应严格掌握手术指征,注意肢体血液循环改善情况,这是手术创口顺利愈合的重要保障。手术中要慎重处理趾骨残端、肌腱和腱鞘。末节趾骨骨髓炎或病理性骨折,可影响创口愈合,因此手术时应将坏死骨片全部切除。暴露在创口内的肌腱、腱鞘应稍加牵拉后剪断,不可过度牵拉。必须去除骨关节面。骨残端应较软组织凹陷 0.5 ~ 1 cm,便于上皮、肉芽组织包埋。术毕用生理盐水清洗创面。创口内常规放置细窄的橡皮片引流条,避免创口内瘀血积存,影响创口愈合。整个手术操作过程手法应轻柔,以免损伤组织。术后应继续进行中西医结合治疗,改善患肢血液循环,并密切观察趾端切口变化和血运状况,根据局部病情变化,及时调整治疗方案。而本组 56 例三期 1 级血栓闭塞性脉管炎患者,经中西医结合治疗,采取足趾部分切除缝合术,创口全部愈合,保证了患者生活自理的能力,提高了患者的生存质量。

3)截肢术。手术指征:严重肢体坏疽继发感染,范围较大的坏疽,肢体无法保留者;持续高热,有毒血症者;剧烈疼痛保守治疗无效者。手术要点:一般行小腿截肢术。取前短后长皮瓣,髌骨下缘下 10 cm 左右截骨,腓骨短 2 cm,胫骨锯斜角,冲洗缝合,放引流。术后 12 ~ 14 天拆线,24 ~ 48 小时拔引流。

注意事项:术前改善全身状况,控制感染,控制其他情况(如心、肺、肾等功能),术后继续中西医结合药物治疗,改善血运。

4)血管重建术。主要是静脉动脉化,是利用高压的动脉血流来扩张静脉,使远端的静脉瓣膜功能不全,将动脉血流沿静脉系统流向肢体远端,从而改善肢体的血液循环,缓解组织缺血,消除临床症状、体征。经常用的有三种术式:低位深组静脉动脉化;高位深组静脉动脉化;高位浅组动脉静脉化。

5)大网膜移植术。适用于缺血严重,静息痛或肢端有溃疡坏疽者。取带蒂大网膜,剪除后由皮下隧道延伸至小腿,吻合在股动脉和大隐静脉上,通过广泛侧支循环改善血运。

八、多发性大动脉炎

(一)概述

多发性大动脉炎(Takayasu' arteritis,TA),是指主要累及主动脉及其分支的慢性非特异性炎症,可造成血管狭窄或闭塞,少数也可引起动脉扩张或动脉瘤,又称为高安病、无脉病、主动脉弓综合征等,是一种较常见的原发性免疫性血管炎。临床特点为:主动脉及其主要分支的多发性、非化脓性、炎症性疾病,病变常累及数处血管,受累血管发生狭窄、闭塞,少数引起动脉扩张或动脉瘤。青年女性发病率高,男女之比是 1:8,发病年龄以 20 ~ 30 岁居多。本病属于中医学脉痹、血痹、眩晕等范畴。当肢体动脉狭窄和闭塞,缺血严重而发生肢端坏疽者,又称为脱疽。

(二)病因病机

多发性大动脉炎的发病原因至今尚不明确,可能与感染、雌性激素、遗传因素、自身免疫反应等因素有关。脑血管意外、心力衰竭和心肌梗死是致死的重要原因。其发病机制可能是由于感染、药物等因素作用于机体后,引起免疫反应,自身免疫功能失调,发生非特异炎症,而导致大动脉狭窄和闭塞。

中医学认为本病多因先天不足,后天失调,以致气血亏损,复感寒湿之邪侵袭,使脉道受损,经络阻塞,气血运行不畅,气滞血瘀而成;或因饮食失节,损伤脾胃,运化失司,痰湿内生,阻滞经络,脉道受阻而成;或脾肾阳虚,不得温煦,寒凝脉涩;或肝肾阴虚,筋脉失养,脉涩为痹,而致无脉。

(三)临床表现

1.根据病变发生发展的过程临床上将多发性大动脉炎分为三期 急性期(活动期)、迁延期、稳定期(瘢痕期)。

(1)急性期(活动期) 主要表现为全身症状,有发热,疲乏无力,体重减轻,肌肉酸痛,病变血管疼痛,结节性红斑,关节疼痛或非畸性关节炎。实验室检查多有阳性表现。

(2)迁延期 病程中活动期与缓解期交替存在,时有反复。此期主要表现为缺血症状和体征,其严重程度取决于受累血管部位、病变程度和侧支循环建立的情况。实验室检查阳性所见可以恢复正常。

(3)稳定期(瘢痕期) 主要表现为缺血征,轻者可正常生存,重者可发生心、脑、肾等重要脏器功能衰竭而死亡。临床特点根据受累动脉部位不同及狭窄或闭塞程度而有较大差异。

2.根据病变累及动脉部位的不同将其分为五种类型,即头臂动脉型、胸腹主动脉型、肾动脉型、混合型、肺动脉型。

Ⅰ型——头臂动脉型(又称主动脉弓综合征):主要累及颈总动脉、锁骨下动脉及无名动脉等主动脉弓的大分支,可以是单独一个分支发生病变,也可同时累及多个分支。

颈动脉、无名动脉及椎动脉狭窄或闭塞:可引起脑和头面部不同程度缺血的症状,轻者仅出现头昏、头痛、眩晕、失眠、记忆力下降、视力下降等;重者可出现失明、失语、晕厥、偏瘫、抽搐、昏迷,甚至死亡;还可出现其他头面部组织器官如眼睛、面部肌肉、牙齿、耳、鼻等缺血损害的症状。

无名动脉或锁骨下动脉狭窄或闭塞:可出现上肢缺血的表现,如手指发凉、怕冷、麻木、无力、酸痛、肌肉萎缩、脉搏减弱或消失、单侧或双侧上肢血压下降,甚至测不到血压。

少数患者出现锁骨下动脉窃血综合征:主要表现为患侧上肢活动时发生一过性头晕或晕厥。少数病例可在颈动脉或锁骨下动脉听到血管杂音。

Ⅱ型——胸腹主动脉型:主要累及胸主动脉或(和)腹主动脉,大多导致降主动脉的狭窄或闭塞。临床主要表现为上肢高血压及下肢供血不足,出现头痛、头胀、头昏、心悸气短,下肢发凉、怕冷、酸麻无力、间歇性跛行、下肢动脉搏动减弱或消失、血压下降(正常情况下用固定袖带血压计所测量的动脉血压比上肢血压高2.7~5.3 kPa 即20~40 mmHg,若下肢动脉血压与上肢血压之差小于2.7 kPa,则表示下肢血压下降)或测不到等。

Ⅲ型——肾动脉型:主要侵犯肾动脉,临床表现为四肢血压都明显升高,且为顽固性高血压,视力障碍,头痛、眩晕、心悸气短,严重者发生高血压心脏病,左心衰竭,脑出血,肾功能衰竭等。

Ⅳ型——混合型:具有Ⅰ、Ⅱ、Ⅲ型的特点。临床上较多见,大多数患者先有局限性病变,以某种类型为主,到病变后期发展为混合型。其中肾动脉受累者最多,可伴有高血压表现。

Ⅴ型——肺动脉型:主要累及肺动脉,因为动脉周围有丰富的侧支循环,所以缺血症状不明显,很少出现呼吸道症状,病变严重者可在活动后发生气短,阵发性干咳,间断性咯血。造影显示,70%的大动脉炎累及肺动脉,其中20%出现肺动脉高压。临床上肺动脉型常与胸腹主动脉型并存。

(四)诊断与鉴别诊断

1. 诊断　1995年中国中西医结合学会周围血管疾病专业委员会制定的诊断标准如下。

(1)单侧或双侧肢体出现缺血症状　发凉、怕冷、无力为主,伴动脉减弱消失,血压降低或测不到或两侧肢体脉压差>2.5 kPa(15~20 mmHg),或上肢血压高于下肢血压。

(2)头部缺血症状　眩晕(特别是仰头时),晕厥发作,视力障碍,颈部血管痛,伴有颈动脉搏动减弱或消失,颈部闻及动脉血管杂音。

(3)顽固性高血压症状　头痛、眩晕、胸闷、气短等,并在腹部脐周或腰部肾区闻及Ⅱ级以上的血管杂音。

(4)在颈部、锁骨上区、背部、腹部闻及动脉血管杂音(女性腹部无加压即可闻及),伴相应缺血征。

(5)全身症状　急性期(早期)或再发活动期,有全身发热、关节或肌肉疼痛、倦怠、皮肤结节性红斑、红细胞沉降率增高、CRP阳性、γ-球蛋白增高、抗

"O"增高,原有缺血症状、体征加重。

(6)具有典型高安眼底病变。

(7)动脉造影、超声多普勒、CTA 等检查证明,受累的头臂动脉和下肢动脉显示狭窄或闭塞,降主动脉、腹主动脉呈缩窄表现。

2.鉴别诊断

(1)先天性胸主动脉缩窄症 本病多见于男性儿童或少年,为先天性发育异常。在各类先天性心脏病中约占 5% ~8% 。其主要病变是主动脉局限性短段管腔狭窄或闭塞导致主动脉血流障碍。典型的上下肢血压的显著差别及胸部杂音可提示本病的诊断,超声心动图检查可确诊。

(2)血栓闭塞性脉管炎 本病绝大多数为青壮年男性患者,肢端营养障碍明显,易发生溃疡或坏疽,常伴有游走性血栓性浅静脉炎病史。一般极少累及心、脑、肾等重要脏器。

(3)闭塞性动脉硬化症 本病多发生于 40 岁以上的中老年人,男性多于女性,为动脉粥样硬化导致的血管慢性狭窄或闭塞,主要表现为患肢缺血,肢端发生溃疡、坏死等,常伴有高脂血症、高血压病、冠心病等。

(4)胸廓出口综合征 胸廓出口综合征是指锁骨下动、静脉和臂丛神经在胸廓上口受压迫而产生的一系列症状。神经源性症状主要由压迫臂丛神经引起,较血管受压的症状常见。绝大多数患者的主要症状是疼痛和麻木感。动脉受压的症状包括:上肢皮肤冷、疼痛、无力或易于疲劳,疼痛的性质呈弥漫性。部分患者出现雷诺现象,常为单侧。少见症状为静脉阻塞或闭塞的症状,表现为臂部疼痛、疲劳,伴肢体肿胀、发绀和水肿,可出现肩周前胸侧支静脉扩张。

(5)结缔组织疾病 类风湿关节炎、多发性肌病、系统性红斑狼疮、结节性动脉周围炎或风湿热等结缔组织疾病可能引起小血管的闭塞,一般均不会发生大血管的病变,可作必要的实验室检查或组织活检有助于诊断。

(五)治疗

1.中医辨证论治 侯玉芬教授认为多发性大动脉炎活动期以阴虚内热型多见,稳定期以气滞血瘀型多见,病程后期多见于气血两虚型。

(1)阴虚内热型

【证候】肢体酸痛、乏力,关节疼痛,低热或午后潮热、盗汗。舌质红,苔薄黄,脉细数。

【证候分析】肝肾阴虚则生内热,故潮热盗汗,外邪乘虚而入,阻遏脉络,气血凝滞,故肢体酸痛乏力,关节疼痛。舌质红,苔薄黄,脉细数为阴虚内热之象。

【治法】养阴清热,活血化瘀

【方药】养阴活血汤。生地黄30 g、玄参30 g、石斛30 g、赤芍30 g、鸡血藤21 g、当归12 g、青蒿12 g、白薇12 g、牡丹皮12 g、牛膝18 g、川芎10 g、黄芩10 g、甘草6 g。水煎服。

【方药解析】方中玄参、石斛、青蒿、白薇、黄芩养阴清热;生地黄、赤芍、牡丹皮凉血活血;鸡血藤、当归养血活血;川芎行气活血;牛膝引药下行;甘草调和诸药。诸药配伍,共奏养阴清热、活血化瘀之效。

(2)气滞血瘀型

【证候】肢体发凉、怕冷、麻木、疼痛,肢体疼痛走窜不定。并伴有胸胁胀闷,急躁易怒,妇女可见痛经,经色紫暗有块。舌质紫暗或见瘀斑,脉涩。

【证候分析】肝郁气滞,疏泄失职,故情绪抑郁或急躁,胸胁胀闷,走窜疼痛;气滞血瘀,四末失养,肢体发凉、怕冷、麻木、疼痛。肝主藏血,为妇女经血之源,肝血瘀滞,则经闭、痛经等。舌质紫暗或有瘀斑,脉涩均为气滞瘀血之征。

【治法】行气活血,疏肝解郁

【方药】血府逐瘀汤加减。当归12 g、生地黄12 g、桃仁12 g、红花6 g、枳壳9 g、赤芍12 g、柴胡10 g、甘草6 g、川芎10 g、怀牛膝9 g、香附15 g、郁金15 g。水煎服。

【方药解析】当归、生地黄、赤芍、川芎养血活血;桃仁、红花逐瘀活血;柴胡、枳壳疏肝理气,二者合用,助本方理气活血,并调理肝脾;郁金行气解郁、活血止痛;香附疏肝理气、调经止痛;牛膝引药下行;甘草调和诸药。诸药合用,共奏行气活血、疏肝解郁之功效。

(3)气血两虚型

【证候】面色少华,口唇色淡,眩晕,心悸气短,倦怠乏力,肢体发凉、麻木,活动后加重。舌质淡,苔薄白,脉沉弱或无。

【证候分析】久病气血亏虚,血脉不荣,故面色少华,倦怠乏力;心失所养则心悸气短;清窍不荣,脑髓失充,故眩晕;四肢失其所养则肢体乏力、麻木;动则气耗,故诸症加重。舌质淡,苔薄白,脉沉弱或无为气血亏虚之象。

【治法】补气养血,活血通络

【方药】十全大补汤加减。党参 20 g、当归 20 g、白术 20 g、苍术 12 g、茯苓 15 g、川芎 12 g、熟地黄 20 g、白芍 15 g、丹参 15 g、赤芍 12 g、炙甘草 10 g、大枣 2 枚。水煎服。

【方药解析】方中党参味甘,性平,入脾、肺经,具有补中益气、生津养血之功;当归味甘、辛,性温,入肝、心、脾经,具有活血补血、养血之功;二者合而为君药,以达补气养血之功。白术味苦、甘,性温,入脾、胃经,补气健脾;苍术味辛、苦,性温,入脾、胃经,健脾益气;茯苓味甘、淡,性平,入心、脾、肾经,具有渗湿健脾之功;白芍味苦、酸,性凉,入肝、脾经,具有养血敛阴之功;熟地黄味甘,性微温,入肝、肾经,具有补血滋阴之功,专补肾阴,以上五位相须配伍为臣药,助君益气养血。川芎味辛,性温,入肝、胆、心包经,具有活血行气之功;赤芍味苦,性寒,入肝经,功擅清热凉血,散瘀止痛;丹参味苦,性微寒,入心、心包、肝经,功在活血祛瘀,凉血养血;大枣味甘,性温,入脾、胃经,具有补心益脾、养血安神之功;以上四味合而为佐药;川芎入血分而理气,则当归、熟地黄而不滞。炙甘草味甘,性平,入心、肺、脾、胃经,补脾和胃,调和诸药为使药。全方配伍共奏补气养血、活血通络之功。

2. 中医外治法

(1)穴位按摩　涌泉穴是全身腧穴的最下部,是肾经的首穴。用拇指从足跟向足尖方向涌泉穴处,做前后反复的推搓,或用手掌自然轻缓的拍打涌泉穴,以足底有热感为宜。足三里是"足阳明胃经"的主要穴位之一,是一个强壮身心的大穴。功能生发胃气、燥化脾湿。用拇指指面按揉足三里,垂直用力,向下按压,按而揉之,其余四指握拳,起支撑作用,以协同用力。让刺激深达肌肉组织,产生酸、麻、胀、痛和走窜等感觉。持续数秒,反复操作数次。或手握空拳捶打足三里,拳眼向下,垂直捶打足三里穴位。也会产生酸、麻、胀、痛和走窜等感觉,反复操作数次即可。三阴交穴名之意指足太阴脾经、足厥阴肝经、足少阴肾经气血在本穴交会。常用手指按揉此穴,可健脾益血,还可调肝补肾,亦有安神之效。

(2)刺灸法　上肢取穴:曲池、内关、合谷、太渊、尺泽。下肢取穴:足三里、三阴交、血海、阳陵泉、太冲。刺法:直刺 0.5 ~ 0.8 寸,局部酸胀沉重,针感循经扩散。灸法:温针灸 5 ~ 7 壮,艾条灸 10 ~ 20 分钟。方法:得气后,强刺激,留针30 分钟,每日或隔日 1 次,20 ~ 30 次为一疗程。

3.静滴中药制剂

(1)疏血通注射液 6 mL加入5%葡萄糖或0.9%氯化钠溶液250 mL中，静脉滴注，每日1次，15天一疗程。

(2)丹参注射液 20 mL加入5%葡萄糖或0.9%氯化钠溶液250 mL中，静脉滴注，每日1次，15天一疗程。

(3)血塞通 0.4 g加入5%葡萄糖或0.9%氯化钠溶液250 mL中，静脉滴注，每日1次，15天一疗程。

4.西医治疗

(1)药物治疗 ①活动期：糖皮质激素和免疫抑制剂，如泼尼松或地塞米松，硫唑嘌呤，以上两种药物至体温、红细胞沉降率正常后逐渐减量至停用。如有结核或链球菌感染，可予以抗结核或抗生素治疗。②稳定期：血管扩张剂前列地尔静脉滴注或贝前列腺素钠片口服。抗凝治疗可预防大动脉血栓形成，如阿司匹林、低分子肝素等药物。

(2)手术治疗 一般在病情稳定后半年至一年施行手术，临床检查体温、红细胞沉降率、白细胞计数、IgG均正常，重要脏器功能尚未消失的情况下施行手术。常用手术方法如下：①经皮腔内血管成形术或支架置入术：适用于头臂动脉、主动脉、肾动脉、髂动脉局限性短段狭窄或闭塞者。②动脉旁路移植术：是主要的血行重建术，根据病变部位，采取以下手术方式：锁骨下动脉－颈总动脉旁路移植术，腋动脉－腋动脉旁路移植术，降主动脉－腹主动脉旁路移植术，升主动脉－颈总动脉或锁骨下动脉旁路移植术，同侧腋动脉－股动脉旁路移植术，颈总动脉－锁骨下动脉吻合术，动脉血栓内膜剥除术加自体大隐静脉片增补术等。

九、雷诺综合征

(一)概述

雷诺综合征(Raynauds Syndrome)是一组因末梢动脉痉挛而引起的手足皮肤颜色间歇性变化，即苍白→发绀→潮红→正常，也称雷诺现象(Raynaud's Phenomenon)。多见于20～40岁女性。临床特点：常于寒冷或精神紧张时发病，表现为手足皮肤出现对称性的苍白、发绀、潮红等间歇性变化，一般以双手指最常见，亦可发于足趾、口唇、面颊、耳郭等罕有累及。单纯由血管痉挛引起，无潜在疾病者，称为雷诺病，病情往往稳定；血管痉挛伴随其他系统疾病者称为雷诺综合征,病情较为严重,可以发生手指坏疽。近年来临床观察和研究表明:大多数病例都伴有其他系统性疾病,目前国际上趋向于统称为雷诺综合征。本病属于中医学脉痹、脱疽、寒痹等范畴。

(二)病因病机

本病发病原因迄今未明,但多数学者认为与寒冷刺激、情绪波动、精神紧张和内分泌功能紊乱、中枢神经功能失调、交感神经功能亢进、血中肾上腺素和去甲肾上腺素升高及遗传有关。患者对寒冷极为敏感,寒冷地区发病率较高。发病早期每于寒冷季节发作频繁,到了晚期由于末梢动脉痉挛临界温度升高,在夏季阴雨天也会出现皮色改变。局部温度降低(如冷水试验)也可诱发手的皮色变化。这说明寒冷与本病的发生关系密切。Raynaud 认为,患者血管神经功能极不稳定,是细小动脉容易痉挛的一个因素,病情严重时情绪波动、精神紧张就会诱发,此即神经起因学说。此病女性患者占60% ~90%,病情常在月经期加重,妊娠期减轻,有学者用丙酸睾酮、甲基雄烯二醇和甲状腺素治疗,可使症状获得缓解,提示内分泌紊乱与此病的发生有某些联系。患者血液循环中肾上腺素与去甲肾上腺素的含量增高,呈交感神经功能亢奋状态,临床应用交感神经阻滞药物后,雷诺症状可缓解。患者常有家族史,提示与遗传有关。血液黏滞性增高亦可能是本病诱因。

并发雷诺综合征的疾病以结缔组织病居多,占60% ~70%。常见的原发病有结缔组织病,如硬皮病、系统性红斑狼疮、类风湿关节炎、风湿性关节炎、皮肌炎、结节性动脉周围炎、白塞病等;振动综合征;血管系统疾病,如血栓闭塞性脉管炎、闭塞性动脉硬化症、胸廓出口综合征等;神经系统疾病,如末梢神经炎、进行性肌萎缩、交感神经炎、脊髓空洞症、外伤性神经痛、腕管压迫综合征等;化学药物中毒,如麦角中毒、铅、亚硝酸、水银中毒等。雷诺综合征还偶见于以下疾病:冷球蛋白血症、真性红细胞增多症、阵发性血红蛋白尿、高黏滞血症、甲状腺病、肾上腺肿瘤、卵巢功能异常、溃疡性结肠炎、骨髓增生性疾病、冻伤、战壕足、浸渍足、各种外伤、打字员和钢琴家手指振动伤等。其中以硬皮病并发雷诺综合征的发生率最高,约90%以上患者迟早会出现雷诺综合征,所以将雷诺现象作为硬皮病主要诊断标准之一。

在寒冷刺激或精神兴奋等因素作用下,末梢动脉痉挛和血流量显著减少,指(趾)皮肤呈现苍白色,甚至会出现"死指"现象;当动脉痉挛缓解而细小静脉仍处于痉挛时,血流缓慢,血液在乳头血管内淤滞,氧含量降低,皮肤就呈发绀颜色;当寒冷等因素消失时,手指血管呈一时性反应性扩张而充血,皮肤呈潮红颜色,以后恢复正常肤色。本病早期,指(趾)动脉是功能性痉挛,并无器质性改变。后期动脉内膜增厚,弹性纤维断裂及中层增厚,导致动脉腔狭窄和血流量减少。少数可继发血栓形成,管腔闭塞,局部组织发生营养障碍性改变,指(趾)端溃疡或坏死。本病的病理生理学变化是神经系统功能紊乱和末梢动脉痉挛。

中医学认为气虚血瘀、阳虚寒盛为发病的主要因素,而情志刺激和寒邪侵袭为发病的重要条件。因为气为血之帅,气行则血行,气虚血行不畅而发生瘀滞,正如清代·王清任曰:"元气既虚,必不能达于血管,血管无气,必停留而瘀。"瘀血阻络则发本病;素体阳虚,寒自内生,寒胜则血凝涩,血流不畅而发病;情志刺激导致人体肝气郁结,阴阳失调,气血不和,经脉阻塞,脏腑功能紊乱,其中以郁怒为最,郁怒则气机阻滞,脉络血瘀而诱发本病;寒为阴邪,《素问·举痛论》曰:"寒气入经而稽迟,泣而不行。"寒邪外淫经络,令血凝涩而不流,内外合邪,则络脉气血瘀阻而发病。气郁日久,郁而化热,或寒邪日久,从阳化热,热盛肉腐,故发生溃疡、坏疽。

侯玉芬教授认为本病属本虚标实之证,气虚、阳虚为本,气滞、血瘀为标,虚、瘀、寒是本病的主要病理特点,瘀血阻络是主要发病机制。

(三)临床表现

雷诺综合征多发生在双手,足趾发病者少见,耳郭、鼻尖、口唇皮肤苍白或发绀者偶见。在寒冷季节频繁发作,症状明显,持续时间长,而在温热季节则发作较少。如果病情较重,即使在夏季阴雨天气也发作。

当寒冷刺激、情绪激动及精神紧张时,手指皮肤出现苍白和发绀,指端可有麻木、发凉、刺痛和感觉迟钝,经保暖后,皮色变潮红,则有温热和胀感,继而皮色恢复正常,症状也随之消失。受累手指常呈对称性,皮色变化多按4、5、3、2指顺序发展,拇指因肌肉较多血液供应比较丰富而很少受累,皮色变化先从末节开始逐向上发展,但很少超过腕部。一些病例缺乏典型的间歇性皮色变化,特别是晚期病例,在发作时仅有苍白或发绀。严重病例指端皮肤出现营养障碍,如皮肤干燥、肌肉萎缩,指甲脆裂、甲周易感染。当指动脉狭窄或闭塞后,指端出现浅在性溃疡和小面积坏疽,且伴有剧烈疼痛,溃疡愈合后遗留点状皮肤瘢痕。据报道,指端动脉的器质性变化与病情轻重及病程长短有关,如 2～5 年,指(趾)动脉闭塞为 11%,溃疡形成为 1.5%;5～10 年,分别为 10% 和 3%;10 年以上,分别为 36% 和 3%。

雷诺综合征患者多有自主神经功能紊乱症状,如易兴奋、感情易冲动、多疑郁闷、失眠多梦等全身症状,以及有原发病的临床表现。

(四)诊断与鉴别诊断

侯玉芬教授认为,通过详细的询问病史、结合规范的体格检查即可明确雷诺综合征的诊断,同时应进一步做相关的实验室检查以确立有无原发病。

1. 诊断

(1)询问病史 雷诺综合征好发于 20～40 岁女性。典型雷诺综合征发作,表现为肢端皮肤出现有规律性的颜色变化,由苍白→发绀→潮红→正常;病变多呈对称性。通过询问,了解患者发病年龄及有无寒冷刺激、情绪激动等诱发因素,以及病变部位。

(2)体格检查 冷水试验、握拳试验可诱发雷诺现象出现,有助于明确诊断。

1)冷水试验。将手指(足趾)放入 4℃ 左右的冷水中 1 分钟,若出现雷诺现象,提示冷水试验阳性。其诱发率在 75% 左右。

2)握拳试验。令患者握拳 1 分钟后,在屈曲状态下松开手指,若诱发雷诺现象出现,提示握拳试验阳性。

(3)辅助检查

1)光电容积描记法。通过光电容积描记法测定指动脉压力,如指动脉压力低于肱动脉压 5.33 kPa(40 mmHg),应考虑有动脉阻塞性病变。手指光电容积脉波描记图形显示指动脉波幅低平,弹力波和重搏波不明显或消失,将双手浸入 30℃ 左右温水中,然后描记图形可恢复正常。表明是指动脉痉挛的典型表现。

2)数字减影动脉造影。上肢动脉造影可以了解指动脉及其近端动脉的情况,有助于确诊。造影可见指动脉管腔细小、迂曲,晚期病例有指动脉内膜不规则、狭窄或阻塞,此法目前尚不能作为常规检查。

3)甲皱微循环检查。在患者间歇期与发作期的不同阶段微循环变化均有所不同,非发作期轻症患者可无异常所见。轻者有微血管袢迂曲扭转异形管袢

（呈多形性改变），偶见轻微的颗粒样血细胞聚集；重者毛细血管周围有散在红细胞渗出，偶见小出血点，管袢内血流缓慢、淤滞，如为结缔组织病引起的雷诺综合征，可见袢顶显著膨大或微血管口径极度扩张形成"巨型管袢"，管袢周围有成层排列的出血点。甲皱微循环检查有助于区分是雷诺综合征是原发性还是继发性。

4）热敏电阻探头测定手指温度。根据患者手指温度恢复时间来估计手指血流情况，这也是估计治疗效果和确立诊断的客观依据。

5）化验室检查及其他。包括血尿常规、红细胞沉降率（ESR）、类风湿因子（RF）、抗 O 抗体（ASO）、抗核抗体（ANA）、C 反应蛋白（CRP）、免疫球蛋白、补体水平、血清蛋白电泳、冷球蛋白、可提取核抗体、抗 ds DNA 抗体（系统性红斑狼疮的特异性抗体）、抗着丝点抗体（CREST 综合征的特异性抗体）、抗 Scl－70 抗体（进行性系统性硬化症的特异性抗体）、抗 RNP 抗体（对混合性结缔组织病有特异性）等有助于原发病的诊断。

手部 X 线检查有利于类风湿关节炎诊断，食道钡透有利于硬皮病诊断，测定上肢神经传导速度有助于发现腕管综合征等。

2.鉴别诊断

（1）手足发绀症　本病多见于女性青春期，呈持续性手套和袜套区皮肤弥漫性发绀，无间歇性皮色变化。冬天重、夏季轻，下垂重上举轻。皮肤细嫩，皮温低，易患冻疮。一般到 25 岁左右自然缓解。肢体动脉搏动良好。

（2）冻疮综合征　本病多见于温度低、湿度大的地区，尤其初冬和初春季节，以儿童和青少年女性多见。好发部位在双手、双足、耳、鼻尖。冻疮患者对寒冷敏感，初期手背皮肤红肿，继而出现紫红色界线性小肿块，疼痛，遇热后局部充血，灼痒，甚而出现水疱，形成溃疡，愈合缓慢，常遗留萎缩性瘢痕。本病常连年复发。

（3）网状青斑症　本病可发生于任何年龄，以女性多见。发生部位多在足部、小腿和腹部，也可累及上肢、躯干、面部。皮肤呈持续网状或斑状紫红色花纹，寒冷或肢体下垂时青紫斑纹明显，温暖或患肢抬高后青紫斑纹减轻或消失。肢体动脉搏动良好。

（4）冷球蛋白血症　本病是一种免疫复合物病。约 15% 患者以雷诺综合征为首发症状，主要表现有皮肤紫癜，为下肢间歇发作的出血性皮损，消退后常留有色素沉着,严重者在外踝部形成溃疡,少数可有肢端坏疽,溃疡也见于鼻、口腔、喉、气管黏膜及耳。约70%患者有多关节痛,50%患者有肾损害,其次有肝脾肿大、神经系统损害等。血中冷球蛋白增高、C3补体降低、RF阳性、丙球蛋白增高等。

(5)腕管综合征　本病是由于正中神经在腕管内受压迫而引起,主要表现是手指烧灼样疼痛,活动患手后,手指麻木可以解除,手指痛觉减退或感觉消失,鱼际肌肉萎缩。但无间歇性皮肤颜色改变,无对称性。

(五)治疗

侯玉芬教授认为早期治疗,减少诱发因素,积极治疗原发病是治疗雷诺综合征的关键。

1.调畅情志,注意患肢保暖　本病患者多情绪易激动,精神易紧张。加强患者心理疏导,使其精神愉悦,心态平和,避免和消除情绪激动和不必要的精神紧张,减少雷诺综合征的诱发。另外,细心向患者说明,注意患肢保暖,避免寒冷刺激,尤其是冬季,尽量避免在寒冷环境中逗留过久。

2.绝对戒烟　吸烟可引起血管痉挛,加重病情。患者应严格彻底戒烟和避免被动吸烟。

3.早期治疗是取得疗效的关键　原发性雷诺综合征患者,早期治疗,可以控制病情,甚至有治愈的可能。若贻误治疗,病程日久,则控制病情困难较大。继发性雷诺综合征患者应积极针对原发病的治疗。

4.中医辨证论治　侯玉芬教授辨病与辨证相结合,针对患者虚、瘀、寒等病机特点,早期以温阳、益气、行气为主,后期出现溃破、坏死以清热解毒为主,活血化瘀贯穿于治疗疾病的始终。通常将本病分为三型辨证论治。

(1)阴寒型

【证候】双手(足)发凉、怕冷、呈苍白色,继而青紫,受寒冷即刻引起发作,冬季加重,舌质淡,苔薄白,脉弦细。

【证候分析】素体阳虚,骤受寒冷,寒凝血脉,经脉痹阻,阳气不达四末,故双手足发凉、怕冷、呈苍白色;血瘀于脉络之中,故现青紫;冬季寒邪益甚,故症状加重。舌质淡,苔薄白,脉弦细为寒凝血瘀之象。此型见于较早期的患者。

【治法】温经散寒,活血化瘀

【方药】阳和汤加味。熟地黄30 g、炙黄芪30 g、鸡血藤30 g、党参15 g、当归 15 g、干姜 15 g、赤芍 15 g、怀牛膝 15 g、肉桂 10 g、白芥子 10 g、麻黄 6 g、熟附子 10 g、炙甘草 10 g、鹿角霜 10 g(冲)、地龙 6 g。水煎服。

【方药解析】方中熟地黄、鹿角霜、怀牛膝温肾助阳;熟附子、干姜、肉桂温经散寒;白芥子、麻黄温化寒痰;炙黄芪、党参、炙甘草益气;鸡血藤、当归、赤芍、地龙活血。诸药合用,共奏温经散寒、活血化瘀之功。

(2)血瘀型

【证候】双手(足)青紫为主,发凉、胀痛,手指瘀肿,遇寒加重。舌质绛或有瘀斑、瘀点,脉弦涩。

【证候分析】气血瘀滞,血行不畅,瘀血停聚肌肤脉络之中,故肢体青紫、发凉、胀痛;受寒冷侵袭,寒凝血瘀更甚,故症状加重;瘀血留驻肢末,故手指瘀肿。舌质绛或有瘀斑、瘀点,脉弦涩均为血瘀之象。此型多见于中、晚期的患者。

【治法】温通活血,祛瘀通络

【方药】丹参通脉汤。丹参 30 g、黄芪 15 g、当归 30 g、赤芍 30 g、鸡血藤 30 g、桑寄生 30 g、牛膝 15 g、川芎 15 g、郁金 15 g。水煎服。

【方药解析】方中丹参、赤芍、当归、川芎、鸡血藤活血化瘀;黄芪、郁金益气行气;桑寄生温肾;牛膝通络。上药共用之有温通活血、祛瘀通络之效。

(3)湿热型

【证候】手指或足趾发生溃疡、坏疽,红肿疼痛,舌质红,苔黄腻,脉滑数。

【证候分析】病程日久,气郁化热,或寒邪从阳化热,热盛肉腐,故手指或足趾溃疡、坏疽;湿热蕴结,故红肿疼痛。舌质红,苔黄腻,脉滑数为湿热之象。此型见于肢体溃疡继发感染者。

【治法】清热利湿,活血化瘀

【方药】八妙通脉汤加减。金银花 30 g、玄参 30 g、当归 20 g、甘草 10 g、苍术 15 g、黄柏 12 g、怀牛膝 10 g、薏苡仁 30 g、赤芍 15 g、连翘 10 g、板蓝根 30 g。水煎服。

【方药解析】方中金银花、连翘、黄柏、玄参、板蓝根清热解毒;苍术、薏苡仁健脾利湿;当归、赤芍、牛膝活血化瘀;甘草调和诸药。上药共用之以清热利湿为主,活血化瘀为辅。

若气虚者,加黄芪、黄精益气;肾阳虚者,加淫羊藿、补骨脂、肉苁蓉温肾助阳;寒重者,加熟附子、桂枝、干姜、细辛温经散寒;气滞者,加郁金、香附、陈皮等开郁理气;血瘀重者,加三棱、莪术、制乳香、制没药、王不留行祛瘀通络;发生于上肢者加姜黄、桑枝;发生于下肢者,加独活。

5. 中成药的运用

(1)四虫片 每次 5~10 片,每日 3 次,口服,连服 3~6 个月。具有活血祛瘀,解痉止痛的作用。适用于雷诺综合征各种类型的患者。

(2)活血通脉片 每次 5~10 片,每日 3 次,口服,连服 3~6 个月。具有活血化瘀,通络止痛的作用。适用于雷诺综合征各种类型的患者。

(3)花栀通脉片 每次 5~10 片,每日 3 次,口服,连服 3~6 个月。具有清热活血,化瘀止痛的作用。适用于雷诺综合征湿热型的患者。

6. 中医外治疗法

(1)熏洗疗法 中药熏洗疗法可以缓解血管痉挛,改善肢端血运。阴寒证应用温络通或回阳止痛洗药,血瘀证应用活血止痛散或脉络通,湿热证脓性分泌物较多者应用解毒洗药,每日 2 次,每次 20~30 分钟,1 个月为一疗程。患肢血运较差者,熏洗时水温不宜超过 40℃。通过中药熏洗疗法,可以缓解肢端动脉痉挛,改善血液循环,同时具有解毒消肿,加速坏死组织脱落,促进创面愈合的作用。侯玉芬教授认为,熏洗治疗后一定注意患肢保暖,避免受凉导致疾病发作。

(2)疮面换药 肢端有溃疡、坏疽者,应用大黄油纱布或生肌玉红油膏纱布换药,每日或隔日 1 次,直至创面愈合。

(3)针灸疗法 上肢取穴:曲池、外关、内关、合谷;下肢取穴:足三里、阴陵泉、阳陵泉、三阴交。针刺以强刺激手法,留针 15~30 分钟,可加灸法,每日 1 次,15~30 次为一疗程。亦可配合耳针,取心、肾、皮质下、交感、内分泌等穴位,强刺激,留针 15~30 分钟,每日 1 次,15~30 次为 1 疗程。

(4)穴位注射疗法 上肢取曲池、尺泽、外关、内关;下肢取足三里、三阴交、绝骨、血海等。药用丹参注射液 2 mL,取患肢 2 个穴位,轮流注射,每日 1 次,30 次为一疗程。

7. 静滴中药制剂

(1)疏血通注射液 6 mL 加入 5% 葡萄糖或 0.9% 氯化钠溶液 250 mL 中,静脉滴注,每日 1 次,15 天一疗程。

(2)丹参注射液 20 mL 加入 5% 葡萄糖或 0.9% 氯化钠溶液 250 mL 中,

静脉滴注,每日 1 次,15 天一疗程。

(3)血塞通   0.4 g 加入 5% 葡萄糖或 0.9% 氯化钠溶液 250 mL 中,静脉滴注,每日 1 次,15 天一疗程。

8.西药治疗

(1)血管扩张药物   贝前列素钠片:20 μg,每日三次,口服;硝苯地平:10 mg,每日 1~2 次,口服;2% 硝酸甘油软膏:取适量涂搽患肢每日 4~6 次。

(2)镇静安神药   针对精神紧张者,可酌情应用地西泮、艾司唑仑等药物。

9.手术疗法   经中西医结合治疗无效者,可考虑手术治疗,如胸(腰)交感神经切除术、指(趾)神经末梢切除术、动脉重建术、血管内神经阻滞术等。

其手术指征一般为:①经过足够剂量和疗程的药物治疗或其他治疗仍无效者。②病程大于 3 年者。③症状严重,影响生活和工作,或出现远端组织缺血坏死者。④经免疫学检查证明无免疫学异常者。⑤患者及其家属认可可能出现的结果者。

十、红斑肢痛症

(一)概述

红斑肢痛症(Erythromelalgia)是一种原因不明的,以肢端皮肤红、肿、热、痛为特征的局限性、阵发性、肢端血管扩张性疾病。本病是少见病,手足均可累及,但以双足为主。临床特点:主要表现为手足局部发作性的红、肿、热、痛。发作时皮肤呈潮红色,多有烧灼感或刺痛,感觉过敏,局部皮肤温度明显升高,多汗。本病属于中国医学血痹、热痹等范畴。如《诸病源候论》:"夫热病攻手足,乃人五脏六腑井荥俞皆出于手足指。今毒气从脏腑而出,循于经络,攻于手足,故手足指皆肿赤焮痛也。"

(二)病因病机

红斑肢痛症的发病原因和机制尚未明了,一般认为与血管舒缩神经中枢或自主神经功能紊乱有关,有人认为是在痉挛的毛细血管和扩张的动脉之间发生血管舒缩协调功能障碍,亦有人认为皮肤毛细血管的血压升高和皮肤对温热处于过敏状态以及某些致热物质增多而引起。还有人认为可能与因某些原因使血中血清素浓度增高有关,少数病例还有家族因素。目前多认为红斑肢痛症的发生是在某些原因作用下,血管的神经体液调节机制紊乱引起毛细血管前动静脉短路开放过多,使局部皮肤动脉血增加,血管张力增高,刺激临近的神经末梢,从而引起特征性烧灼感,出现红、肿、痛、热的表现。

中医学多认为本病是由于素体阳热偏盛,内有蕴热,外受风寒湿及热毒之邪侵袭,营卫不和,寒湿入里化热,湿热蕴蒸,痹阻脉络,气滞血瘀,气血不达四末而发病。病初以邪实为主,依邪之偏而分为风湿热痹型、湿热下注型、寒凝血瘀型及热毒炽盛型。久病热伤营阴,则表现为阴虚血瘀之象;或反复发作,热象渐退,而以血瘀脉络之证为主。病位在血脉,病变性质为血脉痹阻,所以应始终重视祛邪与活血通络治法的运用,同时应注意顾护正气。

侯玉芬教授在长期的临床实践中,总结出红斑肢痛症多因饮食偏嗜或久病,脾胃受损,脾气不健,气虚则运血无力,气滞血瘀,脉络瘀阻,日久化湿生热,郁于四肢而发。

(三)临床表现

本病发病多缓慢,多见于年轻人,男子的发病率高于女子两倍,手足均可被侵犯,以足为多见,常对称性发病。指(趾)端发病,皮温高出其他指(趾)3~5℃。此病的典型症状是:手足局部红、肿、热、痛,发作时皮肤呈潮红色,多伴有难以忍受的刺痛或烧灼感,皮肤感觉过敏,局部发热,皮温明显升高,多汗。常由运动或温度变化诱发。受热、环境温度升高、运动、行立、足下垂或对患肢的抚摸均可导致临床发作或症状加剧;静卧休息、抬高患肢,患肢暴露于冷空气中或浸泡于冷水中可使疼痛减轻或缓解。患者不愿穿着鞋、袜及将四肢放于被内,惧怕医生检查。肢端可有指(趾)甲增厚,肌肉萎缩,但少有肢端溃疡、坏疽。病程长及(或)病情重者症状不仅限于肢端,可扩及整个下肢及累及上肢。激发试验:将手足浸泡在32~36℃温水内,若有症状出现或加重,即为阳性。或腹部加热,或用毛毯裹住肢体,引发疼痛发作者为阳性。

(四)诊断与鉴别诊断

侯玉芬教授认为根据红斑肢痛症特征性临床表现,诊断并不困难,观察一次发作或激发试验阳性,即可确诊。治疗试验如口服阿司匹林而获缓解,亦可帮助诊断。

1.诊断要点 ①任何年龄均可发病,以青壮年多见,多在气温突然下降、受寒或长距离行走后急性发病。②主要侵犯手足部,尤以两足最常见。③发作时表现为一侧或双侧肢体远端(手、足)的烧灼样疼痛或刺痛,局部皮肤发红、皮温升高,肿胀,出汗。④表现为阵发性发作,可持续数分钟或数小时,甚至数日。

每次发作大都在夜间。⑤部受热、运动、长久站立或肢体下垂均可诱发或加剧疼痛;休息、冷敷或将患肢抬高,可使症状缓解以至消失。⑥患肢动脉搏动增强。久病后可有肢端感觉减退,趾甲弯曲增厚,甚至肌肉萎缩。

2. 鉴别诊断

(1)红皮病 本病是一种综合征,多发生于湿疹或湿疹样疾病。常见于用肾上腺皮质激素治疗以后反复发作的疾病,如肿瘤、慢性炎症和肝病等均可并发。其特点是手掌或跖底皮肤细嫩、潮红,可能有感觉过敏和轻度疼痛,但局部温度不高,在热水中有舒适感觉。

(2)自主神经痛 包括交感神经和含有自主神经纤维的神经病变、各种急慢性炎症、风湿病、变态反应、维生素缺乏、内分泌疾病、中毒、寒凉和局部损伤等引起的感染性神经炎或多发性神经炎。此类疾病的临床表现比较复杂,多以疼痛和自主神经紊乱为主,血管痉挛时皮温低、皮色苍白。

(五)治疗

侯玉芬教授根据"脾主四肢","脾为后天之本,气血生化之源"的理论,治疗红斑肢痛症多从"脾"论治。遵循"急则治其标,缓则治其本"的原则,初期红、肿、热、痛明显时应清热利湿、凉血化瘀治其标;症状缓解后,应健脾益气活血治其本;活血化瘀贯穿于治疗疾病的始终。

1. 中医辨证论治

(1)风湿热痹型

【证候】起病较急,局部肌肤红肿疼痛,灼热感明显。皮肤潮红,伴恶风,患肢多汗,唇干,舌红苔薄黄,脉浮数。

【证候分析】起病初期,风湿热邪入络,营卫不和,故见恶风,患肢多汗;热为阳邪,故证见皮色潮红,灼热;肌肤肿胀为湿阻之征,脉络为邪气所阻,不通则痛。舌脉皆为风湿热邪痹阻脉络之象。

【治法】清热疏风,宣通气血

【方药】白虎加桂枝汤加减。生石膏 30 g、忍冬藤 30 g、桑枝 30 g、知母 12 g、桂枝 12 g、川芎 12 g、赤芍 12 g、秦艽 12 g、防己 12 g、苍术 10 g、木瓜 10 g、甘草 10 g。水煎服。

【方药解析】方中知母、石膏清肺胃之热;配伍桂枝、忍冬藤、桑枝、秦艽、木瓜以祛风解毒通络;防己、苍术以利湿消肿;川芎、赤芍以行气活血,甘草、粳米益气生津、养胃和中。上药合用,共奏清热疏风、宣通气血之效。

(2)湿热下注型

【证候】下肢肤色焮红,肿胀,偶有水肿,自觉灼热,剧痛,遇热痛剧,胸闷,纳呆,便溏,舌质红,苔黄腻,脉滑数。

【证候分析】湿热下注,故病发下肢;湿盛则下肢肿胀;热盛则皮肤灼热、焮红;湿热中阻,则胸闷纳呆,便溏;湿热蕴阻血脉,不通则痛。舌质红,苔黄腻,脉滑数均为湿热之象。

【治法】清热利湿,活血化瘀

【方药】八妙通脉汤合三物黄芩汤加减。金银花30 g、玄参30 g、当归20 g、甘草10 g、苍术15 g、黄柏12 g、怀牛膝10 g、薏苡仁30 g、生地黄30 g,苦参15 g,黄芩15 g。水煎服。

【方药解析】苦参、黄柏、黄芩清热利湿,金银花、玄参清热解毒,生地黄、当归凉血活血,苍术、薏苡仁健脾利湿,牛膝活血化瘀、引药下行,生甘草解毒,调和诸药。诸药共奏清热利湿、活血化瘀之功。

(3)血热炽盛型

【证候】患肢皮肤鲜红,遇热加重,喜泡凉水,口渴,便秘,溲赤,舌质红绛,苔黄,脉洪数。

【证候分析】热邪客于血脉而致血热,故皮肤鲜红;热盛则皮肤灼热,遇热加重;热壅血脉,不通则痛,热盛伤津,则口渴,便秘,溲赤。舌质红绛、苔黄、脉洪数均为血热之象。

【治法】清热解毒,凉血化瘀

【方药】黄连解毒汤合犀角地黄汤加减。水牛角30 g、生地黄30 g、赤芍12 g、牡丹皮9 g、黄芩9 g、黄连9 g、黄柏9 g、栀子9 g、玄参20 g、当归20 g、丹参20 g、延胡索15 g。水煎服。

【方药解析】本方黄芩、黄连、黄柏、栀子清热解毒,水牛角凉血解毒,玄参、生地黄滋阴清热,当归、丹参活血化瘀,以延胡索活血散瘀止痛。上药合用,共奏清热解毒、凉血化瘀之效。

(4)脉络瘀阻型

【证候】发病日久,肢体痛剧,痛如针刺,固定不移,夜间尤甚,皮肤暗红,肢端皮肤、指甲变厚或溃疡,舌质紫暗,有瘀斑,脉弦细。

【证候分析】久病入络,气血运行不畅而致血瘀,故皮色暗红;经脉瘀阻,不通则痛;血瘀阻络,营血不荣四末,故见肢端皮肤指甲变厚、溃疡。舌质紫暗、有瘀斑,脉弦细均为血瘀之象。

【治法】活血化瘀,通络止痛。

【方药】血府逐瘀汤加减。当归12 g、生地黄12 g、桃仁12 g、红花9 g、枳壳9 g、赤芍12 g、柴胡10 g、甘草6 g、川芎10 g、牛膝9 g、苍术12 g、党参15 g、鸡血藤20 g。水煎服。

【方药解析】桃仁、红花、当归、生地黄、赤芍、川芎、鸡血藤活血祛瘀,通络止痛;柴胡、枳壳疏理肝气,使气行则血行;党参、苍术健脾益气以扶正;牛膝引药下行而通利血脉。诸药合用,共奏活血化瘀、通络止痛之功。

2. 中医外治法

(1)中药渍溻 芒硝50 g、寒水石30 g、桑枝50 g、忍冬藤40 g、黄柏20 g、苏木30 g,水煎冷敷局部。

(2)针刺治疗 ①体针疗法:病变在下肢,取足三里、三阴交、太冲等穴;病变在上肢,取合谷、内关、曲池等穴,用泻法留针30分钟,每日1次,连续6天。②耳针疗法:选交感、皮质下、神门、心等耳穴,用脉冲电流刺激,每次30分钟,每日1~2次,并可用王不留行贴压耳穴(同上耳穴点),每天加压2~3次,每次2~4分钟,10次为一疗程,有调节神经功能和缓解疼痛的作用。

3. 西医治疗

(1)镇痛药物 常用阿司匹林以止痛。疼痛严重时,可酌情应用曲马多等镇痛药。

(2)血管活性药物 口服利血平、氯丙嗪等可能改善症状。

(3)肾上腺皮质激素 口服小剂量泼尼松(强的松),短期有效。

十一、血管型白塞病

(一)概述

白塞病(Betch's disease,BD)是一种全身慢性疾病,基本病理改变为血管炎。临床以复发性口腔溃疡、生殖器溃疡、皮肤和眼部病变最为常见,但全身各脏器均可受累。当血管炎病变侵犯大血管时,病情较重,称为血管型白塞病白塞综合征。白塞病属于中医学狐惑病,血管型白塞病属于中医学脉痹、脱疽、肿胀、恶脉等范畴。

（二）病因病机

白塞病的发病原因尚未确定,可能与病毒、链球菌、结核杆菌感染、结缔组织病、环境因素、微量元素改变、遗传因素等有一定关系,故认为有遗传免疫因素参与,近年有纤溶系统缺陷学说,基本上认为本病患者的纤溶系统处于低下状态,容易使多组织器官发生血管炎或血管阻塞。

中医学认为白塞病的主要病因病机是湿热毒邪蕴滞,外感六淫邪毒,内因脏腑功能失调,合而致病。侯玉芬认为血管型白塞病以肝、脾、肾脏腑功能失调为主,在肝气郁结、肝阴不足、脾气亏虚、肾阳不足等的基础上感受外邪,而引发本病,故发病多为正虚邪实。侯教授在临证中,标本兼顾,权衡正虚与邪实的轻重缓急,兼以扶正祛邪,疗效确切。

（三）临床表现

1.基本症状　口腔溃疡、阴部溃疡、眼葡萄膜炎。

2.特殊症状　包括皮肤病变、胃肠道病变、血管病变、肺部病变、关节炎、泌尿系统病变、神经系统病变。由于全身多个系统均可受累,故临床症状和体征复杂多变,主要表现如下。

（1）口腔溃疡　约98.6%的病例有口腔溃疡。55.2%为本病最早出现的初发症状,可反复发作。可发生于口腔黏膜的任何部位和舌部及扁桃体。

（2）眼部症状　占41.2%,发生较晚而危害较大。临床表现多样,有反复发作的角膜炎、前房积脓、虹膜睫状体炎、脉络膜炎、视网膜炎、视神经炎、视神经萎缩、结膜炎等眼部损害,可导致视力减退甚至失明。

（3）外生殖器溃疡　占92.3%,女性以阴唇溃疡多见,其次在前庭黏膜及阴道口周围。有时发生在会阴及肛门处,还可蔓延到子宫颈。溃疡数目及大小不定,溃疡的病理检查无特异性。

（4）皮肤症状　占95.7%,以结节性红斑最多见,亦可见多形性红斑及痤疮样皮疹,针刺皮肤有过敏反应。如脓疱疮、毛囊炎、疖、蜂窝组织炎和溃疡等。

（5）血管病变　占25%~46%,全身各部位各类血管均可受累,基本病变是血管炎,可导致动脉阻塞、静脉阻塞和动脉瘤形成。主要为过敏性小血管炎,小的如视网膜血管,大的如下腔静脉均可受累。受损血管静脉多于动脉,主要是深静脉血栓形成和血栓性静脉炎,发生肺部血栓性静脉炎,可引起肺梗死,可反复咯血;多发性肺动脉血栓形成可引起肺源性心脏病。

（6）神经系统症状　仅占 8% ~ 10%，但病情严重，危害性较大，反复发作阵发性头痛最常见。神经系统的症状较其他症状出现晚，可出现头晕、记忆力减退、严重头痛、运动失调、反复发作的截瘫与全瘫和昏迷等。

（7）胃肠道病变　发生率 50% ~ 64%，可引起口腔到肛门整个消化道和黏膜溃疡，导致穿孔及增殖性改变。

（8）高热败血症样改变　多为不规则低热，但有些病例出现弛张性高热伴白细胞增多，酷似败血症。

（9）关节及肌肉症状　约占 67.1%，四肢大小关节及腰骶等处均可受累，以膝关节多见，呈风湿样疼痛，无畸形及骨质破坏。

（四）诊断与鉴别诊断

1. 诊断

（1）白塞病的诊断标准　完全型具有 3 个基本症状；或具有 2 个基本症状合并 2 个以上特殊症状。不完全型具有 2 个基本症状；或具有 1 个基本症状合并 2 个以上特殊症状。

（2）根据以上的诊断标准结合血管病变，即可诊断为血管型白塞病。

2. 鉴别诊断

（1）与其他病因所致的口腔溃疡、外阴溃疡性疾病、眼科疾病相鉴别。

（2）需与其他病因引起的血管病变加以鉴别　①多发性大动脉炎。血管型白塞病的好发部位为锁骨下动脉，其表现为无脉症，易误诊为多发性大动脉炎。后者多发于青年女性，病变主要累及主动脉弓及其主要分支，亦可累及胸、腹主动脉及其分支，无白塞病口、眼、生殖器三联征。②血栓闭塞性脉管炎。此病青壮年男性患者居多，血管病变多局限于四肢，尤其是下肢的中小动静脉，以肢体缺血表现为主，可发生肢端坏疽，但无白塞病口、眼、生殖器三联征。③结节性多动脉炎。结节性多动脉炎是一种累及中、小动脉全层的坏死性血管炎，随受累动脉的部位不同，临床表现多样，可仅局限于皮肤（皮肤型），也可波及多个器官或系统（系统型），以肾脏、心脏、神经及皮肤受累最常见。无白塞病口、眼、生殖器三联征。

（五）治疗

1. 中医辨证论治

（1）热毒炽盛型

【证候】口腔、外阴部溃疡,关节肿痛。或有皮肤斑疹,色红赤,皮温高,或肢体溃疡或坏疽,局部红肿热痛、脓多恶臭。高热,烦躁不宁,头痛目赤,溲赤便干,舌质红,苔黄或少苔,脉象洪大或弦数。

【证候分析】热毒壅盛,充斥三焦,热入血分,循经入络,热毒熏蒸肌肤,故见口、眼、生殖器溃疡,并肢体溃疡或坏疽,脓多恶臭。高热、烦躁、溲赤、便干,舌质红,苔黄或少苔,脉象洪大或弦数,均为热毒壅盛、热入血分之象。

【治法】清热解毒,凉血活血

【方药】五味消毒饮合活血通脉饮加减。金银花 30 g、蒲公英 30 g、野菊花 15 g、连翘 15 g、紫花地丁 15 g、生地黄 30 g、牡丹皮 12 g、土茯苓 30 g、赤芍 15 g、黄柏 9 g、牛膝 15 g、生甘草 10 g。水煎服。

【方药解析】方中金银花性味甘、寒,入肺、胃经,可清热解毒,凉血散热,解中焦、上焦之热毒;蒲公英味苦、甘,性寒,入肝、胃经,功能清热解毒;二药相配共为君药,以达清热解毒、凉血散热之功。野菊花味苦、辛,性微寒,入肝、心经,清热解毒,专清肝胆之火;紫花地丁味苦,性寒,入心、肝经,具有清热利湿、解毒消肿之功;连翘味苦,性微寒,入肺、心、胆经,有清热解毒、消肿散结之功,为痈疮疔毒之要药;生地黄味甘、苦,性寒,入心、肝、肺经,清热凉血;牡丹皮味苦、辛,性微寒,入心、肝、肾经,清热凉血,活血化瘀;赤芍味苦,性寒,入肝经,功擅清热凉血,散瘀止痛;以上六味配伍合而为臣,助君药既能清热解毒,又能达气血两清,三焦同治,利湿消肿之功。土茯苓味甘、淡,性平,入肝、胃经,解毒利湿;生甘草味甘,性平,入心、肺、脾、胃经,具有清热解毒、补脾益气、缓急止痛、调和诸药之功。二者共为佐药。黄柏味苦,性寒,入肾、膀胱、大肠经,具有清热燥湿、泻火解毒之功;牛膝味苦、酸,性平,入肝、肾经,具有补肝肾、引药下行之功,二者共为使药。诸药合用,共奏清热解毒、凉血活血之功。

(2)肝肾阴虚型

【证候】两目干涩赤痛,口舌生疮,二阴溃烂。肢体出现红斑结节,或出现索条状肿物。午后低热,五心烦热,头晕耳鸣,健忘,腰膝酸软,或失眠盗汗。舌红苔黄,少苔或无苔,脉弦数或细数。

【证候分析】肝肾阴虚,虚火内炽,心肝火炎,故两目干涩赤痛,口舌生疮,五心烦热;虚热充斥,下及二阴,则二阴溃烂;肝肾阴虚,不能濡养四末,故四肢酸软无力;虚火内炽,故肢体出现红斑结节或条索状肿物。肝肾阴虚,虚阳上扰,则头晕耳鸣;脑髓失充则健忘;肾虚于下,则腰膝酸软。舌红苔黄,少苔或无苔,脉弦数或细数均为肝肾阴虚之象。

【治法】清热泻火,滋补肝肾

【方药】知柏地黄汤合四物汤加减。知母12 g、黄柏12 g、熟地黄15 g、山茱萸12 g、牡丹皮12 g、土茯苓15 g、山药15 g、生地黄15 g、当归15 g、川芎12 g、生甘草10 g。水煎服。

【方药解析】方中知母味苦、甘,性寒,入肺、胃、肾经,具有清热泻火、生津润燥之功;黄柏味苦性寒,入肾、膀胱、大肠经,具有清热燥湿、泻火解毒之功,泻火以存阴,二者合而为君药,以达清热燥湿、生津润燥之功。生地味甘、苦,性寒,入心、肝、肺经,清热凉血;牡丹皮味苦、辛,性微寒,入心、肝、肾经,清热凉血,活血化瘀;土茯苓味甘、淡,性平,入肝、胃经,解毒利湿;三者合用共为臣药,助君药泻火滋阴。熟地黄味甘,性微温,入肝、肾经,具有补血滋阴之功,专补肾阴;当归味甘、辛,性温,入肝、心、脾经,具有活血补血、润肠通便之功;山药性味甘平,入脾、肺、肾经,益气养阴、补脾益肾之功;山茱萸味酸,性微温,入肝、肾经,补益肝肾;四药同用共为佐药,能补阴又能涩精,配伍牡丹皮,使得虚火不得妄动。川芎味辛,性温,入肝、胆、心包经,具有活血行气之功;生甘草味甘,性平,入心、肺、脾、胃经,清热解毒,补脾益气,缓急止痛,调和诸药;二者共为使药。诸药合用,共奏清热泻火、滋补肝肾之功。

(3)气血两虚型

【证候】口、眼、二阴、皮肤溃疡,此起彼伏,难以收敛,伴头晕目花,面色苍白,心悸失眠,神疲乏力,易汗,少气懒言等。舌淡,苔薄白,脉濡细。

【证候分析】邪恋日久,气血两虚,正不胜邪,则溃疡此起彼伏,难以收敛。清气不升,血不上荣,则头晕目眩,面色苍白;心血失充,神失所养,则心悸失眠;气虚则神疲乏力、易汗,少气懒言;舌淡,苔薄白,脉濡细均为气血两虚之象。

【治法】益气补血,解毒敛疮

【方药】八珍汤加减。当归12 g、熟地黄15 g、川芎12 g、白芍12 g、人参3 g、炒白术10 g、茯苓12 g、玄参15 g、苍术15 g、黄柏12 g、怀牛膝10 g生甘草10 g。水煎服。

【方药解析】方中当归味甘、辛,性温,入肝、心、脾经,具有活血补血、养血之功;熟地黄味甘,性微温,入肝肾经,具有补血滋阴之功,专补肾阴,二者合而为君药。川芎味辛,性温,入肝、胆、心包经,具有活血行气之功;白芍味苦、酸,性凉,入肝、脾经,具有养血敛阴之功;人参味甘、味苦,性平,入脾、肺、心经,补脾益肾,生津,大补元气;白术味苦、甘,性温,入脾、胃经,补气健脾;苍术味辛、苦,性温,入脾、胃经,燥湿健脾;茯苓味甘、淡,性平,入心、脾、肾经,具有渗湿健脾之功,以上六味配伍合而为臣,助君健脾益气,养血活血。玄参味苦、甘、咸,性寒,入肺、胃、肾经,清热解毒,滋阴生津;黄柏味苦性寒,入肾、膀胱、大肠经,具有清热燥湿、泻火解毒之功,泻火以存阴;二者合而为佐药,以达清热解毒、生津润燥之功。生甘草味甘,性平,入心、肺、脾、胃经,具有清热解毒、补脾益气、调和诸药之功;牛膝味苦、酸,性平,入肝、肾经,具有补肝肾、引药下行之功;二者共为使药。诸药合用,共奏益气补血、解毒敛疮之功。

2. 中成药的运用

(1)雷公藤多苷片 每次20 mg,每日3次,口服,连服3~6个月。具有清热活血、化瘀止痛的作用。适用于血管型白塞病各种类型的患者,尤其是活动期患者。

(2)火把花根片 每次4片,每日3次,口服,连服3~6个月。具有清热活血、化瘀止痛的作用。适用于血管型白塞病各种类型的患者,尤其是活动期患者。

(3)活血通脉片 每次5~10片,每日3次,口服,连服3~6个月。具有活血化瘀、通络止痛的作用。适用于血管型白塞病各种类型的患者。

(4)花栀通脉片 每次5~10片,每日3次,口服,连服3~6个月。具有清热活血、化瘀止痛的作用。适用于血管型白塞病各种类型的患者,尤其是活动期患者。

(5)犀黄丸 每次3~6 g,每日2次,口服。具有清热解毒、活血散结、消肿止痛的作用。适用于血管型白塞病活动期患者。

(6)四虫片 每次5~10片,每日3次,口服,连服3~6个月。具有活血祛瘀,解痉止痛的作用。适用于血管型白塞病各种类型的患者。

(7)脉血康胶囊 每次4粒,每日3次,口服,1~2个月一疗程。适用于血管型白塞病各种类型的患者。

3. 中医外治法

(1)熏洗疗法 活血消肿洗药:熏洗患肢,日1~2次,每次1小时,适用于肢体肿胀、瘀血者。硝矾洗药:凉敷于患处,日2～3次,适用于肢体瘙痒者。

（2）涂搽疗法　马黄酊或丹参酊外涂患处,适用于肢体出现血栓性浅静脉炎和结节性红斑者。

4.静滴中药制剂

（1）疏血通注射液　6 mL加入5%葡萄糖或0.9%氯化钠溶液250 mL中,静脉滴注,每日1次,15天一疗程。

（2）丹参注射液　20 mL加入5%葡萄糖或0.9%氯化钠溶液250 mL中,静脉滴注,每日1次,15天一疗程。

（3）血塞通　0.4 g加入5%葡萄糖或0.9%氯化钠溶液250 mL中,静脉滴注,每日1次,15天一疗程。

（4）川芎嗪注射液　120 mg加入5%葡萄糖或0.9%氯化钠溶液250 mL中,静脉滴注,每日1次,15天一疗程。

5.西医治疗

（1）一般治疗　有全身症状时应适当休息,增加营养,服用维生素B、维生素C等。

（2）药物治疗

1）祛除感染病灶。如单纯疱疹、扁桃体炎、结核病等。

2）肾上腺皮质激素。在活动期期应用肾上腺皮质激素类药物,如泼尼松（强的松）口服。在血栓性静脉炎及中枢神经系统受累时,使用激素的同时需应用抗生素。病情稳定后,逐渐减少激素剂量。

3）免疫抑制剂。如环磷酰胺或硫唑嘌呤等与激素联合应用,也有一定疗效,并可减少激素的用量及其不良反应。

4）非甾体类抗炎药。洛索洛芬钠、双氯芬酸钠等,具有消炎止痛退热作用。

5）改善血液循环药物。前列地尔注射液、贝前列腺素钠片、阿司匹林肠溶片等。

（3）手术治疗　动脉瘤应及时手术切除,以防血管瘤破裂引起大出血导致死亡。肢体坏疽者,必要时行趾(指)部分切除缝合术或截肢术。

十二、变应性皮肤血管炎

（一）概述

变应性皮肤血管炎是一种主要累及真皮上部毛细血管及小血管的坏死性血管炎。本病除了有皮肤黏膜损害外，严重时还可有内脏损害，又称过敏性血管炎、碎裂性白细胞血管炎等。临床特点：有明显的皮肤损害，皮损呈多形性；好发于小腿、踝部，多呈对称性；反复发作，病程数周至数月，少数可数年反复发作；预后较好。本病属于中医学热毒流注、梅核丹、湿毒流注、瓜藤缠、葡萄疫、瘀血流注等范畴。

（二）病因病机

本病的发病机制在人或动物实验中已被证明是由免疫复合物沉积所致，其抗体已被证实为 IgG、IgM 或 IgA，抗体在血循环中与抗原结合，形成免疫复合物固定在血管壁，激活补体，促发Ⅲ型变态反应。

变应性皮肤血管炎发病与下列因素有关。①感染。易在急性感染后 7 ~ 14 天发病，常见的有上呼吸道病毒感染及链球菌感染。此外，乙型肝炎病毒、金黄色葡萄球菌、念珠菌、麻风杆菌等感染也可引起本病的发生。②药物。常见药物有巴比妥酸盐类、磺胺类、酚噻嗪类、碘化物、青霉素、乙酰水杨酸类、保泰松等。③化学物品。石油产品、杀虫剂、除草剂等。④异体蛋白。异体血清及血清制品。⑤系统性疾病及某些结缔组织病。系统性红斑狼疮、类风湿关节炎、冷球蛋白血症、乳糜泻、囊肿性纤维化、慢性活动性肝炎、溃疡性结肠炎等。⑥某些恶性肿瘤。多发性骨髓瘤、淋巴肉瘤、白血病等。

以上致病因素并不都是很明确的，最常见的致病因素似乎还是链球菌感染。

变应性皮肤血管炎的主要病理为真皮上部毛细血管及小血管的坏死性血管炎，因病期及病情轻重不一，组织病理改变有所不同。特征性改变为真皮毛细血管及小血管内皮细胞肿胀，纤维蛋白样变性，血管腔闭塞，血管周围有以嗜中性粒细胞为主的炎性细胞浸润，可有少量嗜酸性粒细胞及单核细胞。可见嗜中性粒细胞崩解后形成的核尘，大量红细胞外渗，受累血管周围组织可有纤维蛋白样变性。血管呈模糊不清及坏死。

直接免疫荧光发现血管基底膜 IgA 抗体，在真皮及皮下组织有 IgG 和 IgM 抗体及补体 C_2 沉积。

中医学认为本病患者以青壮年为多,素体阳热偏盛,内有蕴热,外受风寒湿及热毒之邪侵袭,营卫不和,寒湿入里化热,湿热蕴蒸,痹阻脉络,气血瘀滞而发病。病初以邪实为主,表现为湿热下注证,病久热象渐退,而以血瘀脉络之证为主。若毒攻脏腑,则出现血证、痹证和虚劳等证。

侯玉芬教授认为本病的病机大致集中在虚、风、热、痰、湿、瘀等方面,瘀血阻络是主要病机特点。

(三)临床表现

本病多发生于青壮年,男女之比为1.3∶1。发病前1年,有呼吸道病史者占56%,药物反应者占38%,中耳感染者占31%,高血压者占25%。

最常见的初发症状是皮肤损害,因此易为患者所发现,皮肤损害好发于下肢,散在分布,有时发生在大腿、臀、躯干和上肢等身体部位,但以小腿和足背等身体下垂部位最多,常对称分布,皮损呈多形性,如斑丘疹、丘疹、紫癜、瘀斑、结节、溃疡等。瘀斑几乎是必有损害,由于血管壁的炎症细胞浸润和渗出,故这种瘀斑都是高起且可以触及的,也是本病特征。皮损若开始为红斑亦可迅速发展成风团样,甚至伴有出血现象,在炎症反应严重时,可以发生水疱和血疱,中性粒细胞外渗至周围组织时还可以出现脓疱。可以有大小不等的皮下结节,若因内皮细胞肿胀、管腔狭窄,则产生组织坏死和溃疡,愈后留下萎缩性瘢痕。急性发作时,损害成批出现,分布广泛,伴小腿下部水肿,病情较重;慢性经过者,不定期地反复发作,持续多年,并以丘疹、结节和坏死溃疡损害为主,偶发网状青斑。皮疹吸收后留有色素沉着,或有萎缩性瘢痕,自觉瘙痒或烧灼感,少数有疼痛感。2/3的病例可伴有不规则发热、关节痛、关节肿胀、乏力。单个皮疹持续数周,但可反复发作,迁延数月至数年。

变应性皮肤血管炎是一种全身性疾病,体内所有器官皆可受累,使内脏器官发生实质性和功能性损伤。常见的有关节炎、肌炎;1/3的病例有肾脏损害。肾脏受累最为严重,甚至可发展成肾功能衰竭、局灶性肾小球肾炎或弥漫性肾小球肾炎;中枢神经系统受累可表现为头痛、妄想、精神错乱、复视、甚至脑血栓形成;胃肠道受累可发生腹痛或便血;肺部可出现弥漫性或结节样浸润性损害或胸腔积液。

(四)诊断与鉴别诊断

1.诊断 侯玉芬教授认为,根据本病发病急,慢性经过,反复发作,皮损呈斑丘疹、丘疹、紫癜、瘀斑、结节、溃疡等多形性病变,以下肢多见,对称性分布,有疼痛和烧灼感等临床特点,结合组织病理的改变,明确诊断不困难。

部分病例有贫血,嗜酸性粒细胞增高,红细胞沉降率增高。肾脏受累者可有蛋白尿、血尿及管型。血清总补体可降低。血循环中免疫复合物的浓度升高。

2. 鉴别诊断

(1)血栓性浅静脉炎 本病沿浅静脉走行方向发生索条样痛性结节,急性期红肿疼痛较明显,伴有压痛;慢性期红肿减退,疼痛亦减轻,皮肤遗留色素沉着。多伴有静脉曲张。无明显全身症状。

(2)下肢静脉性溃疡 本病有下肢静脉曲张或下肢深静脉血栓形成病史,溃疡发生于足靴区,周围皮肤有明显的色素沉着等郁积性皮炎表现。

(3)过敏性紫癜 本病多发生于儿童及青年,皮肤、关节、胃肠道和肾脏等多器官常同时受侵害,皮损形态较单一,以可触及的风团性紫癜和瘀斑为特征,尿中可出现蛋白和红细胞,可有消化道出血等。

(4)丘疹坏死性结核疹 本病多发生于青年,损害对称分布于四肢伸侧,关节附近和臀部,呈暗红色实质性丘疹或中心坏死性结节,无紫癜,有结核史或结核病灶,组织病理检查有结核病改变。

(五)治疗

1. 中医辨证论治 侯玉芬教授认为,变应性皮肤血管炎的治疗,早期以祛邪为主,视热(毒)、湿、瘀之轻重,予以清热(解毒)、祛湿、凉血化瘀。病情反复迁延,则应辨审正邪消长予以扶正祛邪,视阴阳气血之不足,予以益气活血、温阳通脉、养阴化瘀,扶正以祛邪。而活血化瘀贯穿于治疗本病的始终。

(1)湿热下注型

【证候】患病初期,皮损为红色斑丘疹、丘疹、紫癜、瘀斑,溃后血水滋流,伴腿胫浮肿,患处疼痛较重或有灼热感,大便不调,小便黄赤。舌质红或绛,苔黄,脉弦滑数。

【证候分析】素体阳热偏盛,内有蕴热,外受风寒湿及热毒之邪侵袭,营卫不和,寒湿入里化热,湿热下注,痹阻脉络,气血瘀滞而见下肢红色斑丘疹、丘疹、紫癜、瘀斑,溃后血水滋流,伴腿胫浮肿,局部有灼热感;不通则痛,故见患处疼痛较重;大便不调,小便黄赤亦为湿热下注之象。舌脉为湿热下注之象。

【治法】清热利湿,凉血化瘀

【方药】八妙通脉汤加减。金银花30 g、玄参30 g、当归20 g、甘草10 g、牛膝15 g、苍术15 g、黄柏12 g、紫草12 g、生地黄30 g、板蓝根15 g、蒲公英30 g。水煎服。

【方药解析】方中金银花、蒲公英、黄柏清热利湿;苍术燥湿健脾消肿;当归、紫草、生地黄、板蓝根、玄参、牛膝凉血化瘀通络;甘草调和诸药。上药共用之以清利湿热为主,活血化瘀为辅。

(2)血瘀湿阻型

【证候】病变进入慢性期,皮损表现为紫癜,上有粟疹或血疱,溃烂坏死,下肢肿胀,伴患肢刺痛。舌质暗,或有瘀斑,苔腻,脉涩。

【证候分析】湿热痹阻脉络日久,热象渐退,而以血瘀脉络为主,证见皮肤紫癜,上有粟疹或血疱。血瘀脉络,四末不荣则见溃烂坏死;脉络痹阻,不通则痛,故患肢刺痛;血不利则为水,故见下肢肿胀。舌脉均为血瘀湿阻之象。

【治法】化瘀利湿,解毒散结

【方药】活血通脉饮加味。当归15 g、丹参30 g、益母草15 g、川牛膝15 g、牡丹皮12 g、赤芍15 g、川芎15 g、土茯苓30 g、金银花30 g、路路通12 g。水煎服。

【方药解析】方中丹参、赤芍、当归、川芎、益母草活血化瘀;牛膝、路路通通络散结;金银花、土茯苓清利湿热;牡丹皮清热凉血。上药共用之可有化瘀利湿、解毒散结的功效。

(3)气血两虚型

【证候】皮损出现慢性溃疡,肉芽不新鲜,生长缓慢,疼痛较轻,伴有肢软乏力,低热,或有浮肿等。舌质淡,有齿痕,苔薄白,脉细弱。

【证候分析】病久正气耗伤,气血两亏,不荣四末,故见慢性溃疡久不愈合,肉芽不新鲜;脏腑虚损,故见虚劳之象而有肢软乏力,低热,浮肿等症。舌脉为气血两虚之象。

【治法】补气养血,解毒生肌

【方药】顾步汤加减。黄芪30 g、党参30 g、鸡血藤30 g、石斛30 g、当归15 g、丹参15 g、赤芍15 g、牛膝15 g、白术15 g、甘草10 g。水煎服。

【方药解析】方中黄芪、党参、白术益气健脾;石斛、当归养阴补血;鸡血藤、丹参、赤芍、牛膝活血化瘀;甘草解毒、调和诸药。上药共用之可有补气养血、解毒生肌的功效。

2. 中成药的运用

(1)花栀通脉片 每次 5 ~ 10 片,每日 3 次,口服。具有活血化瘀,通络止痛的作用。

(2)犀黄丸 每次 3 ~ 6 g,每日 2 次,黄酒或温开水送下。具有清热解毒,活血散结,消肿止痛的作用。

3. 中医外治法 侯玉芬教授十分重视中医药的外治疗法,认为内治和外治相结合,可以迅速改善症状,取得满意疗效。

(1)局部皮损为红色斑丘疹、丘疹、紫癜、瘀斑,患处疼痛较重或有灼热感,证属湿热下注。适宜酊剂外搽(湿敷)疗法,治以清热解毒,凉血消肿。以马黄酊外搽患处,每日 3 ~ 5 次。皮损范围广,红肿疼痛严重者,可用马黄酊湿敷患处,日一次,疗效更加。

(2)局部皮损为紫癜、瘀斑,患处疼痛较重,灼热感无明显者,证属血瘀湿重。适宜酊剂外搽疗法,治以活血化瘀。以红灵酒外搽患处,每日 1 ~ 2 次。

(3)局部溃疡,肉芽不新鲜,生长缓慢。适宜药膏贴敷疗法,治以活血化瘀,生肌长肉。以生肌玉红膏创面换药,日 1 次。

(4)局部溃疡,腐肉较多。以适宜药物外敷疗法,治以化腐生肌。以化腐生肌散换药,日 1 次。

4. 静滴中药制剂

(1)脉络宁注射液 40 ~ 60 mL,加入 5% 葡萄糖溶液 500 mL 中,静脉滴注,每日 1 次,15 天为一疗程。

(2)川芎嗪注射液 400 ~ 800 mg 加入 5% 葡萄糖溶液 500 mL 中,静脉滴注,每日 1 次,15 天为一疗程。

(3)丹参注射液 20 mL 加入 5% 葡萄糖溶液 250 mL 中,静脉滴注,每日 1 次,15 天为一疗程。

5. 西医治疗

(1)一般治疗 ①寻找并清除病因,注意停用可疑药物,减少抗原来源,停用过敏药物及异性蛋白的影响。②伴有下肢静脉曲张者,应坚持穿医用弹力袜,或缠扎弹力绷带,促进静脉血液回流,减轻血液瘀滞状态。

（2）药物治疗　①控制感染：去除感染灶。抗生素治疗对控制感染、急性炎症有一定作用。②皮质类固醇激素或免疫抑制剂：对严重泛发病例可应用皮质类固醇激素或免疫抑制剂，多能较好控制病情。但在严重的肾脏和中枢神经系统受累时，虽用大剂量激素也无效。③其他：砜类药物、维生素C、芦丁等。

十三、类风湿性血管炎

（一）概述

类风湿性关节炎是一种常见的以非化脓性多关节炎为主的系统性结缔组织性疾病。若以关节外表现为主要症状时，如胸膜炎、心肌炎、肺炎、神经炎和血管炎等，就称为恶性类风湿性关节炎或"类风湿病"。血管炎是类风湿性关节炎的基础病理之一，其各种血管损害，大多数没有症状，仅在尸检时发现，所以一般没有临床意义。若发生多种血管（包括中等动脉、小动静脉及毛细血管）炎症性闭塞时，症状明显，甚至致死，总称为类风湿性血管炎，在临床并不多见，约占各种关节炎的1%。类风湿性关节炎属于中医学痹症的范畴，而类风湿性血管炎就其病位来说，当属中医学脉痹的范畴，当发生溃疡、坏疽，则可属于痈疽、脱疽的范畴。随着本病发展可累及内脏各系统，发展为五脏痹。《素问·痹论》所谓"五脏皆有合，病久而不去者，内舍于其合也"。又由于本病有病程长、难以治愈的特点，又可归属于顽痹的范畴。

（二）病因病机

关于类风湿性血管炎的发病机制有多种学说，目前认为主要由免疫复合物引起，往往是IgG或IgM参与。直接免疫荧光检查发现在患者血管壁和损害组织间隙中有IgG、IgM和活化的补体成分，而在表皮与真皮连接处没有发现，这与系统性红斑狼疮有所不同。类风湿性血管炎的组织病理学变化为全层性血管炎，有炎症细胞浸润，以外膜和中层严重。在急性期血管壁上有抗体和免疫复合物沉积。其表现形式有4种：①闭塞性动脉内膜炎；②亚急性小动静脉炎；③严重而广泛的大血管坏死性动脉炎；④毛细血管炎和静脉炎。

中医学认为类风湿性血管炎的病因病机为先天禀赋不足，正气亏虚，感受风寒湿热之邪，痹阻于筋、脉、骨，气血运行不畅，发为痹症。①风寒湿痹：外感风寒湿邪，侵袭人体，导致经络痹阻，气血运行不畅，不通则痛，发为痹症。②风湿热痹：素体肥胖湿盛，复感风热之邪；或素体阳气偏盛，内有蕴热，复感风寒湿邪；或饮食不节，过食肥甘厚味，湿热内生；或外感湿热之邪；或湿邪日久化热，湿热留着于肢体、经络、关节,而成痹症。③痰瘀阻络:风寒湿热之邪留着关节、经络日久,寒邪凝滞,湿邪阻痹,经络气血运行不利而变生瘀血、痰浊,深入筋骨,停留关节骨节,固结根深,难以逐除,痰瘀胶结,痹阻加重,疼痛剧烈,关节僵硬变形。④精血方虚:患者病程日久,耗气损精,精血不足,肝肾亏损;或因情志不遂,忧思而伤心脾,气血生化不足,复感外邪而成痹病。

侯玉芬教授在长期的临床实践中,总结出本病急性期多为湿热痹阻脉络,可见热痹、血瘀之症,故治疗以清热利湿、活血通络为主;慢性期则多为血瘀、肝肾亏虚为主,治疗以益气活血为主,辅以滋补肝肾药物,取得良好疗效。

(三)临床表现

有类风湿性关节炎的特有表现,如末节关节粗大、肿胀、疼痛和关节畸形,20%~30%患者伴有类风湿性小结节,大小不等,由数毫米到2~5厘米或更大,常发生肘部伸侧或关节附近。也可发生在其他部位,不痛,也无压痛,数周后可自然消退,以后可复发。在急性初发期,肢体出现皮下疼痛性结节、瘀斑及急性缺血症状,体温高,全身不适。通常类风湿性血管炎患者倾向于发病初期即有内脏表现。在复发期,已有类风湿关节炎的特有表现,如末梢关节粗大、肿胀、疼痛和关节畸形,X线片上有典型的骨关节影像(关节间隙小,骨端硬化、变形、脱钙和囊性变)等,易于诊断。至慢性期,除关节病变外,手或足的末端有慢性缺血性表现,如皮温低,皮色苍白或紫红,握拳试验或泛红试验阳性;皮肤有营养障碍,表现为致密,弹性低、韧性大、萎缩、甲变形。严重时会有溃疡、小面积坏疽,足背和胫后动脉搏动减弱或消失。末节指或趾骨短缩,X线片上看到有自溶现象。

由于受累血管部位不同,类风湿性血管炎的临床表现可以是多种多样的。①内脏、眼部及神经损害。当侵犯心、脑、眼、肾、脾和肠系膜血管,使其狭窄或闭塞,可引起心包炎、肠系膜血管炎、外巩膜炎等,有多发性神经病变、紫癜、肾小球肾炎等不同表现。②肢体血管炎。若侵犯末梢动脉,则主要累及肢体末梢和皮肤血管。手或足的末端有缺血性表现,如皮温低,皮色苍白或紫红,甲皱襞处有小的条状红棕色梗死,指甲及指端有小片出血,但握拳试验或泛红试验阳性,皮肤有营养障碍,表现为致密、弹性低、韧性大、萎缩、甲变形等。严重时会有溃疡、小面积坏疽,足背和胫后动脉搏动减弱或消失。末节指或趾骨短缩。在急性期,皮下出现疼痛性结节,双手出现雷诺现象,趾和指动脉闭塞后就会形成坏死病灶、溃疡或较大面积的坏疽。

类风湿性血管炎依血管炎发生部位可分为以下几种类型：①全身性动脉炎型（Bevans 型）：除了风湿病症状外，尚同时存有肺炎、心内膜炎、心肌炎等血管炎损害。主要是内脏改变，所以其预后不良。②末梢动脉型（Bywaters 型）：以四肢和皮肤血管炎为主。临床表现为多发性神经炎、皮肤溃疡、指（趾）坏疽、皮肤出血等症状。预后较好。③肺炎型（也称全身感染型）：以肺纤维化为主要临床表现，其预后险恶。

（四）诊断与鉴别诊断

侯玉芬教授认为，详细的询问病史、规范的体格检查以及全面的辅助检查有助于明确类风湿性血管炎的诊断和鉴别诊断，尤其是本病易并发心、脑、眼、肾、脾和肠系膜血管等多器官病变，以确保做到早诊断、早治疗。

1.诊断　参照恶性类风湿关节炎诊断指南（王兆铭《中国中西医结合实用风湿病学》）。

（1）依据项目 A　由中小血管炎引起的下述症状：①多发性神经炎；②皮肤梗死或溃疡；③指端坏疽；④巩膜炎；⑤胸膜炎；⑥心包炎；⑦心肌炎；⑧肺炎；⑨皮下结节、紫癜、出血；⑩肠梗阻、心肌梗死等内脏缺血症状。

（2）依据项目 B　①疼痛肿胀的关节症状；②高烧（38℃以上），全身衰竭等严重的全身症状；③血管炎所引起的临床症状（依据项目 A 中至少有一项）；④应用小量类固醇制剂症状不减轻。

（3）病理改变　有中小血管炎病理改变。

（4）化验室检查　①红细胞沉降率增快（60 mm/h 以上）；②类风湿因子阳性；③低补体血症；④白细胞增多（1 万/毫米^3 以上），核左移；⑤血清 γ - 球蛋白升高；⑥抗核抗体，LE 细胞；⑦X 线有明显骨质破坏。

诊断判断：在符合美国风湿病学会制定的类风湿关节炎诊断标准中"确定诊断"的基础上，具备项目 A 中至少 1 项及病理改变项者，或项目 A 中至少 2 项者，为确定诊断。至少项目 A 项及化验室检查项中 1 项为可疑诊断。在符合美国风湿病学会指定的类风湿关节炎诊断标准中"可能诊断"的基础上，至少具备以上其中 3 项以上为可疑诊断。

应该指出，这些标准不是只为诊断而制定的，是为便于对大系列患者进行分类，以便总结流行病调查、药物试验和研究疾病的自然进程。因此，一些患者尤其是处于疾病早期阶段的患者,不符合这套人为规定标准的,并不能排除类风湿血管炎的可能。

2. 鉴别诊断

(1)多发性大动脉炎 本病好发于青年女性,其病变主要侵犯大血管,如主动脉弓及其分支等,临床上多以上肢、脑部缺血为主要症状,少数病例同时累及下肢动脉。受累动脉远端的动脉搏动减弱,甚至消失。有血管杂音,血压降低,甚至测不出。严重者可发生肢端坏疽。

(2)雷诺综合征 雷诺综合征多见于女性。多始发于手部,始发于足部者罕见,手足先后发病者临床上并非罕见。发病时手足冰冷,肤色具有苍白、青紫和潮红三相变化,常伴有麻木针刺感。发作间歇期,指(趾)可有疼痛和酸麻烧灼感。由于长期反复发作,指(趾)端出现营养障碍征,甚至浅表性坏死或溃疡,疼痛比较剧烈。

(3)结节性多动脉炎 其病变很广泛,常累及内脏,特别是肾脏,并有特征性沿动脉排列的皮下结节,大小如黄豆,有压痛和嗜酸性粒细胞增多以资鉴别。

(4)血管型白塞病 该病以细小血管炎为病理基础,口、眼、生殖器、皮肤症状为主。多有关节痛和结节性红斑而易误诊为风湿关节炎或类风湿关节炎。关节症状发生率为50%～60%,但无功能障碍,也不遗留骨、软骨的破坏或畸形。

(5)变应性皮肤血管炎 该病局限于皮肤的小血管炎症。好发于小腿下1/3处,其次见于下肢、臀部、躯干等处,对称分布;皮损特点为多形性,表现为紫斑、瘀斑、斑丘疹、血疱、溃疡等;可有发热、关节痛、血沉快等全身症状;组织病理特点:类纤维素性坏死,开始于血管内膜或内皮下基质,然后波及整个血管壁,并伴有显著多形细胞反应及多数嗜酸性粒细胞浸润。

(五)治疗

侯玉芬教授认为本病治疗原则为:去除致病因素、诱因,可以预防血管病的发生,延缓病变进程;积极治疗原发性疾病,为血管病治疗奠定基础;不失时机地治疗血管病,有利于原发性疾病的治疗。

1. 全面检查、早期诊断 类风湿性血管炎属于疑难杂症,其发病机制尚不明确,临床观察发现本病主要在类风湿关节炎患者中发病,且易并发心、脑、眼、肾、脾和肠系膜血管等多器官病变,预后差,所以应做到早诊断、早治疗。

2.足够疗程可以提高疗效 类风湿性血管炎主要是细小血管炎症,肢体末梢血液循环改善比较困难,所以治疗周期较长。溃疡和坏疽的处理按慢性动脉闭塞性疾病缺血性肢体的治疗原则进行治疗。对于各脏器的损害,还应该根据情况给以相应的治疗。本病应拟定长期治疗计划,以防止血管炎复发或恶化。

3.中西医结合治疗是根本大法 本病西医治疗主要以类固醇激素为主,抗风湿的药物仅仅是对症治疗,并不能防止血管炎症的发生发展,而免疫抑制剂又具有明显不良反应,所以中西医结合治疗本病是最佳选择。鉴于激素长期应用的不良反应,在使用激素的同时配合应用中药口服,临床实践证明可减少激素的用量和不良反应的产生。

4.中医辨证论治 侯玉芬教授运用中医药治疗类风湿性血管炎形成了自己独特的临证经验,主张病证结合,进行辨证施治时,既重视患肢的局部表现,也强调患者的脏腑功能、气血阴阳盛衰的整体情况。通常将本病分为五型。

(1)湿热蕴结型

【证候】关节烦痛或红肿热痛,有积液,晨僵,肢体酸楚沉重,关节屈伸不利,或皮下结节硬痛,下肢溃疡,小面积坏疽,足背和胫后动脉搏动减弱或消失,伴有发热。舌质红,苔黄腻,脉滑数。

【证候分析】湿热蕴结,阻于经络、肌肤及关节,则见皮肤结节,关节肿痛;湿热下注脉络,则可见下肢肿胀、热痛或肢端溃疡坏疽之证;湿热瘀血互结,痹阻经脉,则动脉搏动减弱或消失;湿热内蕴,则见发热;舌质红苔黄腻,脉滑数亦为湿热内蕴之象。

【治法】清热祛湿,活血通络

【方药】宣痹汤合二妙散加减。防己 10 g、黄柏 10 g、苦杏仁 10 g、连翘 15 g、栀子 15 g、赤小豆 30 g、薏苡仁 30 g、怀牛膝 30 g、滑石 30 g、白花蛇舌草 20 g、蚕沙 20 g。水煎服。

【方药解析】方中防己、栀子、黄柏、连翘、赤小豆、滑石清利湿热;蚕沙、苦杏仁辛散化浊,清气宣痹;薏苡仁淡渗除湿利关节;白花蛇舌草清解热毒;怀牛膝祛风湿,活血壮筋骨。上药共用,以清热祛湿、活血通络。

(2)毒热炽盛型

【证候】关节红肿,灼热跳痛,不可触近,皮下红斑,伴发坏疽性脓皮病,急性发热、多脏器缺血梗死的症状,心烦,口渴,溲黄,大便干,舌红苔黄或少苔,脉弦滑数。见于暴发性血管炎及类风湿性血管炎活动期。

【证候分析】热毒壅滞关节,则见关节红肿,灼热跳痛,不可触近;热伤脉络,则见皮肤斑疹;热盛肉腐则见肢端溃疡或坏疽;热毒壅盛,充斥三焦,则见高热、烦躁;热盛伤阴则口渴;溲赤便干、舌红苔黄或少苔、脉象弦滑数,均为热毒炽盛之象。

【治法】清热解毒,凉血活血

【方药】四妙勇安汤加味。金银花30 g、玄参30 g、当归15 g、甘草10 g、牛膝15 g、苍术10 g、黄芩10 g、黄柏10 g、栀子10 g、连翘10 g、紫草10 g、防己10 g、木通6 g、红花6 g。水煎服。

【方药解析】方中金银花、连翘、黄芩、黄柏、栀子、玄参清热利湿;苍术、防己、木通利湿消肿;当归、紫草、红花、牛膝活血通络;甘草调和诸药。上药共用,以清利湿热为主,活血化瘀为辅。

(3)瘀血阻络型

【证候】周身关节疼痛剧烈,部位固定不移,关节屈伸不利,周围可见硬结,手或足的末端有缺血性表现,如皮温低,皮色苍白,甲皱襞处有小的条状红棕色梗死,皮肤有营养障碍征,表现为弹性低、韧性大、萎缩、甲变形,口渴不欲饮,或见午后及夜间发热。舌质紫暗,或有瘀斑、瘀点,脉细涩。

【证候分析】邪客脉络,气血瘀滞,瘀血阻滞脉中,不通则痛,故见周身关节疼痛剧烈,部位固定不移,关节屈伸不利;脉络瘀阻,故可见硬结;血行不畅,不能荣养四末,则见手或足的末端皮温低,皮色苍白,甲皱襞处有小的条状红棕色梗死及皮肤营养障碍表现;口渴不欲饮,或见午后及夜间发热,舌质紫暗,或有瘀斑、瘀点,脉细涩皆为血瘀之象。

【治法】活血化瘀,祛风胜湿

【方药】活血通脉饮加减。丹参30 g、金银花30 g、赤芍30 g、土茯苓30 g、当归15 g、川芎15 g、威灵仙15 g、地龙10 g、穿山甲10 g。水煎服。

【方药解析】方中丹参、赤芍、当归、川芎活血化瘀;穿山甲、地龙通络散结止痛;金银花、土茯苓清解郁热;威灵仙祛风湿止痛。上药共用之可有活血化瘀、祛风胜湿的功效。

(4)寒湿阻络型

【证候】肢体末端发凉怕冷,皮色苍白,出现雷诺氏现象,肢体关节疼痛,肿胀或重着,局部皮色不红,触之不热,晨僵,关节屈伸不利,得热痛减,或见恶风发热,肌肤麻木不仁。舌质淡红,苔薄白,脉弦紧或浮缓。

【证候分析】寒为阴邪,易伤阳气,"阳虚则外寒",故肢体末端发凉怕冷,皮色苍白,出现雷诺现象;寒湿阻络则经脉不通,不通则痛,则见肢体关节疼痛,肿胀或重着,局部皮色不红,触之不热,晨僵,关节屈伸不利,得热痛减;营卫不和则见恶风发热,肌肤麻木不仁;舌质淡红,苔薄白,脉弦紧或浮缓亦为寒湿阻络之象。

【治法】祛风散寒,除湿通络。

【方药】阳和汤加味。熟地黄 30 g、炙黄芪 30 g、鸡血藤 30 g、党参 15 g、当归 15 g、桂枝 15 g、白芥子 10 g、干姜 10 g、鹿角胶 10 g、制附子 10 g、红花 10 g、炙甘草 6 g、麻黄 6 g。水煎服。

【方药解析】方中鹿角胶,熟地黄大补精血;麻黄、桂枝、干姜通阳开痹;白芥子祛痰;红花、当归、鸡血藤活血化瘀通络;党参、黄芪、当归补益气血。诸药共用有祛风散寒、除湿通络之效。

(5)肝肾亏虚型

【证候】痹病日久,患肢顽麻疼痛,筋挛肉萎,骨节肿大,身体羸瘦,腰膝酸软,神疲乏力,头晕耳鸣。苔少,舌体瘦削,脉细弱。多为本病晚期。

【证候分析】痹病日久不愈,损伤正气,而致肝肾亏虚,气血不足。肾藏精、主骨生髓,肝藏血而主筋,肝肾亏虚,则髓不能满,筋骨失养,气血不行,痹阻经络,故患肢顽麻疼痛,筋挛肉萎,骨节肿大,身体羸瘦;腰为肾之府,肾虚下元虚惫,故腰膝酸软无力;肝肾亏虚,精血不足,脑失所养,故头晕耳鸣;气虚则神疲乏力;血亏心失所养,故心悸气短;舌脉亦为肝肾亏虚、气血不足之象。

【治法】补肾活血,通络止痛

【方药】补肾活血汤。熟地黄 30 g、桑寄生 30 g、当归 15 g、鸡血藤 15 g、丹参 30 g、川续断 15 g、川牛膝 15 g、红花 12 g、补骨脂 15 g、茯苓 15 g、白术 10 g、仙灵脾 10 g、狗脊 15 g、陈皮 6 g、山药 10 g。水煎服。

【方药解析】方中熟地黄、桑寄生、川续断补肝肾,祛风湿;补骨脂、仙灵脾、狗脊温肾助阳;白术、茯苓、陈皮健脾助运;当归、丹参、鸡血藤、红花、川牛膝养血活血。诸药共用有补肾活血,通络止痛之效。

5. 中成药的运用

（1）新癀片 每次 0.64 mg，每日 3 次，口服。是一种新的抗炎镇痛、清热解毒、散瘀消肿治疗风湿性关节炎药物。

（2）昆明山海棠片 每次 3~6 片，每日 3 次，口服。每日最大剂量不能超过 18 片。

（3）雷公藤片 每次 1~2 片，每日 3 次，口服。为雷公藤提取物雷公藤总苷。

（4）风痛宁片（西那美林） 每次 40 mg，每日 3 次，口服。3 个月为一疗程。为青风藤提取物，其主要有效成分是盐酸青藤碱。

（5）火把花根片 每次 3~5 片，每日 3 次，口服。系采用我国西南地区特有中草药原料研制而成，具有与激素、免疫抑制剂及非甾体抗炎药等不同作用特点的新型纯中药制剂，具有抑制病理性免疫反应、抗炎、镇痛等作用。

6. 中医外治法

（1）熏洗疗法 活血消肿洗药熏洗患肢，每日 1~2 次，每次 0.5~1 小时，适用于肢体缺血、瘀血者。活血止痛散熏洗患肢，每日 1~2 次，每次 0.5~1 小时，适用于肢体缺血、瘀血者。

（2）酊剂疗法 马黄酊或丹参酊外涂患处，每日 3~4 次。适用于肢体红肿疼痛者。

7. 静滴中药制剂

（1）疏血通注射液 6 mL 加入生理盐水或 5% 葡萄糖注射液 500 mL 中，静脉滴注，日 1 次，15 天为一疗程。

（2）丹参注射液 20 mL 加入生理盐水或 5% 葡萄糖注射液 500 mL 中，静脉滴注，日 1 次，15 天为一疗程。

（3）血塞通注射液 0.4 g 加入生理盐水或 5% 葡萄糖注射液 500 mL 中，静脉滴注，日 1 次，15 天为一疗程。

（4）清开灵注射液 60~80 mL 加入生理盐水或 5% 葡萄糖注射液 500 mL 中，静脉滴注，日 1 次，15 天为一疗程。

（5）脉络宁注射液 40 mL 加入 10% 葡萄糖溶液 500 mL 中，静脉点滴，日 1 次，15 天为一疗程。有补益肝肾、养阴清热、活血化瘀之功效。

8. 西医治疗

(1)治疗原则 ①去除致病因素、诱因,可以预防血管病的发生,延缓病变进程。②积极治疗原发性疾病,为血管病治疗奠定基础。③不失时机地治疗血管病,有利于原发性疾病的治疗。

(2)一般治疗 患者如有发热、关节肿胀疼痛及全身不适,应卧床休息。

(3)药物治疗 类风湿关节炎的药物治疗主要有非甾体类消炎止痛药(也称第一线药物)和控制病理进展的、慢作用抗风湿病药物(也称第二线药物),如氯喹、氨甲蝶呤、金制剂、青霉胺及其他免疫抑制剂等药物。肾上腺皮质激素不作为首选药物,只在全身症状较明显、关节滑膜炎症较重时为改善症状而使用,因为肾上腺皮质激素并不能改变类风湿关节炎的病理进程。有血管炎者可适当应用肾上腺皮质激素、细胞毒药物或两者合用。但对于几乎没有危及生命的症状,不宜过度治疗。

1)急性期治疗

A. 非甾体类抗炎药。消炎痛:25～50 mg,每日 3 次,口服。炎痛喜康:20 mg,每日 1 次,口服。布洛芬:每次 0.2～0.4 g,每日 4 次,口服。双氯芬酸:25 mg,每日 3 次,口服。扶他林肠溶糖衣片(双氯芬酸钠):25 mg,每日 3 次,口服,能解除关节疼痛,改善关节活动能力,是一种较为有效的抗炎新药。扶他林乳胶剂(双氯芬酸二乙胺盐):每日 3～4 次,局部适量涂布,通过皮肤被人体吸收,由于乳胶剂的凉爽作用使患者立刻产生疼痛缓解的感觉。

B. 肾上腺皮质类固醇激素。尤其在类风湿性血管炎急性活动期及高热期,可用皮质类固醇激素治疗,用中等剂量或大剂量有效。也有人主张中等剂量的皮质类固醇激素及环磷酰胺合并应用,能收到较好的疗效。泼尼松:5～10 mg,每日 3 次,口服。症状改善后,改为维持量,每日 1 次泼尼松 5 mg(生理剂量),然后逐渐微减至停服。地塞米松:20～30 mg,每日 1 次,静脉滴注,逐渐减量,应用 7～10 天。倍他米松:1 mg,每日 3 次,口服。3 天后逐渐减量,一般服用 15 天左右。

C. 金制剂。金诺芬:3 mg,每日 2 次,口服。需定期检测尿常规、肾功能。

D. D - 青霉胺。每日 300 mg,口服。以后每两周增量一次 300 mg,至每日 1 800 mg为止,疗程 12 个月。若效果好,则可减量,直至维持量,每日 125 mg即可。

E. 免疫抑制剂。能改善症状,适用于严重类风湿性血管炎活动时,如免疫复合物升高、低补体血症及高滴度类风湿因子。硫唑嘌呤:每次 < 25 mg,每日 2 ~ 3 次,口服,症状好转后,逐渐减量,以原剂量的 1/2 ~ 1/3 维持 3 ~ 6 个月或更长,用药期间应定期检查血、尿常规及肝、肾功能。环磷酰胺:每次 < 50 mg,每日 2 次,口服,症状好转后,逐渐减量,以原剂量的 1/2 ~ 1/3 维持 3 ~ 6 个月或更长,不良反应比硫唑嘌呤多,而且较严重,用药期间应定期检查血、尿常规及肝、肾功能。

F. 氯喹。每日 25 mg,口服。疗效一般在治疗 1 ~ 3 个月后出现。服药前应先作眼科、心电图检查。

G. 氨苯砜。治疗可能有效。

H. 胸腺肽。30 mg 加入 5% 葡萄糖 500 mL 中,每日 1 次,静脉滴注,15 天一疗程。

I. 如有末梢急性缺血改变和有小的坏死灶,可选用下列药物,使周围循环得到改善。尿激酶:10 万 ~ 20 万单位加入生理盐水 250 mL 中,静脉滴注,日 1 次,10 天为一疗程。阿司匹林:75 ~ 100 mg,日 1 次,口服。潘生丁:25 ~ 50 mg,每日 3 次,口服。维脑路通:1 500 ~ 2 000 mg,静脉滴注,日 1 次,15 天为一疗程。前列地尔:10 ~ 20 μg,静脉滴注,日 1 次,15 天为一疗程。

2)慢性期治疗 由于类风湿性血管炎主要是细小血管炎症,所以肢体末梢血液循环改善比较困难。溃疡和坏疽的处理按慢性动脉闭塞性疾病缺血性肢体的治疗原则进行治疗。对于各脏器的损害,上述方法同样有效,还应该根据情况给以相应的治疗。对类风湿性关节功能的改善,应拟定长期治疗计划,以防止血管炎复发或恶化。

(4)手术治疗 如发生趾、指坏疽者,应施行坏死组织切除术;严重肢体坏疽感染,应在积极治疗的基础上,施行截肢手术。

十四、肢体淋巴水肿

(一)概述

肢体淋巴水肿(Lymphedema of Limb)系由淋巴管解剖变异或功能障碍致淋巴液聚集在皮下组织,继而引起纤维增生、组织肿胀,后期出现脂肪硬化、筋膜增厚、皮肤粗糙、硬如象皮,故有象皮肿之称。临床特点:以下肢为最常见,水肿自肢体远端开始,起病缓,呈进行性加重。肢体淋巴水肿临床上分为原发性淋巴水肿和继发性淋巴水肿。本病属于中医学大脚风、膭病、脚气等范畴。

（二）病因病机

现代医学认为淋巴水肿实质上是"淋巴平衡失调"，这种失调导致了淋巴液在皮下组织积聚。根据引起淋巴平衡失调的原因可将淋巴水肿分为原发性和继发性两类。原发性淋巴水肿是一种淋巴结构先天性异常病变，主要因淋巴管缺如、淋巴管发育不良或过度增生所致。继发性淋巴水肿可由于外伤、炎症、肿瘤、丝虫病感染、淋巴结清扫术、放射治疗等，造成淋巴管缺损、狭窄及闭塞，使淋巴液回流受阻，淤积于皮肤下层组织间隙内，形成淋巴性水肿。在我国以丝虫性肢体淋巴水肿及链球菌感染性淋巴水肿为常见。因肿瘤行乳房、盆腔及腹股沟部淋巴结清扫术和放射治疗后引起的上肢和下肢淋巴水肿亦不少见。

虽然引起淋巴水肿的病因不同，但病理改变基本一致。初期，因淋巴液回流受阻，组织发生淋巴水肿。由于积聚在组织间的淋巴液含有丰富的蛋白质，为成纤维细胞的增生和细菌的感染提供了条件。皮内和皮下组织逐渐纤维化，患肢易继发丹毒。久之，皮肤肥厚、粗糙、坚硬，甚至出现裂纹和疣状增生物。皮下也因脂肪组织变性和纤维结缔组织增生而极度增厚，形成典型的象皮肿。

中医学认为本病的形成，多因湿热之邪浸渍肌肤，流注下肢，或脾虚水停，湿遏气阻，致使气血阻塞不通，水津外溢发为肿胀。病积久延，正气益伤，气虚血瘀，瘀血阻络，则发肌肤粗糙、坚硬等症。总之，本病证属本虚标实。初期多为湿热阻滞之实证；病至后期，则为气滞血瘀或气虚血瘀之虚实夹杂证。

侯玉芬教授通过长期的临床实践，根据中医理论"诸湿肿满，皆属于脾……诸厥固泄，皆属于下"（《素问·至真要大论》），认为肢体淋巴水肿系脾阳虚损，运化失常，湿邪停滞脉络，水湿外溢，聚而为湿，流注肢体，且日久郁而为痰，痰湿阻滞脉络，肌肤失养而发病。因此，临床辨证论治多重视健脾利湿、温阳化痰之法，取得了满意的临床疗效。

（三）临床表现

肢体淋巴水肿多发生于有外伤、手术广泛切除、放射治疗、丹毒、肿瘤和丝虫病等病史及家族史的患者，尤其是肿瘤术后和有复发性丹毒病史的患者。

肢体淋巴水肿以下肢多见，上肢较少。一般单侧发病，亦可双侧同时发病。起病时，可无诱因，亦可因感染、外伤或手术等而引起。水肿先从肢体远端部位开始，下肢在足、踝部，上肢在手背和腕部比较明显，逐渐向近心端发展。先天性淋巴水肿中,90%者发生在下肢,病变范围不超过膝关节;后天性淋巴水肿可蔓延至整个肢体。轻症淋巴水肿患者可无任何自觉症状,较重者则有肢体胀感和行走时下肢沉重感。早期病变皮肤柔软,用手指按压时可呈现明显的凹陷性压窝。抬高患肢和卧床休息后肢体肿胀可以消失或减轻。随着病变进展,皮下组织发生纤维结缔组织增生,肢体变粗肿而硬,皮肤增厚,弹性消失,指压时凹陷性压窝不明显,休息和抬高患肢都不能使肿胀消减。

肢体淋巴水肿极易发生溶血性链球菌感染,经常有丹毒发作,局部皮肤呈燉红、灼热,边界非常清楚,疼痛和压痛明显,伴有寒战、高热,白细胞增多等全身反应。经治疗后体温很快降至正常,但局部症状往往持续较长时间方能消退。有些病例呈慢性丹毒,全身症状不明显,而肢体经常潮红、燉热。由于丹毒反复发生,造成更多的淋巴管阻塞,淋巴液淤积日益加重,皮肤极度增生、肥厚、坚韧,发生慢性溃疡,久不愈合。

按照 International Lymphology of Society 的标准,将淋巴水肿的程度分为三级。轻度(Ⅰ级):对水肿肢体加压可出现凹陷,肢体抬高时水肿大部分消失,无纤维化样皮肤损害。中度(Ⅱ级):加压时,水肿肢体不出现凹陷,肢体抬高时水肿部分消失,有中度纤维化。重度(Ⅲ级):出现象皮样皮肤变化。

(四)诊断与鉴别诊断

1.诊断　侯玉芬教授认为,详细的询问病史对于明确肢体淋巴水肿的诊断和鉴别诊断至关重要,体格检查和辅助检查必不可少。

(1)询问病史　详细了解患者发病年龄,有无丹毒反复发作病史,有无足癣、创伤、肿瘤或手术后等病史,有无丝虫病疫区居住史。

(2)体格检查　早期肿胀常因体位不同而有变化,肿胀的皮肤柔软、光滑。后期淋巴水肿皮肤粗糙,似橘皮,皮肤坚韧形成"象皮肿"。淋巴水肿的患者,应排除各种肿瘤疾患。

(3)辅助检查

1)化验室检查。淋巴水肿并发丹毒时,常有白细胞计数增加。若病情严重,合并有败血症时,血液中可培养出细菌;而丝虫病性淋巴水肿,早期在血液中可以查出微丝蚴。

2)X线淋巴造影。①原发性淋巴水肿。淋巴管数的减少及其形态异常;还可见到淋巴管中断受阻、淋巴管扩张扭曲、淋巴管侧支通路形成以及淋巴管外渗征象。②继发性淋巴水肿。可见淋巴管中断阻塞、扩张、扭曲、淋巴管侧支以及淋巴管外渗征象,如是癌肿转移到淋巴结致使淋巴管阻塞者,还可见到淋巴结增大、增多,形态不规则,呈虫蚀样边缘缺损。③其他。为了排除或区别淋巴病变的原因,亦可行诊断性穿刺组织液分析和同位素淋巴管造影检查。

2. 鉴别诊断

(1)下肢深静脉血栓形成 早期肢体淋巴水肿与下肢深静脉血栓形成都具有凹陷性水肿和抬高患肢后水肿程度可以明显减轻的特点,有时可能混淆。但下肢深静脉血栓形成发病急,数小时后水肿迅速发展为整个肢体,有明显的疼痛和压痛,伴有浅静脉扩张和曲张。而淋巴水肿绝少是急性的,一般无痛苦,没有浅静脉扩张。此外,对不能排除静脉堵塞导致水肿时,可行顺行性静脉造影检查以明确诊断。

(2)下肢深静脉瓣膜功能不全 不论原发性还是继发性下肢深静脉瓣膜功能不全,由于静脉血液倒流,都可产生下肢水肿,晚期病例,皮肤亦发生纤维性硬化,弹力减低。但水肿只限于小腿的下 1/3 部位,有明显下肢静脉曲张,时常并发皮肤色素沉着、湿疹样皮炎和顽固性溃疡等。

(3)Klippel – Trenaunay 综合征 本病是一种少见的先天性静脉畸形,除肢体粗肿与淋巴水肿相仿外,有明显的静脉曲张,下肢骨骼增长,患肢皮肤有葡萄酒样红色血管瘤或斑痣,可供鉴别诊断。

(4)神经纤维瘤 下肢的巨大型神经纤维瘤,皮肤增厚、粗糙坚硬,有赘瘤形成等,应结合病史和其他检查予以鉴别。

(5)全身疾病性水肿 营养不良、肾病、心功能不全、肝病及黏液性水肿等均可发生双下肢水肿。当下肢淋巴水肿呈双侧性时,应注意予以鉴别,通常经过详细询问病史,体格检查和必要的化验检查、B 超等,亦不难鉴别。

(五)治疗

肢体淋巴水肿是常见的、多发的周围血管疾病,特别是近年来,随着癌症发病率的逐年升高,施行淋巴结清扫术后,并发肢体淋巴水肿的患者越来越多。根据疾病的病理过程,侯玉芬教授主张及早防治,否则易形成象皮肿,严重影响患者生活质量。

1. 早期诊断、早期治疗 根据病史、体格检查和必要的辅助检查,肢体淋巴水肿的诊断并不困难。一旦诊断明确,应早期处理。如果在疾病发生的早期能有效的促进淋巴液回流和建立侧支循环,不仅疗效显著,而且能预防成纤维细胞的增生和细菌感染,避免后期因皮内和皮下组织的增生、纤维化、变性而形成象皮肿,影响生活质量。淋巴水肿的后期,再行治疗,虽能改善症状,但往往难以达到满意的治疗效果。所以,早期诊断、早期治疗是必要的。

2. 重视中医外治法　烘绑疗法是中医治疗肢体淋巴水肿的经典治疗方法,并沿用至今。侯玉芬教授潜心研究、总结古人的治疗经验,结合先进的现代医学设施,通过长期的临床观察、验证,提出了自己独具匠心的外治方案,即中药熏洗疗法、患肢气压治疗并弹力绷带外缠的序贯治疗方法,有效缓解了肢体的肿胀,减轻了患者的痛苦,疗效显著,简便验廉。

3. 长期防治,事半功倍　侯玉芬教授认为肢体淋巴水肿是渐进发展的疾病,其治疗缺少有效的手术干预,因此长期的药物和物理治疗是必要的。对于早期的肢体淋巴水肿患者,长期防治,可以避免后期象皮肿症状发生,而后期的患者,仅仅短期治疗很难有满意疗效,坚持长期的中西医结合防治,巩固疗效,对于提高患者的生活质量是至关重要的。

4. 中医辨证论治

(1)寒湿阻络型

【证候】肢体肿胀,皮色不变,按之凹陷,走路时有沉重感觉,伴形寒肢冷,苔白腻,脉沉濡。

【证候分析】寒湿之邪浸渍肌肤,流注于下肢,寒湿阻遏,脉络不通,水津外溢发为肿胀。病积久延,正气益伤,气虚血瘀,瘀血阻络,则有肢体沉重畏寒。本证多见于慢性淋巴水肿。

【治法】温阳行水,活血通络

【方药】真武汤加减。茯苓 30 g、生桑叶 30 g、益母草 30 g、白术 15 g、白芍 15 g、赤小豆 15 g、制附子 10 g、穿山甲 10 g、王不留行 10 g、肉桂 5 g、甘草 5 g。水煎服。

【方药解析】方中制附子、肉桂温肾助阳,以化气行水,温运水湿;茯苓、白术健脾利湿;白芍利小便、行水气;穿山甲、王不留行、益母草活血通络;生桑叶利水消肿。上药共用之以温阳行水、活血通络。

(2)湿热下注型

【证候】患肢皮肤焮红灼热,边界清楚,疼痛和压痛,伴有寒战、发热等全身症状,苔黄腻,脉滑数。

【证候分析】湿热之邪侵袭脉络,脉络滞塞不通,水津外溢而发红肿胀痛;舌红,苔黄、脉数为有热,舌体胖大、苔腻、脉滑为有湿邪。

【治法】清热解毒,利湿消肿

【方药】五味消毒饮加味。金银花20 g、蒲公英15 g、紫花地丁15 g、野菊花15 g、紫背天葵15 g、板蓝根15 g、虎杖15 g、生地黄15 g、牡丹皮15 g。水煎服。

【方药解析】方中金银花、蒲公英、紫花地丁、野菊花、紫背天葵、板蓝根、虎杖清热解毒,利湿消肿;生地黄、牡丹皮清热凉血。上药共用之以清热解毒、利湿消肿。

(3)痰凝血瘀型

【证候】肢体肿胀,皮肤厚硬,按之不凹陷,或发生慢性溃疡,久不愈合。可伴有胸胁胀痛或面色少华,乏力。舌质淡暗或有瘀斑,苔薄白,脉弦涩或沉涩。

【证候分析】脾气亏虚,痰浊内生,痰瘀互结,脉络阻滞,故发患肢增粗坚硬,皮肤粗糙诸症。脾气虚,故面色少华,乏力。土虚木侮,肝失调达,故胸胁胀痛。而舌暗,边有瘀斑、脉涩,均属瘀血之证。

【治法】益气活血,化痰软坚

【方药】补阳还五汤加味。生黄芪30 g、当归尾12 g、赤芍10 g、地龙10 g、川芎12 g、红花6 g、桃仁9 g、苍术12 g、党参12 g、鸡血藤15 g,浙贝母12 g、冬瓜皮30 g、茯苓皮15 g、桑枝30 g、牛膝15 g、甘草5 g。水煎服。

【方药解析】方中黄芪、党参健脾益气;桃仁、红花、赤芍、川芎、当归、鸡血藤、牛膝、活血化瘀;地龙、浙贝母化痰散结;苍术、冬瓜皮、茯苓皮、桑枝燥湿利水消肿;甘草调和诸药。上药共用之以益气活血、化痰软坚。

5.中医外治法　我国运用烘绑疗法治疗慢性肢体淋巴水肿,历史悠久,疗效显著,是民间主要的外治疗法。侯玉芬教授临床实践中,重视外治法的应用,提出了中药熏洗疗法、患肢气压治疗并弹力绷带外缠的序贯治疗方法,能有效地缓解症状,避免象皮肿发生。其机制为:先通过反复热效应刺激,使组织温度升高,组织代谢活动加强,再以外在的物理压力对抗淋巴管壁的跨壁压,促进淋巴管的再生、侧支循环的开放与淋巴液的回流,从而达到消除淋巴水肿的治疗目的。

(1)外敷疗法　适用肢体淋巴水肿各期。方药:复方消肿散。方法:红花等碎末,加入芒硝、冰片内混匀,装入布袋内,外敷患肢,待布袋湿后,取下,将其晾干后再用。

侯玉芬教授认为芒硝外用具有清热软坚、消肿止痛之功;红花有活血通经、祛瘀止痛之效;冰片气味芳香,穿透力强,能通诸窍、散郁火,外用有清热止痛、防腐止痒功效,正如《本草经疏》所言:"芳香之气,能辟一切邪恶;辛热之性,能散一切风湿"。上药合用,外敷患肢,渗透到皮下,共奏活血通络、消肿止痛之功。

(2)熏洗疗法　活血消肿洗药(组成:丹参、赤芍、红花、鸡血藤、苍术、延胡索、木瓜等)或活血止痛散(组成:透骨草、延胡索、当归尾、姜黄、花椒、海桐皮、威灵仙、川牛膝、乳香、没药、羌活、苏木、红花等)。水煎外洗,日1剂。用于慢性淋巴水肿。

6.西医治疗　本病的治疗目的是:排除淤积的淋巴液;防止淋巴液的再积聚;切除已不能康复的纤维硬化组织。

(1)一般治疗　①穿医用弹力袜或绑扎弹性绷带。②注意保护患肢,防止外伤和感染。如淋巴水肿肢体并发感染,则必须应用中西医结合方法有效地控制感染。③下肢淋巴水肿时宜经常抬高患肢,以利于淋巴回流。可作肢体向心性按摩。或用特制的一种肢体肿胀治疗仪,将患肢伸入气囊套内,然后从肢体远端到近端定时有节律的施加压力,促使组织间积液的回流,起到消肿之效。

(2)药物治疗　①适当使用利尿剂,可以减少体内水分,对肢体淋巴水肿能起到一定消肿之作用。②肢体有感染或者丹毒发作时,需行抗生素治疗,可根据细菌培养及药敏试验结果选用有效抗生素,一般以青霉素为多用。

(3)手术治疗　随着肢体淋巴水肿发病机理的不断阐明,近一个世纪以来,外科治疗不断改变,但很多方法因为疗效不佳而被废弃。现将临床应用的几种方法介绍如下。

1)淋巴管静脉吻合术。1977年O'Brien首先报告用淋巴管静脉吻合术治疗四肢淋巴水肿,效果良好。我国刘均墀、朱家恺等(1986年)报告,自1979年以来用淋巴管静脉吻合术治疗四肢阻塞性淋巴水肿及乳糜尿共100例,其中四肢淋巴水肿61例,继发性淋巴水肿44例,术后近期效果较好,有效率达91.8%,而远期效果不够理想,有效率为62.1%。对炎症发作的控制较好,在随访病例中,有26例伴有炎症发作的,术后无炎症发作或发作次数明显减少,炎症较轻的有 21 例,占 80%。

淋巴管静脉吻合术主要是解决淋巴管阻塞问题,在患肢远段或阻塞部位以下做淋巴管静脉吻合术,更新建立淋巴液回流的通路,通过"短路"使潴留的淋巴液得以直接进入血液循环,消除水肿,达到治愈目的。但对由于长期淋巴水肿所引起的局部病理改变,如皮下纤维结缔组织增生,淋巴管扩张,瓣膜失效等,则难以解决。因此,这种手术只适用于轻度淋巴水肿伴有反复炎症发作的病例,或者中度淋巴水肿皮肤松软者。对严重象皮肿,皮肤增厚、硬化,皮下纤维结缔组织增生明显者不可应用。

2)网膜移植术。1966 年 Goldsmith 应用带蒂大网膜移植术治疗肢体淋巴水肿,使半数病例水肿情况改善。开腹后由胃部一侧游离大网膜至胃的另一侧,形成带完整血运的长蒂,穿出腹腔,经腹股沟韧带后方与髂血管前方到达腿部。然后在大腿部作纵形斜切口,剥离切除水肿的结缔组织、脂肪及筋膜。将网膜展开覆盖于腿前面的肌肉之上,周围用可吸收的细线缝合固定。术后注意防止发生内疝、血栓、坏死相感染。

3)病变组织切除植皮术。主要用于严重象皮肿病例,患肢明显增粗,周径超过健侧 10 cm 以上,皮肤角化粗糙,甚至有疣状增生或团块状增生物,皮下纤维结缔组织增生明显、变硬,用其他疗法无效者。手术时,将患肢病变皮肤、皮下组织,连同深筋膜一起完全切除,创面彻底止血后,再取健康自体皮或从患肢切下的标本上取皮来覆盖创面。这种手术虽然创伤较大,术后留有广泛的植皮后瘢痕,但术后肢体明显变细,患者感到满意。对严重肢体淋巴水肿来说,仍不失为一种比较合乎理想的手术。

4)皮肤成形术。1962 年 Thompson 设计了这种手术,在患肢的一侧作纵形长切口,向切口的前、后潜行剥离,直达前后方的中线。将切口内的皮下组织与深筋膜一并切除,裸露正常肌肉组织。将皮肤修薄,沿切口后方皮瓣边缘,在宽约 3~5 cm 范围内,削除其表皮,并缝至肌肉间隙血管附近。然后剪除切口前方皮瓣多余部分。缝合伤口。创口内置放负压引流管。完全愈合几个月后,再行第 2 期手术。由于皮瓣埋入到深部肌肉间隙,打断了深筋膜的阻隔,促使深、浅淋巴交通,改善了淋巴引流,同时因行部分病变组织切除肢体得以缩小,疗效优于单纯切除术。

十五、丹毒

（一）概述

丹毒（Erysipelas）是由链球菌感染引起的皮肤网状淋巴管及浅层蜂窝组织的急性炎症。中医亦称丹毒。其特点是患处焮赤灼热，迅速向外扩大，伴有头痛、恶寒、壮热等全身症状，多反复发作。本病好发于小腿，其次是头面部。小腿丹毒又称"流火"，头面丹毒又称"抱头火丹"。本病是淋巴系统常见疾病。女性患者多于男性，40岁以上发病率较高，本病常年均可发病，但以夏秋季节多见。90%以上为急性发作，甚至呈闪击式发病。近年来，初发性丹毒发热达38～40℃和局部疼痛者明显增多；复发性丹毒局部症状重和畏寒者增多。

（二）病因病机

引起丹毒的病原菌为乙型溶血性链球菌，有时亦可由金黄色葡萄球菌引起。病原菌往往经足部轻微皮肤伤口侵入，在小腿部发病，或因口、鼻、眼结合膜等处急性化脓性感染病灶扩散，在面部发生丹毒，此为累及皮肤及浅层蜂窝组织的一种特殊类型的蜂窝组织炎，蔓延迅速。病变区域的淋巴管和毛细血管明显扩张，周围有水肿及淋巴细胞、中性粒细胞为主的炎性浸润。浸润涉及真皮层，严重的达皮下组织。一般不化脓，没有明显的组织坏死。

中医学认为凡发生于头面部者为天行邪热疫毒之气，或风热之邪化为火毒。发于腰胯者为肝经火旺，脾经湿热相煎而成。发于下肢者，为湿热下注，化为火毒。发于小儿者，则由于胎火、胎毒所致。总之，本病之起总由血热火毒为患。

侯玉芬教授在临证时，总结本病系外因风热火毒，内因肝郁化火、湿热内生，在确立了清热解毒这一治疗大法的同时，分析诸证的轻重缓急，兼以利湿、解郁、散风、凉血等治法，辨证用药，每每取得满意疗效。

（三）临床表现

病变初起多伴有畏寒、发热、头痛、胃纳不佳、便秘、尿赤等全身症状，经12～24小时后，体温突然升高，可达38～40℃。局部症状，先起小片红斑，很快蔓延成大片鲜红，稍高起皮肤，其色深红，状如涂丹，与周围皮肤分界明显，有明显的灼热感，但疼痛多不太剧烈。压之皮肤红色减退，抬起手指后，红色又很快恢复。随病程进展，红色向四周扩延，其中央部分红色逐渐变浅，脱屑，呈棕黄色。附近淋巴结肿大，疼痛、压痛。头皮发生丹毒时，因头皮组织致密，局部肿胀不甚明显,但疼痛剧烈。面部丹毒多由口、鼻部感染扩散而形成,故常以口、鼻为中心呈对称性蝴蝶状红斑。下肢丹毒多有复发倾向,反复发作后可造成淋巴管阻塞,形成肢体淋巴水肿。游走性丹毒可一面消退,一面发展,一般预后良好,约经5~6天后消退,皮色由鲜红转为暗红,最后脱屑而愈。初生儿或老年体弱,火毒甚者易致内攻,证见壮热烦躁,神昏谵语,恶心呕吐,预后不良。

侯玉芬教授认为,本病多有复发倾向,反复发作后可造成淋巴管阻塞,形成肢体淋巴水肿。肢体及生命预后良好,但严重影响患者生存质量,很少有大疱型及化脓型丹毒发生。

(四)诊断与鉴别诊断

侯玉芬教授认为,在明确丹毒的诊断和鉴别诊断中,详细询问病史,了解发病特点,尤为重要。

1. 诊断

(1)询问病史 通过询问,了解患者是否有皮肤、黏膜破损或足癣等病史。如在小腿者,多有皮肤破损、足癣史;在头面部者,多有口、鼻、眼结合膜等处急性化脓性感染病灶。是否先有发热、畏寒或寒战、头痛、咽喉肿痛等病史。

(2)体格检查 病变处皮肤呈现片状充血,皮色鲜红,与周围皮肤分界明显。有明显的灼热感,但疼痛多不太剧烈。压之皮肤红色可减退,抬起手指后,红色又很快恢复。红斑上有时可出现水疱、紫斑,但极少化脓或皮肤坏死。附近淋巴结肿大与压痛。随病程进展,红色向四周扩延,其中央部分红色逐渐变浅,脱屑,呈棕黄色。

(3)辅助检查 血常规检查中血白细胞总数及中性粒细胞计数明显增高。红细胞沉降率增快。

2. 鉴别诊断

(1)过敏性皮炎 颜面丹毒与过敏性皮炎均可见脸面焮热红肿,但后者边界不明显,亦无恶寒、发热等全身症状。而有服药或食物过敏史。

(2)接触性皮炎 本病常有接触过敏物质,皮损以肿胀、水疱、丘疹为主,伴焮热、瘙痒,一般无明显全身症状。

(3)类丹毒 本病多发生于手部,与职业有关,来势慢,范围小,症状轻,无明显全身症状。

(4)小腿郁积性皮炎 下肢丹毒当与之鉴别,后者有下肢静脉曲张等病史,且病变皮肤与周围边界不明显。

(5)蜂窝组织炎 蜂窝软组织炎皮色紫红,中央隆起,红肿显著而边缘炎症较轻,境界不清,稍发硬而坚实。丹毒则边缘高起,炎症明显,境界清楚。

(五)治疗

侯玉芬教授认为丹毒是一种有复发倾向的疾病,发病急骤,若治疗不当或治疗不及时,易并发淋巴水肿。

1.中医辨证论治

(1)风热火炽型

【证候】常于头面、耳项,焮红灼热,重则双目合缝,不能睁开,或见耳项瘰核,口渴引饮,便干溲赤。舌红,苔薄黄,脉数。

【证候分析】风热化火上行,搏结于头面,故常发于头面、耳项;风火相煽,故发病迅速,局部焮红灼热;邪窜于络则耳项瘰核肿痛;热结阳明则大便干;热移小肠则溲赤;热伤阴则口渴引饮。舌红,苔薄黄,脉数均为风热火炽之象。

【治法】散风清热解毒

【方药】普济消毒饮加减。黄芩15 g、黄连15 g、玄参12 g、连翘15 g、板蓝根30 g、马勃9 g、薄荷6 g、升麻9 g、柴胡9 g、桔梗9 g、金银花30 g、僵蚕9 g、牛蒡子9 g、甘草6 g。水煎服。

【方药解析】方中黄芩、黄连清热泻火;牛蒡子、连翘、薄荷、僵蚕辛凉疏散头面风热;玄参、马勃、板蓝根、金银花清热解毒;升麻、柴胡疏散风热,引药上达头面;甘草、桔梗清利咽喉。上药共用之以散风清热解毒。

(2)肝脾湿火型

【证候】发于腰胯肋下,焮赤红肿,向四周蔓延。舌质红,苔黄腻,脉弦滑数。

【证候分析】肝经火毒,脾经湿热相互蕴结,发于皮肤则见焮赤红肿;肝脾二经循行腰胯胁肋,故发病多见于上述部位。舌红,苔黄腻,脉弦滑数亦为肝脾湿火之象。

【治法】清肝泄热利湿

【方药】柴胡清肝汤加减。柴胡9 g、黄芩9 g、栀子9 g、龙胆草9 g、生地黄15 g、赤芍15 g、牡丹皮15 g、金银花21 g、连翘12 g、车前子9 g、生石膏24 g、知母24 g、甘草6 g。水煎服。

【方药解析】方中柴胡、龙胆草清肝泄热;黄芩、栀子、车前子泄热利湿;金银花、连翘清热解毒;生地黄、牡丹皮、赤芍清热凉血;生石膏、知母清热泻火;甘草调和诸药。上药共用之以清肝泄热利湿。

(3)湿热下注型

【证候】好发于下肢,多由足癣感染或小腿溃疡引起,局部红肿焮热,痛如火燎,表面光亮,部分表皮破损,有液体流出,胯间臀核,或见红线上行,不能履地。舌红,苔黄腻,脉滑数。

【证候分析】湿热下注,蕴蒸肌肤,故见下肢红肿焮热,痛如火燎,表面光亮;热盛肉腐,故见皮肤破损;火毒入络,向上蔓延,故见胯间臀核或见红线上行。舌红,苔黄腻,脉滑数乃湿热之证。

【治法】清热利湿解毒

【方药】八妙通脉汤加减。金银花30 g、玄参30 g、当归20 g、甘草10 g、牛膝15 g、苍术15 g、黄柏12 g、薏苡仁30 g、紫草12 g、生地黄30 g、赤芍15 g、板蓝根15 g、蒲公英30 g。水煎服。

【方药解析】方中薏苡仁清利湿热,苍术燥湿健脾,黄柏清热燥湿,共奏清热利湿之功;金银花、玄参、蒲公英、板蓝根清热解毒;赤芍、生地黄、紫草、当归凉血活血;牛膝引药下行;生甘草解毒,调和诸药。上药共奏清热利湿解毒之功。

(4)热毒入营型

【证候】红肿迅速蔓延,势如燎原,兼见心中烦躁,神昏谵语;恶心呕吐,便秘溲赤。舌红绛,苔黄,脉洪数。

【证候分析】热毒炽盛,燔灼营血,故见红肿迅速蔓延,势如燎原;火毒攻心,则见心中烦躁,神昏谵语;热毒伤胃则恶心、呕吐;热结下焦则便秘溲赤。舌红绛,苔黄,脉洪数均为毒热炽盛之候。

【治法】清营凉血解毒

【方药】清瘟败毒饮加减。生石膏24 g、知母9 g、生地黄15 g、水牛角15 g、赤芍9 g、牡丹皮9 g、黄连9 g、黄柏9 g、栀子9 g、连翘9 g、玄参12 g、甘草6 g。水煎服。

【方药解析】方中生石膏、知母清阳明经大热,生地黄、水牛角、赤芍、牡丹皮、玄参清热凉血解毒,黄连、黄柏、连翘、栀子泻火解毒,甘草调和诸药。上药共用之以清营凉血解毒。

(5)正虚邪恋型

【证候】小腿部肿胀,按之凹陷不起,活动后加重,乏力,皮肤有散在椭圆形棕褐色斑片,边缘不规则,皮损处皮下有不规则硬块,按之疼痛。舌质暗红,苔薄白,脉沉细。

【证候分析】湿邪下注,故见小腿部肿胀,按之凹陷不起;瘀血阻于肌肤,肌肤失养,故有棕褐色斑片,皮下有不规则硬块;不通则痛,故按之疼痛。乏力,舌质暗红,脉沉细均为正虚血瘀之证。

【治法】健脾利湿,活血消肿

【方药】茵陈赤小豆汤加减。茵陈 30 g、赤小豆 30 g、薏苡仁 30 g、泽泻12 g、白豆蔻 10 g、黄柏 12 g、苍术 12 g、牛膝 10 g、佩兰 10 g、党参 20 g、黄芪30 g、僵蚕 12 g、蒲公英 24 g。水煎服。

【方药解析】方中黄芪、党参健脾益气;茵陈、赤小豆、蒲公英清热利湿,凉血消肿;薏苡仁、泽泻利湿消肿;黄柏、苍术清热燥湿;白豆蔻、佩兰芳香化浊;牛膝、僵蚕活血通络、引药下行。上药共用之以健脾利湿,活血消肿。

2. 中成药内服治疗

(1)花栀通脉片 每次 5~10 片,每日 3 次,口服。具有清热活血,化瘀止痛的作用。尤其适用于丹毒早期患者。

(2)活血通脉片 每次 5~10 片,每日 3 次,口服。具有活血化瘀,清热利湿的作用。适用于丹毒后期患者。

(3)犀黄丸 每次 3~6 g,每日 2 次,口服。具有清热解毒,活血散结,消肿止痛的作用。适用于丹毒早期患者。

3. 中医外治法

(1)外敷法 皮肤红斑处可用大青膏、金黄膏外敷患处,或用鲜蒲公英100 g,白矾、青黛各 10 g,捣烂敷贴患处,每日 1~2 次。注意水疱、皮肤坏死处皮肤禁用药膏。

(2)溻渍疗法 丹毒后期应用硝矾洗药湿敷患处,或解毒洗药溻渍,每日 2次,促进炎症消退。

(3)涂搽疗法 皮肤红肿、疼痛者,用马黄酊外涂患处,每日 4~6 次,或马黄酊湿敷患处,日 1 次。

4.西医治疗 主要是针对感染应用抗生素进行治疗。如果有原发病灶,根据病情采用相应的处理措施。临床常用药物有青霉素、头孢类抗生素等。

第二节 其他疾病临证经验

一、痛风

(一)概述

痛风(Gout)是嘌呤代谢紊乱及(或)尿酸排泄减少所引起的一组异质性疾病。临床特点:高尿酸血症及尿酸盐结晶、沉积所致的特征性急性关节炎、痛风石、间质性肾炎,严重者呈关节畸形及功能障碍。本病属于中医学痹证、白虎历节风等范畴。

(二)病因病机

根据发病原因,通常将痛风分为原发性和继发性两类。原发性痛风基本属遗传性,与原因未明的分子缺陷及酶缺陷(如磷酸核糖焦磷酸合成酶、次黄嘌呤-鸟嘌呤磷酸核糖转移酶)有关。越来越多的研究表明原发性痛风与原发性高血压、肥胖、血脂异常、糖尿病、胰岛素抵抗关系密切。继发性痛风主要由肾脏病、血液疾病、高嘌呤食物或药物等引起。痛风的发生取决于血尿酸的浓度和在体液中的溶解度。血浆中的尿酸达到饱和,导致尿酸盐结晶、沉积引起反应性关节炎或(和)痛风石疾病。

中医学认为,素体阳盛肝旺,或酒食失节,蕴生痰热,或感受风寒湿热等邪,致使气血凝滞,痰瘀痹阻,骨节经气不通而发病。如龚廷贤《万病回春》所言:"一切痛风,肢节痛者,痛属火,肿属湿……所以膏粱之人,多食煎炒、炙煿、酒肉,热物蒸脏腑,所以患痛风、恶疮痈疽者最多"。侯玉芬教授认为在痛风发病中"热毒内伏"是其主要的病机。

(三)临床表现

典型的痛风伴有高尿酸血症、发作性急慢性关节炎以及单钠尿酸盐晶体沉积在结缔组织和肾脏。

1.急性关节炎 是痛风最常见的早期临床表现,表现为受累关节严重的疼痛、肿胀、红斑、僵硬、发热,且症状发生突然。起病时通常只有一个关节受累,偶尔也可出现多关节同时或先后受累。最常见第一跖趾关节受累,跗骨关节、踝关节、膝关节和腕关节也可受累。发作常呈自限性,数小时至数周自然缓解,缓解时局部出现本病特有的脱屑和瘙痒表现。

2.痛风石及慢性关节炎 痛风石是痛风特征性损害,最常见与关节内及其附近与耳轮,也可累及除中枢神经系统外的任何部位。痛风石可以招致关节僵硬、破溃、畸形。

3.痛风肾病 痛风患者最终绝大多数出现肾损害,表现为蛋白尿、血尿、高血压、氮质血症等肾功能不全表现。

(四)诊断与鉴别诊断

侯玉芬教授认为,一般根据第一跖趾关节这一特征性部位受累,结合血尿酸水平的升高可以做出初步诊断。但明确痛风的诊断和鉴别诊断,离不开详细的询问病史、规范的体格检查,结合必要的辅助检查。

1.诊断

(1)询问病史 通过询问,了解患者有无饮食过饱、外伤、手术、饮酒过量、促肾上腺皮质激素和糖皮质激素撤退、降尿酸治疗以及严重内科疾病如心肌梗死和卒中等诱发因素。高嘌呤类饮食是痛风的主要诱发因素之一。

(2)体格检查 关节迅速出现红、热、触痛等急性或慢性的关节炎症状,多累及单一关节,严重时可引起关节活动障碍或畸形。

(3)辅助检查

1)化验室检查。血尿酸增高,在急性期血尿酸增高的程度与临床症状的轻重不一定平行,甚至少数急性痛风发作的患者血尿酸水平可以正常。关节腔穿刺取滑囊液进行旋光显微镜检查,可见白细胞内有双折光现象的针形尿酸盐结晶。同时发现白细胞,特别是分叶核增多。痛风石活检或穿刺取内容物检查,证实为尿酸盐结晶。

2)X线片检查。受累关节X线片:在骨软骨缘邻近关节的骨质,可有圆形或不整齐的穿凿样透亮缺损,系由尿酸盐侵蚀骨质所致。

2.鉴别诊断

(1)风湿性关节炎 多见于年轻女性,好发于四肢近端小关节,多关节受累,关节肿胀呈梭形、对称,伴明显晨僵,类风湿因子阳性,血尿酸不高,受累关节X线片早期仅有软组织肿胀和骨质疏松而关节改变不明显。

(2)下肢丹毒 多由足癣和下肢感染引起。发病急,常先有寒战、高热,接着足部和小腿出现大片皮肤发红、略肿、灼热、疼痛,边缘清楚,应用抗感染治疗很快消退。

（五）治疗

1. 中医辨证论治 侯玉芬教授运用中医药治疗痛风,主张病证结合,进行辨证施治,既重视患肢的局部表现,也强调患者的整体辨证。常分为湿热蕴结型和痰浊阻滞型两型。

（1）湿热蕴结型

【证候】患者一个关节或多个关节突然表现严重的疼痛、肿胀、红斑、僵硬、发热。小便赤,大便干结。舌质红,苔黄腻,脉滑数。相当于痛风急性期。

【证候分析】素体阳盛肝旺,或酒食失节,蕴生痰热,或感受风寒湿热等邪,致使气血凝滞,痰瘀痹阻,骨节经气不通而发病。热邪瘀阻经络,故关节红肿、疼痛。小便赤,大便干结,舌质红,苔黄腻,脉滑数均为热邪壅盛之象。此型多属痛风急性期。其病理特点为湿、热、瘀为患。

【治法】清热利湿,活血通络

【方药】痛风散加减。金果榄 6 g、山慈菇 6 g、两头尖 6 g、大黄 9 g、土茯苓 15 g、木瓜 15 g、生甘草 12 g。水煎服。

【方药解析】金果榄性苦寒,入肺经、大肠经,功善清热解毒、利湿消肿;山慈菇性甘、微辛、凉,入肝、脾经,功效清解热毒,化痰散结;两药合为君药,共奏清热解毒、除湿化痰之功。土茯苓性甘、淡平,入肝、胃经,能解毒除湿,利关节;大黄性寒,味苦,入肝、脾、胃、大肠经,泻热通肠,凉血解毒;两药合而为臣,助君清热解毒,利湿消肿。两头尖性味辛、热,入脾经,能祛风湿、消痈肿;木瓜性温,味酸,入脾经,能除湿,和胃化湿;两药合用共为佐药,除湿消肿,以防苦寒太过。生甘草调和诸药为使药。诸药合用,共奏清热解毒、利湿排浊、活血通络之功。

（2）痰浊阻滞型

【证候】患者一个关节或多个关节表现疼痛、肿胀、僵硬。小便正常,大便干。舌质红,苔黄,脉滑。

【证候分析】素体阳盛,蕴生痰热,或感受风寒湿热等邪,致使气血凝滞,痰瘀痹阻,脾失健运,骨节经气不通而发病。湿痰瘀阻经络,故关节肿痛皮色正常。小便正常,大便干。舌质红,苔黄,脉滑。均为痰浊阻滞之象。此型多属痛风稳定期。其病理特点为湿、痰、瘀为患。

【治法】清热化痰,健脾除湿

【方药】茵陈赤小豆汤加减。茵陈 30 g、山慈姑 6 g、金果榄 6 g、赤小豆 30 g、土茯苓 15 g、两头尖 6 g、苍术 15 g、木瓜 12 g、生甘草 6 g 等。水煎服。

【方药解析】茵陈味苦,性微寒,入脾、胃、肝、胆经,功善清热除湿;山慈姑性甘、微辛、凉,入肝、脾经,功效清解热毒,化痰散结;两药合为君药,共奏清热解毒、除湿化痰之功。赤小豆甘酸偏凉,归脾、心、小肠经,性善下行,有清热利湿、行血消肿之功,金果榄苦寒以清热解毒、利湿消肿;土茯苓性甘、淡平,入肝、胃经,能解毒除湿,利关节;以上三药和而为臣,助君药清热化湿,消肿止痛。苍术味苦辛性温,入脾、胃经,健脾燥湿,通利关节;两头尖味辛、性热,入脾经,能祛风湿、消痈肿;木瓜味酸,性温,入脾经,能除湿,和胃化湿;以上三药合用共为佐药,健脾化湿,通利关节,且防止苦寒太过。生甘草调和诸药为使药。诸药合用,共奏清热化痰、健脾除湿之功。

2. 中医外治疗法　马黄酊局部外涂,每日 3 ~ 5 次。

3. 西医治疗

(1)秋水仙碱　为治疗痛风急性发作的特效药。急性痛风性关节炎一般于服药后 12 ~ 24 小时起效,90% 的患者于 24 ~ 48 小时得到缓解。

(2)非甾体类抗炎药　以吲哚美辛、萘普生、布洛芬、保泰松抗炎。

二、压疮

(一)概述

压疮又称褥疮,是一种因长期卧床,躯体重压或长期摩擦,导致皮肤破损而形成的溃疡。临床特点:多见于瘫痪、半身不遂、长时间昏迷、骨折、大面积烧伤等卧床患者;好发于尾骶、足跟、踝、髂、肩、胛等易受压和摩擦的部位,皮肤破损,疮口经久不愈。古代文献大多称为席疮,褥疮病名首见于《外科启玄》。

(二)病因病机

西医认为,身体局部因长时间遭受过度压迫,局部皮肤血液循环障碍而发生坏死及溃疡,可以深达肌肉,甚至造成骨和关节的破坏,严重者继发感染,引起败血症而危及生命。另外,局部潮湿、受摩擦、感染及全身营养不良也与本病的发生密切相关。

中医学认为本病多因久病、大病之后气血耗伤,加之长期卧床不起,久卧伤气,气虚而血行不畅,复因受压的部位气血失于流通,不能营养肌肤,引起肌肤失养而坏死、肉腐，形成疮疡。若再因擦伤磨破，皮肤破损染毒，则会加重病情的发展。

侯玉芬教授认为虚、瘀、毒是压疮的主要病机特点。

（三）临床表现

压疮多见于长时间昏迷、瘫痪、半身不遂、骨折、大面积烧伤等久病卧床患者，好发于尾骶、足跟、肘、踝、髂、肩胛等易受压和摩擦的部位。根据发病过程，通常分为以下三期。

红斑期：局部持续受压部位皮肤出现红斑，暗红色，渐趋暗紫色。

水疱期：出现水疱或皮损，皮下组织肿胀，暗红色皮肤随着继续受压范围而增大，局部出现硬结块。

溃疡期：迅速变成黑色坏死皮肤，疼痛或不痛，坏死皮肤与周围形成明显分界，周围肿势平塌散漫，少有滋水，坏死皮肤与正常皮肤分界处渐液化溃烂，形成环状溃烂区，滋水、腐烂自环周向坏死皮肤下方扩大，使死皮脱落而形成巨大溃疡面。溃疡初期呈腐烂状，有脓液，有坏死脓臭味，可深及筋膜、肌层、骨膜、关节，出现广泛的皮下组织潜行腔隙和窦道，后期腐烂组织渐渐脱落，出现红色肉芽，疮面深至骨的部位，肉芽组织出现缓慢。若染毒成脓，则组织坏死迅速，脓水淋漓，相应部位并发瘰核疼痛，诱发内陷而危及生命。

（四）诊断与鉴别诊断

侯玉芬教授认为，根据病史、临床表现，一般可以明确诊断。注意与以下疾病相鉴别。

1.痈　痈是一种发生于皮肉之间的急性化脓性疾患，多发生于颈部、腋下、脐部、臀部等不同部位，但并不一定是易受压迫及摩擦的部位。

2.丹毒　丹毒起病突然，局部皮肤变赤，色如涂丹，焮热肿胀，并迅速向周围蔓延，伴有高热、寒战等全身症状。

（五）治疗

侯玉芬教授认为压疮关键在预防。其治疗经验如下。

1.强调以预防为主　压疮多发生于久病卧床、营养不良的患者。应加强护理，避免身体局部长期受压、受潮湿或受摩擦。

2.内治和外治相结合　内治以扶正祛邪为治则，外治是治疗本病的重要措施，根据疮面的具体情况而辨证用药，内外并举方能取得满意疗效。

3. 中西医结合疗法 对于重症患者发生压疮,在辨证论治的基础上,应积极加强支持治疗,纠正患者低蛋白血症、贫血等,选用敏感抗生素,以促进压疮的愈合。

4. 中医辨证论治 侯玉芬教授通常将压疮分为三型。

(1)气滞血瘀证

【证候】压疮早期局部皮肤出现褐色红斑,继而紫暗红肿或有破损。

【证候分析】局部受压,气血运行不畅,气滞血瘀,肌肤失养,故皮肤红斑、红肿、破损。

【治法】理气活血,化瘀通络

【方药】血府逐瘀汤加减。当归12 g、生地黄12 g、桃仁12 g、红花9 g、枳壳9 g、赤芍12 g、柴胡10 g、甘草6 g、川芎10 g、怀牛膝9 g、苍术12 g、党参15 g、鸡血藤20 g。水煎服。

【方药解析】桃红四物汤活血化瘀而养血,防化瘀之伤正;四逆散疏理肝气,使气行则血行;牛膝通利血脉,引药下行。加鸡血藤养血通络,党参健脾益气以扶正,苍术燥湿健脾。诸药相合,共奏理气活血、化瘀通络之功。

(2)蕴毒腐溃证

【证候】压疮溃烂,腐肉及脓水较多,或有恶臭,重者溃烂可深及筋骨,四周漫肿;伴有发热或低热,口苦且干,形神萎靡,不思饮食等;舌质红,舌苔少,脉细数。

【证候分析】血瘀日久化热,毒邪内蕴,肉腐成疮,故溃烂、腐肉恶臭、有脓水;热邪耗气伤阴,津不上乘,故发热、口苦、口干、神疲、纳呆;舌质红,舌苔少,脉细数皆为毒邪伤阴之征。

【治法】益气养阴,利湿托毒

【方药】顾步汤合八妙通脉汤加减。黄芪30 g、党参30 g、炒白术15 g、石斛30 g、鸡血藤30 g、当归15 g、赤芍15 g、牛膝15 g、金银花15 g、玄参30 g、黄柏12 g、薏苡仁30 g、苍术12 g、甘草10 g。水煎服。

【方药解析】黄芪、党参、白术益气托毒;石斛、玄参养阴清热;当归、赤芍、牛膝、鸡血藤活血通络;苍术、薏苡仁健脾利湿;金银花、黄柏清热解毒;甘草调和诸药。上药共奏益气养阴、利湿托毒之功。

（3）气血两虚证

【证候】疮口腐肉难脱,或腐肉虽脱,但新肉不生,或新肉色淡不红,愈合迟缓;伴面色萎黄,神疲乏力,纳差食少;舌质淡,苔少,脉沉细无力。

【证候分析】气血亏虚,无力托毒,故疮口腐肉难脱;失于气血濡养,故新肉不生,愈合迟缓,面色萎黄,神疲乏力,纳差食少;舌质淡,苔少,脉沉细无力皆为气血两虚之征。

【治法】大补气血,托毒生肌。

【方药】八珍汤加减。当归12 g、川芎12 g、白芍12 g、熟地黄(酒拌)15 g、人参3 g、白术(炒)10 g、茯苓12 g、炙甘草6 g。水煎服。

【方药解析】方用参、术、苓、草补脾益气;归、芍、地黄滋养心肝,加川芎入血分而理气,则当归、地黄补而不滞。诸药配合,共收气血双补之功。

腐肉未清或低热、口干等余毒未清者,加金银花、连翘、玄参等;若阴虚内热者,加麦冬、沙参、地骨皮等。

5. 中医外治法

（1）红斑期　红斑未溃者,外搽红灵酒或外扑滑石粉,保持局部干爽。

（2）水疱期　常规消毒后,用无菌针管抽出水疱内液体,避免剪除疱壁,暴露创面,以免感染,局部红外线照射,每日2次。

（3）溃后期　溃疡表浅者,外敷凤凰衣(生鸡蛋内膜),然后局部红外线照射,日2次。若有坏死组织,用"蚕食法"剪除坏死组织,外敷大黄油膏纱布。若腐肉尽脱,可用生肌散或生肌玉红膏油膏纱布外敷,促进肉芽生长。肉芽长平,创面薄敷长皮膏,促进创面愈合。

6. 静滴中药制剂

（1）生脉注射液　60 mL加入5%葡萄糖注射液250 mL中,静脉滴注,每日1次,15天一疗程。

（2）参麦注射液　60 mL加入5%葡萄糖注射液250 mL中,静脉滴注,每日1次,15天一疗程。

（3）疏血通注射液　6 mL加入5%葡萄糖或0.9%氯化钠溶液250 mL中,静脉滴注,每日1次,15天一疗程。

（4）丹参注射液　20 mL加入5%葡萄糖或0.9%氯化钠溶液250 mL中,静脉滴注,每日1次,15天一疗程。

（5）血塞通 0.4 g加入5%葡萄糖或0.9%氯化钠溶液250 mL中，静脉滴注，每日1次，15天一疗程。

7. 西医疗法 ①抗生素：根据创面分泌物的培养结果，选用敏感抗生素治疗。②支持疗法：积极纠正贫血、低蛋白血症。加强饮食营养，补充蛋白质、维生素等。③手术治疗：对范围较大的褥疮，可根据病情采用局部切除、骨隆突切除或旋转皮瓣等治疗。

三、髂窝脓肿

髂窝脓肿为外科较严重的化脓性感染疾病，多由葡萄球菌感染所致，以患侧髂窝疼痛，下肢不能伸直，发热为临床特征。属于中医学缩脚痈、缩脚流注、湿毒流注和余毒流注的范畴。

（一）病因病机

侯玉芬教授总结髂窝脓肿的病因病机为：或因夏季下肢湿毒蕴结，流注髂窝；或因疖、疔、痈肿、疮疡余毒走散；或因外伤瘀血凝滞，瘀久化热，热毒壅滞，热盛肉腐所致。其中湿邪是重要致病因素，南方潮湿故发病较多，北方发病者也多在夏末秋初的多雨季节，正如《内经》所谓"地之湿气，感则害人皮肉筋脉"。

现代医学认为多由葡萄球菌感染所致，感染途径有血行感染、邻近感染（如阑尾炎引起）和女性生殖器逆行感染等。

（二）临床表现

侯玉芬教授总结经治的26例病例显示，男性17例，女性9例；发病年龄以16岁以下的青少年为主，占80%；农村患者24例，城市患者2例；累及右侧髂窝者16例，左侧髂窝10例；因外伤所致者6例，其他部位有原发性化脓性病灶者5例，淋巴结炎者5例，不明原因者10例；发于秋季者14例，春季5例，夏季3例，冬季4例。病程一般为2~4周。

初起患侧髂窝隐隐作痛，并有触痛，随后出现髋关节屈曲，下肢不能伸直，若强行伸直可引起强烈疼痛，常伴有发热恶寒，恶心呕吐，食欲不振等全身症状。病情发展，则局部饱满，或形成隆起肿块，压痛剧烈，壮热不退，髋呈极度屈曲，不能行走，若肿块增大，按之中软，为脓已形成。如不及时切开引流，肿胀范围可上达腰，后至臀，向下延及股近端。因该脓肿深，故病程较长，全身症状较重，溃后疮口深大，愈合较缓慢。

实验室检查:血液常规检查中见白细胞总数明显增高,红细胞沉降率增快。脓液细菌培养多为金黄色葡萄球菌和白色葡萄球菌。

(三)诊断和鉴别诊断

根据临床表现,诊断并不困难,但应与下列疾病相鉴别。

1. 阑尾脓肿   阑尾脓肿开始多有典型的转移性右下腹痛病史,压痛位于右下腹麦氏点,位置较髂窝脓肿为高,且偏向内侧,一般无髋关节屈曲姿态。

2. 脊椎结核寒性脓肿   脊椎结核寒性脓肿发病慢,病程长,发展为渐进性,常有腰痛、潮热、盗汗等结核症状,无髋关节屈曲,肿块可延伸到腹股沟内卜方,波动较明显,红细胞沉降率增快,X线摄片可发现脊椎结核病变。

3. 急性髋关节炎   急性髋关节炎患者髋活动受限,常固定在一定位置上,即不能屈,纵叩脚跟时可加重髋关节疼痛,X线摄片,可显示髋关节病变。

(四)临床治疗

侯玉芬教授认为,本病若能抓住时机,早期诊断,及时恰当治疗,非手术治愈的机会较高,若脓肿已成且部位较深不易自溃者,应及时切开排脓,结合中医药治疗。

1. 中医辨证论治——热毒炽盛型。

【证候】髂窝部疼痛,压痛,漫肿灼热,髋屈,下肢不能伸直,高热恶寒,口渴,便秘,舌红苔黄,脉弦数。

【证候分析】湿毒蕴结,流注髂窝,热毒炽盛,脉络阻塞,气血凝滞,故髂窝部漫肿灼热、疼痛、髋屈,下肢不能伸直;热盛则肉腐成脓,故压痛;邪热内盛,正邪相争,营卫失和,故恶寒发热;火热伤阴,津液被耗,津伤则引水自救,故口渴喜饮;肠热津亏,故大便干燥;舌红苔黄,脉弦数均为湿热蕴毒之象。

【治法】清热解毒、活血通络

【方药】五味消毒饮加减。金银花30 g、蒲公英30 g、紫花地丁15 g、连翘12 g、黄芩10 g、当归尾15 g、赤芍15 g、生甘草10 g。水煎服。

【方药解析】金银花甘寒,气芳香,清热解毒、消散痈肿用为主药;蒲公英、紫花地丁、连翘、黄芩苦寒清热解毒、消散痈肿,赤芍、当归尾活血化瘀,通络止痛均为辅佐药。各药合用,共奏清热解毒、活血通络之功。随证加减:疼痛重者加穿山甲、皂角刺、白芷;高热不退者加大青叶、败酱草、栀子;口渴者加天花粉;湿重者加薏苡仁、冬瓜仁;体弱气虚加生黄芪、党参、白术。

2. 中成药内服治疗

（1）花栀通脉片 每次 5~10 片，每日 3 次，口服，连服 3~6 个月。具有清热活血、化瘀止痛的作用。适用于髂窝脓肿早期和溃后期。

（2）大黄䗪虫丸 每次 6~12 g，每日 2 次，口服，连服 3~6 个月。具有破血逐瘀、消坚散结的作用。适用于髂窝脓肿早期患者。

3. 中医外治疗法

（1）急性期 方药大青膏。大青叶、乳香、没药、黄柏、大黄、胆矾、芙蓉叶、黄连、明矾、樟丹、铜绿、五倍子等，共研细末，凡士林调和成膏。

方法：将膏药摊于无菌纱布上，外敷患处，每日 1 次。可使炎症局限，包块内消，尚有止痛作用。未成脓者可消散，已成脓者可使脓肿局限，有利于手术切开排脓。

（2）溃后期 方药大黄油纱布、玉红膏油纱布。方法：创面换药，日 1 次，临床疗效满意。

4. 西医治疗

（1）切开引流术 适应证：因髂窝脓肿成脓期，部位较深不易自溃，应及时切开排脓。

方法：一般多取髂前上棘内侧和腹股沟韧带上缘 2 cm 处皮肤切口，约 3~5 cm 长，依次切开皮肤、皮下组织和腹外斜肌腱膜，紧贴髂骨内面，向后深方向进行钝性分离，直达脓腔。先用粗针头穿刺，抽得脓液后，再沿针切开进入脓腔。然后以手指伸入探查脓肿情况，并向外侧扩大，避免撕破腹膜和伤及大血管，以防引起腹腔感染和出血，脓液排净后，放置烟卷引流或橡皮管引流，脓腔较小者亦可应用凡士林纱布条或大黄油纱条引流。脓腔较大，脓液较多时，应每天用生理盐水或抗生素溶液，经橡皮管冲洗，然后用大黄油纱布换药。如疮口已浅小，脓液不多，肉芽新鲜，外敷玉红膏纱布换药。引流要保持通畅，引流管不宜拔得过早。切开排脓后，应根据病情继续辨证内服中药治疗。

（2）其他治疗 根据病情，适当应用抗生素及纠正水电解质平衡紊乱。

第四章　方药撷萃

第一节　常用内服方剂及应用心得

中医学重视辨证论治,内服方药是体现论治的重要方式。侯玉芬教授在长期的临床实践中,根据中医理论及周围血管疾病的发病特点,创制了 11 首有效方剂,结合其他常用效验方剂,介绍如下。

一、消栓通脉汤(侯玉芬经验方)

【处方组成】茵陈 30 g、赤小豆 30 g、赤芍 20 g、水蛭 10 g、黄柏 12 g、金银花 30 g、栀子 10 g、苍术 15 g、桃仁 10 g、红花 10 g。

【用法】水煎服。

【功能主治】清热利湿,活血通络。主治深静脉血栓形成、下肢淋巴水肿等湿热下注证者。

【加减运用】病位在下肢,加怀牛膝 15 g;病位在上肢,加桑枝 30 g;胀痛重,加延胡索 12 g;纳呆、腹胀,加砂仁 10 g。

【方药解析】茵陈味苦,性微寒,入脾、胃、肝、胆经,功善清热除湿;赤小豆甘酸偏凉,归脾、心、小肠经,性善下行,有清热利湿、行血消肿之功;两药合为君药,共奏清热利湿、行血消肿之功,使湿化、热清、瘀血消散,脉络通畅。黄柏味苦,性寒,归肾、膀胱、大肠经,功专清热燥湿,泻火解毒,尤善清下焦热;赤芍苦微寒,归肝、脾经,具有清热凉血、活血化瘀功效;水蛭苦咸平,入肝经,功专破血逐瘀,通经消癥;以上三药相须配伍合而为臣,既助君祛湿、清热、活血,又能凉血活血、破血祛瘀、软坚散结,使血脉通畅,水肿自消。金银花甘寒,能清热解毒,凉血消肿;栀子清热;苍术燥湿;桃仁苦甘平,活血散瘀之力较强,有推陈致新之功;红花活血通经;牛膝引药下行,活血通络;以上五味均为佐使药。诸药合用共奏清热利湿、祛瘀通络、消肿止痛之功效。

【实验研究】通过实验研究证实,由消栓通脉汤研制而成的消栓通脉颗粒剂具有显著抑制 P - 选择素、细胞间黏附分子 - 1、血管细胞间黏附分子 - 1 等细胞黏附分子,降低 NF - κB P65 在血管内皮细胞的表达,抑制炎性细胞的浸润,促进纤溶活性,抑制血小板的黏附、聚集,调节血管张力,保护血管内皮细胞功能,抑制胶原纤维增生,维持静脉壁弹性等作用。

【临床研究】根据消栓通脉汤研制的消栓通脉合剂治疗深静脉血栓形成 100 例,临床治愈 67 例(67%),通塞脉片治疗 50 例,临床治愈 19 例(38%),两组比较有显著性差异,治疗组明显优于对照组($P < 0.01$)。说明消栓通脉合剂治疗深静脉血栓形成有较好的疗效,能消溶血栓,建立侧支循环,并可降低血液黏度,且无不良反应,安全可靠。

二、补阳还五汤加味(侯玉芬经验方)

【处方组成】生黄芪 30 g、当归尾 12 g、赤芍 10 g、地龙 10 g、川芎 12 g、红花 6 g、桃仁 9 g、苍术 12 g、党参 12 g、鸡血藤 15 g。

【用法】水煎服。

【功能主治】补气活血,化瘀通络。主治闭塞性动脉硬化症、血栓闭塞性脉管炎、多发性大动脉炎、雷诺综合征、深静脉血栓形成后综合征、深静脉瓣膜功能不全等属气虚血瘀证者。

【加减运用】病在上肢,加羌活 10 g、桑枝 30 g、姜黄 10 g;伴腰腿痛、麻木,加独活 12 g、寄生 15 g、续断 12 g、杜仲 10 g;伴腰膝酸软,畏寒肢冷,加狗脊 10 g、巴戟天 10 g、补骨脂 15 g。

【方药解析】方中重用生黄芪,取其大补脾胃之元气,使气旺以促血行,祛瘀而不伤正,并助诸药之力,为君药。配以归尾活血,有祛瘀而不伤血之妙,是为臣药。川芎、赤芍、桃仁、红花助归尾活血祛瘀;地龙通经活络,均为佐使药。诸药合用,使气旺血行,瘀祛络通,诸症自可渐愈。

【临床研究】临床研究表明,补阳还五汤治疗 Ⅰ、Ⅱ期闭塞性动脉硬化症疗效确切。

三、脉苏散(侯玉芬经验方)

【处方组成】玄参 30 g、黄芪 30 g、金银花 30 g、苍术 9 g、全蝎 9 g、蜈蚣 1 条、水蛭 9 g、石斛 20 g、牛膝 20 g、丹参 30 g。

【用法】水煎服。

【功用主治】滋阴益气,清热解毒,活血通络。主治糖尿病足、闭塞性动脉硬化症、血栓闭塞性脉管炎等属气阴亏虚,脉络瘀阻者。

【处方分析】玄参为君,清热凉血,滋阴降火,《本草正》曰:"味苦而甘,苦能清火,甘能滋阴,故降性亦缓";黄芪补气固表,利尿托毒、排脓敛疮生肌,《珍珠囊》谓之有"活血生血"之功;金银花清热解毒,《本草新编》谓其:"少用则力单,多用则力厚",尤妙在补先于攻,消毒而不耗气血;两药合用,量大力专,攻补兼施,共为臣药。蜈蚣、水蛭、丹参破血逐瘀,通络止痛;苍术味辛、苦,性温,归脾胃经,功效燥湿健脾,祛风湿;石斛益胃生津,滋阴清热;牛膝引药下行;五药合用,共为佐使药。本方通过滋阴益气以治消渴之本,清热解毒、活血通络以治内燥、血瘀之标。本方可加蒲公英以助清热解毒、祛湿,加黄柏、知母滋阴降火。

【实验研究】将健康纯种新西兰白兔 32 只,随机分为正常对照组(饲以普通饲料)、模型对照组(饲以高脂高糖饲料)、通心络组(每日饲以高脂高糖饲料 + 通心络 1 g·kg^{-1})和脉苏散组(每日饲以高脂高糖饲料 + 脉苏散 10 mL·kg^{-1}),每组 8 只。造模成功后分别在实验第 8、10、12 周末观察各组兔血浆内皮素 – 1 和血清一氧化氮水平及其变化。结果:实验第 12 周末脉苏散组和通心络组血浆内皮素水平均明显低于模型对照组,而血清一氧化氮水平均明显高于模型对照组,结果有显著性差异($P < 0.05$)。结论:脉苏散可以有效改善糖尿病动脉硬化兔的血管内皮功能。

【临床研究】60 例糖尿病肢体动脉闭塞症患者,随机分为两组,均常规应用降糖药物及丹参注射液治疗,治疗组予脉苏散治疗,对照组予通心络治疗,疗程 60天。观察两组治疗前后症状体征、肝肾功能、血液流变学、血栓素 B_2、6 – 酮 – 前列腺素 $F_{1\alpha}$、内皮素和一氧化氮变化情况,评价其综合疗效。结果:两组患者均未出现严重不良反应。治疗组和对照组愈显率分别为 43.3%、76.6%,两组比较有显著性差异($P < 0.05$)。治疗后两组血栓素 B_2、内皮素、血浆黏度、红细胞聚集指数及纤维蛋白原均较治疗前降低,有显著性差异($P < 0.05$);6 – 酮 – 前列腺素 $F_{1\alpha}$、一氧化氮较治疗前升高,有显著性差异($P < 0.05$)。结论:脉苏散组方符合糖尿病肢体动脉闭塞症中医辨病辨证规律,可有效改善患者的血液流变性和血管内皮功能,疗效可靠,安全性良好。

四、花栀通脉饮(侯玉芬经验方)

【处方组成】金银花30 g、栀子12 g、玄参30 g、板蓝根15 g、怀牛膝12 g、苍术15 g、黄柏12 g、马齿苋30 g、牡丹皮12 g、白芷12 g、丹参15 g、砂仁9 g、生甘草10 g。

【用法】水煎服。

【功用主治】清热解毒,凉血化瘀。主治血栓性浅静脉炎、下肢深静脉血栓形成、炎性肿块等证属湿热下注者。

【处方分析】方中金银花、马齿苋、板蓝根、玄参清热解毒、凉血止痛;牡丹皮、丹参清热凉血、活血散瘀;栀子、黄柏清热燥湿;苍术、砂仁健脾燥湿;白芷祛风胜湿;怀牛膝活血化瘀,引药下行;生甘草清热解毒,调和诸药。以上诸药共奏清热解毒、凉血消肿、散瘀通脉之功效。

五、八妙通脉汤(侯玉芬经验方)

【处方组成】金银花30 g、玄参30 g、当归20 g、甘草10 g、苍术15 g、黄柏12 g、怀牛膝10 g、薏苡仁30 g。

【用法】水煎服。

【功用主治】清热利湿,解毒活血。一切外科疮疡,见有红、肿、热、痛或溃烂腐臭,疼痛剧烈,或见发热口渴,舌红脉数等。本方常用于闭塞性动脉硬化症、血栓闭塞性脉管炎、糖尿病肢体动脉闭塞症、雷诺综合征等坏死期;深静脉血栓形成急性期、小腿溃疡伴感染;血栓性浅静脉炎、多发性大动脉炎、血管型白塞病、变应性皮肤血管炎、结节性红斑活动期等。

【处方分析】方中苍术燥湿健脾,黄柏清热燥湿,薏苡仁清利湿热,共奏清热利湿之功;金银花、玄参清热解毒,滋阴泻火;当归活血和营;牛膝活血祛瘀,补肝肾,强筋骨,引药下行;生甘草解毒,调和诸药。本方由四妙勇安汤和四妙散组成。四妙勇安汤原系治疗热毒内蕴、血行不畅所致脱疽的经典方,而四妙散是治疗湿热痿证之妙剂。诸药合用,共奏清热利湿、解毒活血之效。本方成为侯玉芬教授临床治疗周围血管病湿热下注证者的常用方剂证。

六、血府逐瘀汤加减(侯玉芬经验方)

【处方组成】当归12 g、生地黄12 g、桃仁12 g、红花9 g、枳壳9 g、赤芍12 g、柴胡10 g、甘草6 g、川芎10 g、牛膝9 g、苍术12 g、党参15 g、鸡血藤20 g。

【用法】水煎服。

【功用主治】活血祛瘀,行气止痛。主治瘀血发热,舌质暗红,边有瘀斑或瘀点,唇暗或两目暗黑,脉涩或弦紧等瘀血证。本方常用于血栓性静脉炎、色素沉着、深静脉血栓形成、闭塞性动脉硬化症、血栓闭塞性脉管炎、多发性大动脉炎、雷诺综合征等属瘀血内阻,日久不愈者。

【处方分析】血府逐瘀汤由桃红四物汤(桃仁、红花、当归、川芎、生地黄、赤芍)、四逆散(柴胡、枳壳、甘草、赤芍)、牛膝和桔梗组成。本方在血府逐瘀汤的基础上去桔梗,加鸡血藤、党参、苍术而成。其中桃红四物汤活血化瘀而养血,防纯化瘀之伤正;四逆散疏理肝气,使气行则血行;牛膝通利血脉,引药下行。加鸡血藤养血通络,党参健脾益气以扶正,苍术燥湿健脾,祛风散寒,为治疗风寒湿邪的要药。诸药相合,以活血化瘀通络而不伤正、疏肝理气而不耗气,兼以燥湿祛风散寒为特点,达到活血化瘀、行气止痛之功效。

七、当归四逆汤加味(侯玉芬经验方)

【处方组成】当归 12 g、桂枝 10 g、白芍 12 g、细辛 3 g、通草 6 g、大枣 8 枚、炙甘草 6 g、丹参 15 g、川芎 15 g、鸡血藤 30 g。

【用法】水煎服。

【功用主治】温经散寒,养血通脉。手足厥寒,或腰、股、腿、足、肩、臂疼痛,口不渴,舌淡苔白,脉沉细或细而欲绝。本方常用于血栓闭塞性脉管炎、闭塞性动脉硬化症、多发性大动脉炎、雷诺综合征、手足冻疮等属血虚寒凝者。

【处方分析】本方证由营血虚弱,寒凝经脉,血行不利所致。素体血虚而又经脉受寒,寒邪凝滞,血行不利,阳气不能达于四肢末端,营血不能充盈血脉,遂呈手足厥寒、脉细欲绝。此手足厥寒只是指掌至腕、踝不温,与四肢厥逆有别。治当温经散寒,养血通脉。本方以桂枝汤去生姜,倍大枣,加当归、通草、细辛组成。方中当归甘温,养血和血;桂枝辛温,温经散寒,温通血脉,为君药。细辛温经散寒,助桂枝温通血脉;白芍养血和营,助当归补益营血,共为臣药。通草通经脉,以畅血行;大枣、甘草益气健脾养血,共为佐药。重用大枣,既合归、芍以补营血,又防桂枝、细辛燥烈太过,伤及阴血。甘草兼调药性而为使药。全方共奏温经散寒、养血通脉之效。本方的配伍特点是温阳与散寒并用,养血与通脉兼施,温而不燥,补而不滞。腰、股、腿、足疼痛属血虚寒凝者,酌加川续断、牛膝、鸡血藤、木瓜。

八、五味消毒饮加味(侯玉芬经验方)

【处方组成】金银花 30 g、野菊花 12 g、蒲公英 30 g、紫花地丁 12 g、紫背天葵子 10 g、生地黄 15 g、生甘草 10 g。

【用法】水煎服。

【功用主治】清热解毒,消散疔疮。疔疮初起,发热恶寒,疮形如粟,坚硬根深,状如铁钉,以及痈疡疖肿,红肿热痛,舌红苔黄,脉数。本方常用于体表急性感染性疾病如疔、疮、丹毒等。

【处方分析】方中金银花、野菊花功擅清热解毒散结,金银花入肺胃,可解中上焦之热毒,野菊花入肝经,专清肝胆之火,二药相配,善清气分热结;蒲公英、紫花地丁均具清热解毒之功,为痈疮疔毒之要药;蒲公英兼能利水通淋,泻下焦之湿热,与紫花地丁相配,善清血分之热结;紫背天葵能入三焦,善除三焦之火。生地黄入血分,清热凉血。诸药合用,气血同清,三焦同治,兼能开三焦热结,利湿消肿。

九、八珍汤(《正体类要》)

【处方组成】当归(酒拌)12 g、川芎 12 g、白芍 12 g、熟地黄(酒拌)15 g、人参 3 g、白术(炒)10 g、茯苓 12 g、炙甘草 6 g。

【用法】水煎服。

【功用主治】补益气血。面色苍白或萎黄,头晕眼花,四肢倦怠,气短懒言,心悸怔忡,食欲减退,舌质淡,苔薄白,脉细虚。本方适用于闭塞性动脉硬化症、糖尿病足等肢体缺血性溃疡,证属气血两虚者。

【处方分析】方用参、术、苓、草补脾益气;归、芍、地黄滋养心肝,加川芎入血分而理气,则当归、地黄补而不滞。诸药配合,共收气血双补之功。

十、痛风散(侯玉芬经验方)

【处方组成】生大黄 9 g、山慈姑 6 g、金果榄 6 g、两头尖 6 g、生甘草 12 g。

【用法】水煎服。

【功用主治】泻下攻浊,清热解毒,消肿止痛。主治痛风急性期,局部红肿热痛明显者。

【处方分析】金果榄性苦寒,入肺经、大肠经,功善清热解毒、利湿消肿;山慈姑性甘、微辛、凉,入肝、脾经,功效清解热毒,化痰散结,两药共奏清热解毒、除湿化痰之功。大黄味苦,性寒,入肝、脾、胃、大肠经,泻热通肠,凉血解毒,助金果榄、山慈姑以清热解毒,利湿消肿。两头尖味辛、性热,入脾经,能祛风湿、消痈肿,以防苦寒太过。生甘草调和诸药。诸药合用,共奏清热解毒、利湿排浊、活血通络之功。

十一、茵陈赤小豆汤加减(侯玉芬经验方)

【处方组成】茵陈30 g、赤小豆30 g、薏苡仁30 g、泽泻12 g、白豆蔻10 g、黄柏12 g、苍术12 g、牛膝10 g、佩兰10 g等。

【用法】水煎服。

【功用主治】清热利湿,活血化瘀。主治血栓闭塞性脉管炎、血栓性浅静脉炎、下肢深静脉血栓形成等证属湿热下注者。

【处方分析】茵陈、赤小豆清热利湿,凉血消肿,薏苡仁、泽泻利湿消肿,黄柏、苍术清热燥湿,白豆蔻、佩兰芳香化浊,牛膝活血化瘀、利尿通淋,引药下行。上药共奏清热利湿,活血化瘀之功。

十二、活血通脉饮加减(侯玉芬经验方)

【处方组成】金银花30 g、当归15 g、土茯苓30 g、牛膝15 g、益母草15 g、川芎15 g、丹参30 g、赤芍15 g、郁金15 g等。

【用法】水煎服。

【功用主治】活血化瘀,佐以利湿。主治血栓闭塞性脉管炎、闭塞性动脉硬化症、下肢静脉曲张、郁积性皮炎等血瘀湿阻者等。

【处方分析】方中当归、川芎、丹参、赤芍、丹参、郁金、益母草活血化瘀,行气止痛;牛膝活血化瘀,利尿通淋,引药下行;土茯苓利湿解毒,利关节;金银花清热解毒。上药共奏活血化瘀、清热利湿之功。

【注】此方是在尚德俊经验方活血通脉饮的基础上加减而成。

十三、顾步汤加减(尚德俊经验方)

【处方组成】黄芪30 g、党参30 g、炒白术15 g、石斛30 g、鸡血藤30 g、当归15 g、赤芍15 g、牛膝15 g、丹参15 g、甘草10 g。

【用法】水煎服。

【功用主治】补气养血,活血通脉。主治血栓闭塞性脉管炎、大动脉炎等。

十四、补肾活血汤(尚德俊经验方)

【处方组成】熟地黄30 g、川续断15 g、怀牛膝15 g、桑寄生15 g、鸡血藤15 g、山药15 g、仙灵脾15 g、补骨脂15 g、茯苓15 g、当归12 g、川芎12 g、威灵仙 12 g、丹参 12 g、赤芍 12 g、白术 10 g。

【用法】水煎服。

【功用主治】补肾活血、通络止痛。主治颈椎病、增生性脊椎炎、增生性关节炎、肩关节周围炎,以及脑动脉硬化、闭塞性动脉硬化症等。

【注】此方剂是尚德俊教授根据中医学肾主骨和瘀血证的理论,于 1965 年所创用,由补肾药物和活血化瘀药物所组成,主要用于治疗增生性骨关节炎,以及闭塞性动脉硬化症、脑动脉硬化等。具有强壮身体、补肾健脾、活血止痛作用。经治疗,骨关节疼痛明显减轻或消失,恢复活动功能。补肾活血汤与四虫片结合应用,能增强活血止痛作用。

十五、四妙勇安汤加味（尚德俊经验方）

【处方】金银花、玄参各 30 g,当归、赤芍、牛膝各 15 g,黄柏、黄芩、栀子、连翘、苍术、防己、紫草、生甘草各 10 g,红花、木通各 6 g。

【用法】水煎服。

【功用主治】清热利湿、活血化瘀。主治急性感染,如丹毒、急性蜂窝织炎、痈等,以及血栓性浅静脉炎、下肢深静脉血栓形成、血栓闭塞性脉管炎、急性肢体动脉栓塞、红斑性肢痛症和肢体缺血性坏疽、糖尿病性坏疽、大动脉炎等。

十六、丹参通脉汤（尚德俊经验方）

【处方】丹参、赤芍、黄芪、桑寄生、当归、鸡血藤各 30 g,郁金、川芎、川牛膝各 15 g。

【用法】水煎服。

【功用主治】益气活血。主治闭塞性动脉硬化症、雷诺综合征等。

【注】此方剂为尚德俊教授 1975 年所创用,与四虫片结合应用,治疗闭塞性动脉硬化症有显著疗效,具有活血通脉作用,能使血液黏度下降,消除动脉痉挛,改善肢体血液循环。

十七、阳和汤加味（尚德俊经验方）

【处方】熟地黄、炙黄芪、鸡血藤各 30 g,党参、当归、干姜、赤芍、怀牛膝各 15 g,肉桂、白芥子、熟附子、炙甘草、鹿角霜（冲）各 10 g,地龙 12 g,麻黄 6 g。

【用法】水煎服。

【功用主治】温经散寒、活血通络。主治血栓闭塞性脉管炎、雷诺综合征、闭塞性动脉硬化症以及冻疮等。

【注】此方是尚德俊教授根据清代王洪绪著《外科证治全生集》所载阳和汤,结合外科临床实践,于1964年组方而成并应用于临床,对慢性虚寒性血瘀证颇有疗效。具有温阳散寒、温通活血之功效,成为治疗外科疾病的重要方剂。

十八、三物黄芩汤(《金匮要略》)

【处方】生地黄120 g,苦参30 g,黄芩60 g。临床随证加减:胃纳呆者,加太子参15 g,陈皮、干姜、砂仁各10 g;身冷畏寒者,加黄芪20 g,用生地黄20~40 g,苦参、黄芩各10 g;大便次数增多者,加地榆炭20 g,罂粟壳10 g。

【用法】水煎服。

【功用主治】养阴、清热、凉血。主治红斑性肢痛症。

【注】应用此方治疗红斑性肢痛症,为张百铭于1981年首先创用和报道。路立然应用此方剂,并临床随证加减,治疗红斑性肢痛症28例,均获痊愈,取得显著疗效。载于《全国三届中西医结合治疗周围血管疾病学术会议论文选编》,1991年。

十九、四虫片(尚德俊经验方)

【处方】蜈蚣、全虫、土鳖虫、地龙各等份。

【制法】将上药共研为细末,水泛为丸,如绿豆大,晾干,备用(四虫丸)。或压制成0.3 g的片剂。

【用法】口服,每次1.5~3 g,或5~10片,每日2~3次。

【功用主治】解毒镇痉、活血化瘀、通络止痛。主治血栓闭塞性脉管炎、闭塞性动脉硬化症、大动脉炎、血栓性静脉炎、增生性骨关节炎、淋巴结结核、骨与关节结核、肠粘连,以及各种慢性瘀血炎症、癌症等。

【注】此方为尚德俊教授根据我国传统医学理论和现代医学的见解于1964年所创用,为虫类药物重要代表方剂,广泛应用于临床治疗外科疾病有显著疗效,与清热解毒法、温经散寒法、软坚散结法等结合应用,可以增强其解毒镇痉、活血化瘀、通络止痛作用。如用黄酒、舒脉酒冲服四虫片,具有良好的活血止痛作用。

二十、散结片(山东中医药大学附属医院协定方)

【处方】柴胡、生牡蛎、白芍、丹参、夏枯草、海藻、昆布、玄参、当归、大贝母、黄芩、猫爪草各3 120 g,香附、郁金、陈皮、山慈姑、川芎、红花、天葵子各1 560 g。

【制法】将上药共研为细末,压制成 0.3 g 的片剂。

【用法】口服,每次 10 片,每日 3 次。

【功用主治】软坚散结、活血通络。主治血栓闭塞性脉管炎、慢性瘀血炎块、烧伤瘢痕、腹腔粘连、结节性红斑、硬结性红斑、淋巴结核、甲状腺腺瘤等。

二十一、花栀通脉片(侯玉芬经验方)

【处方】金银花、栀子、马齿苋、牡丹皮、玄参、丹参、苍术、黄柏、牛膝、生甘草等。

【制法】共研为细末,压制成 0.3 g 的片剂。

【用法】口服,每次 10 片,每日 3 次。

【功用主治】清热解毒,凉血化瘀。主治下肢血栓性浅静脉炎、下肢深静脉血栓形成、炎性肿块、糖尿病足、血栓闭塞性脉管炎、闭塞性动脉硬化症等证属湿热下注者。

【实验研究】将 96 只大鼠随机分为 4 组,即假手术组、血栓模型组、复方丹参片组和花栀通脉片组。采用下腔静脉结扎法造模,动态观测各组大鼠术后第 1、3、7 天血清中的肿瘤细胞坏死因子 $-\alpha$(TNF $-\alpha$)、白细胞介素 -6(IL -6)、白细胞介素 -8(IL -8)水平。结果显示:花栀通脉片药物治疗组的炎性细胞因子水平显著低于模型组($P < 0.05$);各组 TNF $-\alpha$、IL -6、IL -8 水平随手术天数延长多呈现先升高而后下降的趋势,第 3 天呈高表达($P < 0.05$,$P < 0.01$),而花栀通脉片组除第 7 天 IL -6 水平与丹参组比较差异无统计学意义外,其余各时点各因子水平均显著低于丹参组($P < 0.01$)。结论:花栀通脉片可以显著抑制血栓形成引起的炎性介质释放,且在 DVT 急性期疗效显著。

【临床研究】将 115 例血栓性浅静脉炎患者随机分为两组,治疗组 58 例,采用花栀通脉片内服;对照组 57 例,应用穿王消炎片内服,治疗组的临床治愈率及显效率 87.90%,对照组临床治愈率及显效率 77.20%,治疗组明显优于对照组($P < 0.05$)。结果表明,花扼通脉片治疗血栓性浅静脉炎有较好的疗效。

二十二、活血通脉片(尚德俊经验方)

【处方】丹参 180 g,赤芍、土茯苓各 90 g,当归 60 g,金银花、川芎各 30 g。

【制法】共研为细末,压制成 0.3 g 的片剂。

【用法】口服,每次 10 ~ 20 片,每日 3 次。

【功用主治】活血化瘀。主治慢性瘀血炎块、增生性骨关节炎、血栓闭塞性脉管炎、闭塞性动脉硬化症、大动脉炎、原发性下肢静脉瓣膜功能不全、下肢深静脉血栓形成等。

二十三、活血祛瘀片（山东中医药大学附属医院协定方）

【处方】刘寄奴 45 g,制无名异 60 g,当归、赤芍、羌活各 30 g,土鳖虫、红花、穿山甲珠各 24 g,木香 18 g,生大黄、公丁香各 15 g。

【制法】共研为细末,压制成 0.3 g 的片剂,备用。

【用法】口服,每次 10 片,每日 3 次。

【功用主治】活血散瘀、通络消肿。主治软组织损伤及骨折,局部瘀血肿胀疼痛者;慢性瘀血炎块;血栓闭塞性脉管炎、雷诺综合征、血栓性静脉炎等。

二十四、通脉安（尚德俊经验方）

【处方】洋金花 1.5 g,丹参 60 g,鸡血藤、炒枣仁各 30 g,当归、川芎、赤芍、琥珀各 15 g。

【制法】共研为细末,压制成 0.3 g 的片剂,备用。

【用法】口服,每次 10 片,每日 3 次。

【功用主治】活血止痛、镇静安神。主治血栓闭塞性脉管炎、闭塞性动脉硬化症、雷诺综合征等。

二十五、四妙活血汤（吉林医科大学协定方）

【处方】金银花、蒲公英、紫花地丁各 30 g,玄参、当归、黄芪、生地黄、丹参各 15 g,牛膝、连翘、漏芦、防己各 12 g,黄芩、黄柏、贯众、红花各 10 g,乳香、没药各 3 g。

【用法】水煎服。

【功用主治】清热解毒、活血化瘀。主治血栓闭塞性脉管炎、闭塞性动脉硬化症并发肢体坏疽继发感染（热毒炽盛型）,以及糖尿病坏疽等。

二十六、养阴活血汤（尚德俊经验方）

【处方】生地黄、玄参、石斛、赤芍各 30 g,鸡血藤 21 g,当归、青蒿、白薇、牡丹皮各 12 g,牛膝 18 g,川芎、黄芩各 10 g,甘草 6 g。

【用法】水煎服。

【功用主治】养阴清热、活血化瘀。主治大动脉炎。

二十七、清营解毒汤（尚德俊经验方）

【处方】金银花、大青叶、赤芍、生地黄、玄参、板蓝根各 30 g,连翘、栀子、牡丹皮各 15 g。

【用法】水煎服。

【功用主治】清热凉血、活血滋阴。主治急性化脓性感染疾病,热伤营血,并发脓毒败血症等。

【注】此方剂是尚德俊教授根据清代吴鞠通著《温病条辩》所载清营汤,结合临床治疗外科急性化脓性感染疾病所创用,更能增强其清热解毒、凉血活血作用。

二十八、黄连解毒汤(《肘后备急方》)

【处方】黄连 10 g,黄芩、黄柏、栀子各 15 g。临床随证加减:加金银花、赤芍各 30 g,川芎 10 g,则此方剂具有清热活血作用。

【用法】水煎服。

【功用主治】清热解毒。主治一切急性化脓性感染疾病,全身高热、烦躁不安者以及并发脓毒败血症等。

二十九、柴胡清热饮(尚德俊经验方)

【处方】柴胡 30 g,金银花、丹参、赤芍各 15 g,黄芩、栀子、连翘、当归、川芎、红花、香附各 10 g。

【用法】水煎服。

【功用主治】清热解毒、行气活血。主治胸腹壁血栓性浅静脉炎。

三十、普济消毒饮(《东垣十书》)

【处方】板蓝根、连翘、黄芩、黄连、玄参、柴胡、桔梗各 10 g,牛蒡子 15 g,马勃、僵蚕、薄荷(后下)、陈皮、甘草各 5 g,升麻 3 g。临床随证加减:瘀热(炎症浸润)重者,加乳香、没药、川芎、牡丹皮,以活血化瘀;热盛伤阴者,加知母、石斛,以清热滋阴;热盛里实,便结者,加大黄,以通里泻热。

【用法】水煎服。

【功用主治】清热解毒、疏风散热。主治头面部和颈部的急性感染,如丹毒、急性蜂窝织炎、流行性腮腺炎,化脓性腮腺炎等。

第二节　常用外用方剂及应用心得

《理瀹骈文》说,"外治之理,即内治之理,外治之药,即内治之药,所异者法耳。"指出了外治法与内治法治疗机理相同,但给药途径不同。外治法是将药物直接作用于皮肤或者黏膜,使之吸收,从而发挥治疗作用,这也是外科具有特色的治疗方法。而外用制剂是根据疾病所在部位的不同,病变性质不同,以及病程变化发展所需,将药物制成不同的剂型施用于患处,使药力直达病所,从而达到治疗目的。侯玉芬教授在临床诊治疾病时,擅于应用各种外用制剂,或单独应用,或与其他治疗措施相互配合,提高临床的疗效。常用的剂型有油膏剂、散剂、油纱剂、酊剂、溻渍剂等。现将侯玉芬教授临床常用的重要方剂和自创方剂的研究应用总结如下。

一、油膏剂

(一)愈疡灵软膏

【来源】山东中医药大学附属医院经验方

【处方组成】紫草、地骨皮、黄柏、当归、血竭、冰片、麻油等。

【制法】共研为细末,用麻油调和成膏。

【用法】外涂疮口,或摊在消毒纱布上外敷疮口,1~2天换药1次。

【功用】清热活血。

【主治】各种皮肤溃疡或者创面,久不愈合。

【方药解析】方中紫草甘寒质润,既能解血分热毒,又能散血中之瘀滞,兼利水渗湿为君药;地骨皮、黄柏凉血解毒,燥湿泄热,当归、血竭活血散瘀止痛;四药合而为臣,既助君药清热活血止痛,又能消肿排脓生肌,促进创面愈合。冰片可清热毒而止痛,麻油既可祛腐生肌,又可使药膏滑润宜用,共为佐药;诸药合用,共奏清热活血、利水渗湿、消肿止痛、生肌收口之功效。

【临床研究】用愈疡灵软膏创面换药治疗静脉性溃疡40例,并以大黄油纱创面换药20例为对照。结果治疗组治愈22例,显效11例,好转5例,无效2例,总有效率95%,对照组治愈3例,显效5例,好转7例,无效5例,总有效率75%。两组比较有显著性差异,愈疡灵软膏治疗组明显优于对照组($P<0.05$),认为愈疡灵软膏有促进创面愈合的作用。通过对创面愈合时间观察,愈疡灵软膏治疗组平均愈合时间比对照组明显缩短($P<0.05$),其次,通过治疗前后对两组溃疡细菌培养的情况观察发现,治疗组治疗后溃疡分泌物培养细菌菌株较对照组明显减少($P<0.05$)。从而认为愈疡灵软膏具有改善创面血液循环、抑菌、抗炎及促进创面愈合的作用。

【实验研究】通过实验研究证实,愈疡灵软膏对大鼠体表溃疡肉芽肿模型的溃疡,能加速创面肉芽组织形成,显著提高局部碱性成纤维细胞生长因子水平,促进成纤维细胞的增殖和新生毛细血管的形成,从而起到促创面修复作用。

（二）大青膏

【来源】山东中医药大学附属医院经验方

【处方组成】大青叶、黄柏、大黄、乳香、没药、明矾、樟丹、黄连、芙蓉叶、铜绿、胆矾、五倍子。

【制法】共研为细末,用凡士林调和成膏。

【用法】摊于消毒纱布上,外敷患处,每日或隔日更换敷料 1 次。

【功用】清热解毒、消肿止痛。

【主治】一切急性体表炎症性疾病,局部红肿热痛者,如疖、痈、蜂窝织炎、丹毒、血栓性浅静脉炎、急性淋巴管炎等。

【方药解析】大青叶、芙蓉叶清热解毒,凉血消斑,为主要药物;黄连、黄柏、大黄燥湿泻火,逐瘀通络,以清气血痰湿之瘀滞;佐以乳香、没药活血消肿止痛;铜绿、白矾、胆矾、樟丹、五倍子疗肿毒、敛疮。共用具有清热解毒、消肿散结、凉血止痛、祛瘀通络之功效。

【临床研究】将73例血栓性浅静脉炎患者按中医辨证标准分为湿热型39例,瘀结型34例,两型均外用大青膏及口服中药治疗,治疗 14 天后,湿热型治愈率35.9%,总有效率100%;瘀结型治愈率17.65%,总有效率88.24%,两型临床疗效比较,有显著性差异（$P<0.05$）。认为外用大青膏治疗血栓性浅静脉炎具有较好疗效,湿热型近期疗效明显优于瘀结型。

二、散剂

（一）冰硝散

【来源】侯玉芬经验方

【处方组成】芒硝、冰片。

【用法】芒硝、冰片混匀,装入布袋内,外敷患肢,待布袋湿后,取下,将其晾干后再用。

【功用】清热,利湿,消肿。

【主治】下肢深静脉血栓形成急性期、下肢淋巴水肿、丹毒等。

【方药解析】芒硝外用具有清热软坚、消肿止痛之功;冰片气味芳香,穿透力强,能通诸窍、散郁火,外用有清热止痛、防腐止痒功效,正如《本草经疏》所言:"芳香之气,能辟一切邪恶;辛热之性,能散一切风湿"。两药合用,外敷患肢,渗透到皮下,共奏活血通络、消肿止痛之功。

【临床研究】侯玉芬教授于1998年总结了92例急性期下肢深静脉血栓形成患者应用冰硝散外敷,发现冰硝散外敷3天后,患肢疼痛消失42例,肿胀减轻83例。外敷5~7天,92例患者患肢疼痛完全消失,肿胀均有不同程度减轻。

(二)生肌散

【来源】山东中医药大学附属医院经验方

【处方组成】乳香、没药、血竭、儿茶、煅龙骨、煅象皮、珍珠等。

【制法】共研极细末,贮瓶备用。

【用法】均匀撒布于创口一薄层,外盖玉红膏油纱布包扎。

【功用】活血生肌敛口。

【主治】化脓性感染创口的后期,坏死组织及脓液已净者,或慢性溃疡等,能促进肉芽组织及上皮组织增生使创口愈合。

【方药解析】方中乳香、没药活血定痛、消肿生肌,血竭、儿茶活血散瘀定痛,煅龙骨、煅象皮、珍珠祛腐解毒、生肌敛疮,共奏活血生肌敛口之功效。

(三)青蛤散

【来源】山东中医药大学附属医院经验方

【处方组成】青黛、煅蛤粉等。

【制法】共研为细末,备用。

【用法】局部渗液者,用药粉撒布患处;如皮肤肥厚皲裂者,可用香油调和外搽患处。

【功用】清热燥湿。

【主治】下肢深静脉血栓形成、下肢静脉曲张并发郁积性(湿疹样)皮炎,湿疹,对婴儿湿疹有良好效果,以及脓疱疮等。

【方药解析】方中青黛具有清热解毒、凉血消斑之功,蛤粉能够清热、利水,二者为主要成分,共奏凉血解毒、燥湿之功。

三、油纱剂

大黄油纱布

【来源】尚德俊经验方

【处方组成】大黄。

【制法】将大黄熬成浓汁,用凡士林调成膏,加纱布条经高压蒸气灭菌后,制成大黄油纱布,可作换药用。

【用法】外敷疮口,每天换药 1 次。

【功用】清热解毒。

【主治】急性化脓性感染疮口、血栓闭塞性脉管炎、闭塞性动脉硬化症、糖尿病足肢体溃烂,以及下肢溃疡,脓液较多者。

【方药解析】大黄其性苦寒,归胃、大肠、肝、脾经,具有泻热通肠、凉血解毒、逐瘀通经作用。凡士林对肌肤无不良刺激,同时可以保护创面,换药时易于揭去,减少出血。相比普通敷料,大黄油纱具有推陈致新,促进创口愈合而达到止血生肌的作用。

【临床研究】将60例糖尿病足患者分为两组,均在常规治疗基础上,治疗组用大黄油纱,对照组用庆大霉素湿敷,结果治疗组的总有效率(96.67%)高于对照组(83.33%),有显著性差异($P < 0.05$)。

四、酊剂

马黄酊

【来源】重庆市中医研究所经验方

【处方组成】黄连、马钱子。

【制法】将上药放入75%乙醇300 mL内,浸泡3~5天,密封备用。

【用法】外涂患处,每天3~5次。

【功用】解毒祛腐、生肌敛口。

【主治】消炎止痛。

【方药解析】马钱子味苦性寒,善散结消肿,通络止痛,《中药志》谓其"散血热,消肿毒,治痈疽恶疮";黄连大苦大寒,有清热泻火解毒之功,为外科疗毒痈肿、湿疮痰痒的常用有效之品。两药经酒精浸泡后,其有效成分得以析出,具有清热解毒、散结消肿功效。凡临床属热毒蕴结,表现为局部红、肿、热、痛者皆可应用。

【临床研究】我院于2000年报道马黄酊治疗外科疾患2 643例,其中疖1 397例,急性丹毒151例,急性蜂窝织炎56例,皮脂腺囊肿并发感染166例,急性淋巴管炎、淋巴结炎89例,甲沟炎等手、足部感染164例,急性乳腺炎28例,蚊虫叮咬216例,浅静脉炎77例,臀部注射后炎性肿块43例,外伤肿胀229例,原因不明的局部红、肿、热、痛18例。结果治愈2317例,占87.97%;有效283例,占10.74%;无效34例,占1.29%。总有效率为98.71%。有4例发生皮肤轻度过敏现象,停药后很快消失,无肝、肾功能损害等不良反应。

五、溻渍剂

(一)独圣散

【来源】《疡科纲要》

【处方组成】急性子。

【用法】将以上药物研为细末,沸水冲后,待温后浸泡患处。

【功用】破血软坚、散瘀消肿。

【主治】用于血栓闭塞性脉管炎阴寒证、闭塞性动脉硬化症Ⅰ、Ⅱ期阴寒证等。

【方药解析】急性子微苦、辛,温;有小毒,归肺、肝经,能够解毒散瘀消肿、破血软坚消积。用于癥瘕痞块,经闭,噎膈。《本草正义》:"治外疡坚块,酸肿麻木,阴发大症。研末熬膏贴患处,极能软坚消肿"。

(二)消炎散

【来源】侯玉芬经验方

【处方组成】败酱草、马齿苋等。

【用法】将以上药物研为细末,沸水冲后,待凉后浸泡患处。

【功用】清热解毒,消肿止痛。

【主治】用于血栓性浅静脉炎急性期、各种血管炎急性期。

【方药解析】败酱草味辛、苦、性微寒,有清热解毒、消痈排脓、祛瘀止痛之功。马齿苋能清热解毒,凉血止血。二者相辅相成,共奏清热解毒、消肿止痛之功。

(三)止痒散

【来源】侯玉芬经验方

【处方组成】蛇床子、蜂房、苦参、黄柏等。

【用法】将以上药物研为细末,沸水冲泡,待凉后浸泡患处。

【功用】燥湿止痒。

【主治】用于下肢静脉曲张并湿疹样皮炎、水疱型足癣等。

【方药解析】方中蛇床子能祛风止痒、燥湿杀虫;与苦参、黄柏配伍,增强其杀虫止痒,燥湿祛风的作用。蜂房祛风止痛,解毒消肿,杀虫止痒。诸药共用,增强其燥湿止痒的功效。

(四)温络通

【来源】侯玉芬经验方

【处方组成】附子、干姜、当归、花椒、红花等。

【用法】将以上药物研为细末,沸水冲泡,待温后浸泡患处。

【功用】温经散寒,通络止痛。

【主治】用于血栓闭塞性脉管炎、闭塞性动脉硬化症之阴寒证等。

【方药解析】附子辛热,其性走而不守,能通行十二经,能祛寒止痛;干姜能温中散寒,回阳通脉,两者相须为用,温补脾肾阳气;花椒味辛性温,有温中散寒、解毒止痛止痒之效,当归、红花活血通络,诸药合用,共奏温经散寒、通络止痛之功效。

(五)脉络通

【来源】侯玉芬经验方

【处方组成】红花、川芎、当归、透骨草、丹参等。

【用法】将以上药物研为细末,沸水冲后,待温后浸泡患处。

【功用】活血化瘀,通络止痛。

【主治】用于血栓闭塞性脉管炎、闭塞性动脉硬化症之血瘀型等。

【方药解析】当归味辛、甘,性温,辛温可散寒,甘温能和血,为血家必用之药;川芎辛散温通,既能活血,又能行气,为血中气药;血得寒则凝,得温则行,气为血之帅,气行则血行,二者共用,活血之力犹彰,共为君药。丹参味苦,微寒,善除血分之滞,有"一味丹参,功兼四物"之称;红花味辛,性温,能除血痹止滞痛;二药除血滞,皆能借川芎之辛散加强活血之功。其性味一苦寒一辛温,丹参能稍制川芎之辛燥,防动血之弊。红花辛温之性又能制丹参之苦寒,以防寒凉之痹。二药同用,互制互助,增强当归、川芎活血之功,共为臣药。透骨草散寒通络,活血止痛。透骨草与红花、当归性同,能助其活血。且红花、透骨草花草之性轻清,可透可达,可助全方诸药之力透达肌肤,直达病所。诸药并用,散寒通脉,活血止痛,故药到症缓。

（六）解毒洗剂

【来源】山东中医药大学附属医院经验方

【处方组成】蒲公英、苦参、黄柏、连翘、木鳖子、金银花、白芷、赤芍药、牡丹皮。

【用法】将上药共为粗末，用纱布包扎好，加水煎煮后，过滤去渣，乘热熏洗或溻渍患处，每天1～2次。如有疮口，熏洗后，再常规换药。

【功用】清热解毒、活血消肿、祛腐排脓。

【主治】一切化脓性感染疾病，红肿热病或破溃流脓甚多者，如疖、痈、丹毒、急性蜂窝织炎，以及血栓性静脉炎、血栓闭塞性脉管炎等。

【方药解析】蒲公英为君药以清热解毒，配伍苦参、黄柏、连翘、金银花以加强清热解毒之功，并有利湿作用；木鳖子、白芷有消肿散结之功；牡丹皮、赤芍破积血以行经，可加速伤口愈合。诸药合用，能起到清热解毒、活血化瘀、祛腐生肌敛疮的作用。

【临床研究】通过28例创伤后创面延迟愈合的患者进行解毒洗药治疗，并以常规换药作为对照，结果显示：用药4周后，解毒洗药组的溃疡治愈率、创面愈合时间、创面缩小率以及组织学观察治疗组均优于对照组。认为解毒洗药能够提高创面修复质量，缩短创面愈合时间。

【实验研究】解毒洗药对糖尿病大鼠全层皮肤缺损模型的创面有缩小创面面积、加速伤口愈合率、提高创面新生肉芽组织中转化生长因子的表达水平，从而起到促进创面愈合的作用。

（七）活血消肿散

【来源】山东中医药大学附属医院经验方

【处方组成】丹参、红花、鸡血藤、苍术、延胡索等。

【用法】将以上药物研为细末，沸水冲后，待温后浸泡患处。

【功用】活血消肿。

【主治】下肢深静脉血栓形成后遗症期、下肢淋巴水肿等肢体肿胀者。

【方药解析】丹参为君，能活血散瘀、舒筋止痛；红花、鸡血藤增强君药活血散瘀功效；延胡索辛散温通，活血行气，兼具止痛良效；苍术祛风燥湿。诸药相合共奏活血化瘀、祛湿消肿的功效。

【临床研究】我院于2004年报道活血消肿散外洗辅助治疗52例下肢深静

脉血栓形成后遗症期患者,治疗 30 天,治愈 32 例,显效 16 例,有效 4 例,总有效率为 100%。认为活血消肿散外洗具有调和气血、疏通经络,扩张血管和淋巴管,促进血液和淋巴循环,对消除肢体肿胀、缓解疼痛有显著效果。

(八)硝矾洗药

【来源】山东中医药大学附属医院经验方

【处方组成】朴硝、硼砂、明矾。

【用法】用开水冲化后,乘热浸洗患处或坐浴。

【功用】解毒消炎、止痒收敛。

【主治】急性炎症、丹毒、血栓性浅静脉炎、下肢深静脉血栓形成、内外痔发炎、血栓外痔、肛瘘发炎期,以及皮肤癣病、手足多汗症等。

【方药解析】朴硝能清热散瘀、消肿软坚;硼砂清热解毒、散结消肿;明矾清热解毒、燥湿收敛。三药合用具有清热解毒、消肿软坚、燥湿收敛的功效。

【临床研究】我院于 2001 年报道采用硝矾洗药热罨治疗下肢深静脉血栓形成急性期患者 30 例,并选取 30 例为对照,两组均根据辨证论治内服中药,配合静滴抗栓药物。热罨组同时应用硝矾洗药湿热敷患肢,采用硝矾洗药放入盆内,开水冲化后,用 7~8 层纱布蘸药液,乘热湿敷在患肢的大腿根部及小腿肚,稍凉即更换,如此连续操作,每次 30~60 分钟,每日 2 次,治疗 15 天后,患肢胀痛完全消失,皮色、皮温、肿胀均有不同程度减轻,治疗组总治愈率 66.67%,对照组总治愈率 26.67%。两组疗效比较,热罨组明显优于对照组($P < 0.01$)。

(九)活血止痛散

【来源】山东中医药大学附属医院经验方

【处方组成】透骨草、延胡索、当归、姜黄、川椒、海桐皮、威灵仙、川牛膝、乳香、没药、羌活、白芷、苏木、五加皮、红花、土茯苓。

【用法】将上药共为粗末,用纱布包扎好,加水煎煮后,过滤去渣,乘热熏洗或溻渍患处。

【功用】活血散瘀、舒筋止痛。

【主治】软组织损伤、局部瘀血肿痛,或骨折愈合后,肢体关节活动功能障碍者,以及复发性丹毒所致象皮肿、血栓性浅静脉炎、下肢深静脉血栓形成、血栓闭塞性脉管炎、闭塞性动脉硬化症、雷诺综合征等。

【方药解析】透骨草为君,取其辛散温通,入肝经血分,有舒筋活络、活血止痛、散瘀消肿之功效；当归、红花、姜黄、苏木、乳香、没药有活血化瘀、行气通络止痛的功效，以助透骨草活血化瘀、通络止痛的作用；威灵仙、羌活、白芷、川椒祛风除湿，温经散寒；川牛膝、五加皮、海桐皮补肝肾，强筋骨，利水消肿；土茯苓通利关节；延胡索行气止痛。纵观活血止痛散全方，共奏温经散寒、舒筋活络、活血止痛、散瘀消肿的功效。

【临床研究】我院于 1998 年报道应用活血止痛散外洗治疗血栓性浅静脉炎患者 38 例，治疗 3～7 天后，条索状硬结消失，临床治愈 29 例；疼痛减轻，血管变软，好转 5 例；疼痛减轻，有效 3 例；无效 1 例。总有效率 92.2%。认为活血止痛散具有舒筋通络、活血止痛、理气散结的作用，乘热熏洗，可直达病所，改善局部血液循环，促进血栓的软化、吸收。

第五章　医案医话

第一节　下肢深静脉血栓形成临证验案

验案 1　盛某某,男,64 岁,干部。2014 年 1 月 18 日初诊。

主诉:右小腿粗肿、胀痛 1 天。

现病史:1 天前,患者右小腿出现广泛性粗肿、胀痛,未予重视。今日晨起后,右小腿肿胀加重,来我院行彩超检查示:右股浅、腘静脉血栓形成。自发病以来,无胸闷、胸痛、咯血,纳食可,夜寐安,伴口干、便干、溲赤,舌暗红,苔薄黄,脉弦滑。

既往史:心梗病史 20 余年。2003 年行冠脉支架置入术。1992 年右下肢深静脉血栓形成在我院住院治疗。糖尿病病史 10 余年。

体格检查:右小腿广泛性粗肿,皮色暗红,皮温略高,腓肠肌略饱满、压痛,Homans' 征(+),股三角区无压痛,胫前呈凹陷性水肿。肢体动脉搏动可。

辅助检查:①静脉彩超:右股浅静脉、腘静脉血栓形成。小腿深静脉血栓形成(陈旧性),部分再通。②化验检查:D - 二聚体:5.45 μg/L。

中医诊断:股肿(湿热下注型)。

西医诊断:急性下肢深静脉血栓形成(右,混合型)。

辨证思路:患者消渴日久,气阴亏虚,气血运行无力,气滞血瘀,郁久化热、化湿,湿热流注下肢,脉络瘀阻,营血回流受阻而发病。舌红苔薄黄,脉弦滑皆为湿热下注之征。

治则治法:清热利湿,祛瘀通络,消肿止痛。

代表方剂:内服消栓通脉汤加减(茵陈 30 g、赤小豆 30 g、赤芍 20 g、水蛭 10 g、黄柏 12 g、金银花 30 g、栀子 10 g、苍术 12 g、桃仁 10 g、红花 10 g、川牛膝

15 g、当归10 g、川芎10 g、砂仁6 g），水煎服，日1剂。复方消肿散（芒硝、冰片等）置入布袋，外敷患肢。

配合静滴尿激酶，低分子肝素钠皮下注射，静滴血栓通注射液等以溶栓、抗凝、活血化瘀。

1月25日二诊。服上药7剂，患者右下肢粗肿减轻，纳可，眠安，二便调，舌暗红，苔薄黄，脉弦。彩超示：右股浅静脉远段、腘静脉中段部分再通。辨证仍为湿热之邪为患，脉络瘀滞，瘀血痹阻经脉。继治以清热利湿、活血通络为主。上方加黄芪30 g，水煎服，日1剂。外用复方消肿散。

2月2日三诊。继服上药7剂，右下肢略肿，活动后加重，腓肠肌略松软、无压痛，Homans'征（－），二便调，舌暗红，苔薄黄，脉弦。此时患者湿、热、瘀邪减轻。效不更方，仍以清热利湿、活血通络为主。上方去栀子，水煎服，日1剂。

2月7日四诊。服上药5剂，右下肢不肿，活动后有胀感，纳眠可，二便调，舌红苔白，脉弦。彩超示：右股浅静脉、腘静脉大部分再通。此时患者瘀邪减轻，湿邪、热邪已清。治宜调理气血，以活血化瘀为大法。活血通脉片10片，日三次，口服。最终获临床治愈。

按：糖尿病是下肢深静脉血栓形成的常见危险因素。消渴日久，损伤脾胃，经脉瘀阻是主要的病机，病位在经脉，病体在四末。侯玉芬教授认为股肿的病机特点为湿、热、瘀、虚，其中瘀血既是病因，又是病理产物。早期以湿、热、瘀之邪为主，急则治其标，治以清热利湿，活血通络；后期以瘀、湿之邪为主，宜标本兼顾，治以活血化瘀，健脾利湿。在疾病的整个治疗过程中，活血通络贯穿于疾病的始终。早期诊断、早期中西医结合整体治疗是取得满意疗效的关键。

验案2　牛某，男，40岁，农民。2008年5月22日初诊。

主诉：左上肢广泛性肿胀25天。

现病史：25天前，患者左上肢突发广泛性肿胀，曾行药物治疗，效不佳。现患者左上肢肿胀，抬举肢体肿胀减轻，下垂则加重，无胸闷、胸痛、咯血，无发热、头晕，纳食可，夜寐安，二便调，舌暗，苔薄黄，脉弦。查体：左上肢广泛性粗肿，浅静脉扩张，皮色暗红，皮温高，沿锁骨下静脉行径无压痛。

既往史：胰腺炎病史10年，2002年、2004年先后复发。2000年查出患糖尿病，2003年患高血压病，现长期药物治疗，血糖、血压控制较稳定。否认有药物及食物过敏病史。

体格查体:患者一般情况可,左上肢广泛性粗肿,浅静脉扩张,皮色暗红,皮温高,沿锁骨下静脉行径无压痛。

辅助检查:静脉彩超示左锁骨下静脉血栓形成,近端未通,远端小部分再通25%。腋、肱、桡、尺静脉通畅。

中医诊断:肿胀(湿热壅盛型)。

西医诊断:锁骨下静脉血栓形成(左)。

辨证思路:患者消渴日久,加之饮食不节,损伤脾胃,痰湿内生,气血运行不畅,气滞血瘀,经脉痹阻,营血回流不畅,水湿泛溢肌肤,故肿胀。郁久化热,湿热熏蒸肌肤,故皮色暗红,皮温高。舌暗苔薄黄,脉弦皆为血瘀日久,内有湿热之征。

治则治法:清热利湿,祛瘀通络。

代表方剂:消栓通脉汤加减(茵陈30 g、赤小豆30 g、赤芍20 g、水蛭10 g、黄芩12 g、金银花30 g、苍术12 g、桃仁10k、红花10 g、桑枝30 g、炒地龙12 g),水煎服,日1剂。复方消肿散(芒硝、冰片等)置入布袋,外敷患肢。

配合静滴疏血通注射液以活血化瘀,诺和灵以控制血糖;依那普利、寿比山控制血压;利平脂降血脂。

6月2日复诊。服上药10剂,患者左上肢轻度粗肿,下垂后感坠胀,皮色略暗,肩部浅静脉扩张,纳可,眠安,二便调,舌质暗,苔薄白,脉弦。彩超示:左锁骨下静脉血栓形成,近端微通,远端再通50%,周围侧支血流丰富。辨证热邪渐退,上方去黄芩,加当归12 g、茯苓20 g以助活血化瘀,健脾利湿。并用活血消肿洗药熏洗患肢。

6月16日三诊。服上药14剂,患肢症状略有改善,效不更方,继服上药。

7月2日四诊。服上药14剂,患肢下垂后略肿,皮色、皮温正常,纳可,眠安,二便调,舌暗,苔白,脉弦。彩超示:左锁骨下静脉血栓形成,近端再通12%,远端再通85%。辨证湿热之邪已祛,血脉瘀滞。治以活血化瘀通络,方选血府逐瘀汤加减(当归12 g、生地黄12 g、桃仁12 g、红花9 g、枳壳9 g、赤芍12 g、柴胡10 g、川芎10 g、鸡血藤20 g、水蛭10 g、桑枝30 g、浙贝母10 g、甘草6 g),水煎服,日1剂。

7月17日五诊。服药14剂,左上肢诸症状消失,获临床治愈。

3月16日随访,彩超示:左锁骨下静脉再通40%,远端基本再通。

按:本病属中医学肿胀、脉痹、瘀血流注等范畴。《备急千金要方》记载:"气血瘀滞则痛,脉道阻塞则肿,久瘀而生热"。《血证论》描述更加详细,如"瘀血流注,四肢疼痛肿胀,宜化去瘀血,消利肿胀","瘀血消散,则痛肿自除"。《内经》云:"脾主四肢"、"诸湿肿满,皆属于脾",故本病与脾脏关系密切,病位在血脉。深静脉血栓形成下肢发病者居多,上肢发病者较少。本病的病机特点为湿、热、瘀、虚,其中瘀血既是病因,又是病理产物。该患者早期病机以湿、热、瘀之邪为主,急则治其标,治以清热利湿,活血通络;迁延期以湿、瘀之邪为主,宜标本兼顾,治以活血化瘀,健脾利湿通络;后期以瘀为主,以调理气血为主,治以活血化瘀,行气通络,软坚散结。体现了侯玉芬教授诊治深静脉血栓形成审病求因,善抓病理特点,辨证论治,重视外治疗法的思辨规律。

第二节　小腿慢性溃疡临证验案

芦某某,女,61 岁,农民。2013 年 4 月 22 日初诊。

主诉:左小腿反复破溃 10 余年,加重 2 个月。

现病史:自 10 余年前起,患者左小腿反复破溃。2 个月前患者左内踝上出现破溃、渗液,日渐加重,皮肤散在红色丘疹,瘙痒,小腿浮肿,纳眠尚可,二便调。舌质暗,苔薄黄,脉弦。

既往史:20 余年前,双下肢出现静脉曲张。10 年前,患者左足靴区皮肤出现色素沉着。2010 年、2011 年分别行左下肢静脉曲张手术。

体格检查:左下肢散在手术瘢痕,皮肤红色丘疹,脱屑,足靴区黑褐色色素沉着,内踝上可见 1 cm×2 cm、3 cm×2 cm、4.5 cm×3 cm 的溃疡,肉芽不鲜,渗液多,创周触痛,腓肠肌略饱满,无压痛,胫前呈凹陷性水肿。尼霍夫征(−),霍曼氏征(−)。

中医诊断:臁疮(湿热下注型)。

西医诊断:小腿慢性溃疡(左);郁积性皮炎。

辨证思路:患者先天筋脉不足,血壅于下,血行不畅,气滞血瘀,营血回流受阻,水湿泛溢肌肤,故肿胀;郁久化湿、化热,湿热流注下肢,热盛肉腐,故瘙痒、溃疡。舌质暗,苔薄黄,脉弦皆为湿热下注之征。

治则治法:清热利湿,活血化瘀。

代表方剂:八妙通脉汤加减(金银花 30 g、玄参 30 g、当归 20 g、生甘草 10 g、苍术 15 g、黄柏 12 g、怀牛膝 10 g、薏苡仁 30 g、白鲜皮 12 g、地肤子 12 g、蝉蜕 9 g、虎杖 12 g),水煎服,日 1 剂。

解毒洗药溻渍后,复方黄柏液湿敷换药,日 1 次。

4 月 30 日二诊。服上药 7 剂,患者左下肢丘疹色变浅,痒轻,创面肉芽暗红,舌质暗,苔薄黄,脉弦。辨证湿热之邪减轻。治以清热利湿,活血化瘀。效不更方,继服上药。解毒洗药溻渍后,复方黄柏液湿敷换药,日 1 次。

5 月 15 日三诊。服上药 14 剂,左下肢丘疹色变浅,不痒,创面缩小,肉芽暗红,纳差。辨证湿热之邪减轻,脾气不充。治以健脾利湿,活血化瘀。上方加黄芪、党参、茯苓以健脾益气。解毒洗药溻渍后,复方黄柏液湿敷换药,日 1 次。

5 月 25 日四诊。服上药 10 剂,患者左下肢丘疹色变浅,不痒,创面愈合。辨证脾气渐充,脉络瘀滞。治以活血化瘀。内服活血通脉片每次 10 片,日三次。临床治愈。

按:本病属臁疮范畴,湿邪为患,缠绵难愈,属本虚标实。溃疡早期,证属湿热下注,治以清热利湿,活血化瘀,方用八妙通脉汤,并加用白鲜皮、地肤子、蝉蜕、虎杖以强化清热利湿,祛风止痒之功。然而患者久病正气亏虚,根据"脾主四肢"、"脾胃为气血生化之源"的理论,故湿热之邪减轻后,多从脾论治,治宜扶正祛邪,标本兼治,加用黄芪、党参、茯苓健脾益气以扶正。解毒洗药溻渍后,复方黄柏液湿敷换药的序贯治疗可以达到清热解毒、祛风燥湿止痒、收口敛疮,促进创面愈合之功。这体现了侯玉芬教授辨证论治、重视内外并举的临证特点。

第三节　郁积性皮炎临证验案

汤某某,男,75 岁,农民。2013 年 5 月 6 日初诊。

主诉:双小腿皮肤瘙痒、色素沉着 8 年。

现病史:10 年前,患者双下肢出现青筋迂曲扩张,以后逐渐加重。8 年前,患者青筋曲张蔓延至股部,并且双小腿出现散在的色素沉着,瘙痒,自行外用皮炎平等药物,症状时轻时重。今求治于侯玉芬教授。现患者双小腿色素沉着,瘙痒明显,双下肢青筋迂曲扩张,酸胀沉重,休息或抬高下肢缓解,纳眠可,二便调。

既往史:既往体健,曾有双下肢涉凉水史。

体格检查:双下肢浅静脉迂曲扩张,呈瘤样变,站立时明显。双小腿内侧可见大片褐色色素沉着,左侧为甚,有抓痕及脱屑,胫前凹陷性水肿,双侧腓肠肌松软,无挤压痛,霍曼氏征(－)。舌质暗红,苔黄腻,脉滑。

辅助检查:下肢静脉彩超示下肢深静脉瓣膜功能不全,下肢静脉曲张。

辨证思路:患者乃因先天禀赋不足,筋脉薄弱,加之久行久立、涉凉水,寒性收引,可损伤筋脉,以致经脉不合,气血运行不畅,血壅于下,瘀血阻滞脉络后扩张充盈,日久交错盘曲而成筋瘤。筋瘤日久,血瘀脉络,或寒湿凝滞,郁久化生湿热,湿热流注下肢经脉,停聚于肌肤,故小腿皮肤色素沉着,肌肤失养,故皮肤瘙痒、抓痕及脱屑。舌质暗红,舌苔黄腻,脉滑数均为湿热之象。

中医诊断:湿毒疮(湿热下注型);筋瘤。

西医诊断:郁积性皮炎;肢静脉曲张。

治则治法:清热利湿、凉血化瘀。

代表方剂:八妙通脉汤加减(金银花 30 g、玄参 30 g、当归 20 g、生甘草 10 g、薏苡仁 30 g、苍术 15 g、黄柏 12 g、怀牛膝 10 g、蜂房 6 g、党参 20 g、白芷 12 g、板蓝根 15 g、忍冬藤 15 g、栀子 12 g、生地黄 30 g),水煎服,日 1 剂。

配合口服花栀通脉片 10 片,日三次;珍宝丸 15 粒,日二次。马黄酊涂搽患处,日三次。

5 月 13 日二诊。服上药 7 剂,双小腿无瘙痒,色素沉着颜色转淡,偶有疼痛,肢体仍有酸沉胀感。舌暗,苔薄白,脉滑。将上方去白芷,加焦白术 15 g、茯苓 20 g 以健脾利湿。余药继用。

5 月 20 日三诊。服上药 7 剂,患者双小腿无瘙痒及疼痛,沉胀感减轻,色素沉着颜色转淡。舌暗红,苔薄白,脉滑。侯玉芬教授嘱患者入院行手术治疗。

按:郁积性皮炎是侯玉芬教授门诊上最为常见的周围血管疾病之一,常常是由下肢深静脉瓣膜功能不全、下肢静脉曲张等静脉反流性疾病所引起,也被称为静脉曲张性湿疹。郁积性皮炎的中医病名尚无统一说法,多属于中医湿毒疮、湿臁疮、风疽等范畴。隋代《诸病源候论·风疽候》云:"肿起,流之血脉,而挛曲疾痛,所以发疽历年,谓之风疽。此由风湿之气,害于经络,与气相搏所成也。"明代《外科启玄·湿毒疮》论述:"凡湿毒所生之疮,皆在于足胫、足踝、足背、足跟。初起而微痒,爬则水出,久而不愈,内服除湿等药,外用蜜调制柏散上之,一两次即安。"侯玉芬教授诊治该病患时,以清热利湿、凉血化瘀为法,在经验方八妙通脉汤的基础上酌加栀子、板蓝根、忍冬藤、蜂房以清热解毒通络,白芷、生地黄以疏风养阴,一派苦寒中加党参以益气健脾。再诊时更加焦白术及茯苓以健脾益气。同时配合外用马黄酊以消炎止痛。至三诊时,患者郁积性皮炎好转,此时针对郁积性皮炎的病因——下肢静脉曲张行手术治疗,乃治病求本之意。

第四节 闭塞性动脉硬化症临证验案

验案 1 高某某,男,60 岁,农民。2014 年 1 月 7 日初诊。

主诉:右下肢发凉、怕冷、间跛 4 年,加重 3 个月。

现病史:4 年前,患者右下肢出现发凉、怕冷、间歇性跛行,间跛距离约 500 米。跛行距离逐渐缩短。9 个月前在某三甲医院行双侧股动脉球囊扩张成形术 + 支架置入术,术后上述症状消失。3 个月前患者双下肢再次出现发凉、怕冷、间歇性跛行,跛行距离约 100 米,在当地医院行药物治疗,症状改善不明显,今求治于侯玉芬教授。自发病以来,患者纳眠可,二便调,舌质暗红,苔白,脉弦涩。

既往史:有高血压、脑梗死病史 1 年。嗜烟 30 年,每日吸烟 20 支。

体格体征:患者一般情况可,双下肢营养障碍症(+),双足皮色苍白,皮温低,以右侧为甚。双足泛红试验(+),肢体位置试验(+)。测肢体动脉搏动情况:

	足背动脉	胫后动脉	腘动脉	股动脉	桡动脉	尺动脉	肱动脉	腋动脉
左	–	–	–	+	+ +	+	+ +	+ +
右	–	–	–	+	+ +	+	+ +	+ +

辅助检查:下肢动脉彩超示双下肢动脉硬化,右股浅动脉内支架闭塞,左股浅动脉内支架狭窄。

辨证思路:患者年事已高,气血亏虚,加之烟酒熏蒸,损伤脾胃,脾失健运,湿浊内生,阻塞经脉。经脉痹阻,气血不达四末,肢体失于温煦、濡养,故肢体发凉、营养障碍症。气滞血瘀,不通则痛,故肢体疼痛。舌质暗红,苔白,脉弦涩皆为气虚血瘀之征。

中医诊断:脉痹(气虚血瘀)。

西医诊断:①闭塞性动脉硬化症,②股动脉支架置入术后,③高血压病,④脑梗死后遗症。

治则治法:益气活血,通络止痛。

代表方剂:补阳还五汤加味加减(黄芪 30 g、党参 12 g、当归 15 g、赤芍 15 g、川芎 15 g、桃仁 9 g、红花 6 g、甘草 10 g、地龙 10 g、附子 10 g、肉桂 6 g),水煎服,日 1 剂。

配合口服阿司匹林以抗血小板,辛伐他汀片以降血脂,硝苯地平控释片以控制血压,静滴前列地尔、疏血通、血栓通等以活血化瘀、扩张血管。

2 月 1 日二诊。服上药 24 剂,双下肢发凉、怕冷减轻,跛行距离延长至 150 米。辨证脾气不健,经脉痹阻。治宜益气活血,通络止痛,效不更方,上方改党参 20 g、肉桂 10 g。鼓励患者行走锻炼。

2 月 13 日三诊。继服上药 12 剂,双下肢不凉、仍怕冷,跛行距离延长至 200 米。脾气渐充,脉络瘀滞,经脉痹阻。治宜益气活血,通络止痛,上方加独活 12 g、桑寄生 30 g 以祛风湿,补肝肾。

2 月 28 日四诊。服上药 14 剂,双下肢不凉、怕冷减轻,跛距延长至 250 米。舌淡红,苔白,脉弦。脾气渐充,脉络瘀滞,经脉痹阻。治宜益气活血,通络止痛,效不更方,上方继服。最终获临床好转。

按:患者年事已高,气血亏虚,气虚血瘀,血行不畅。加之烟毒侵袭,损伤经脉,经脉痹阻,如《内经》所云:"脉涩曰痹"。总之,本病以脾肾亏虚为本,瘀血为标,气血凝滞,经络阻塞为主要病机。故遵循《内经》"疏其气血,令其条达"的原则,确立"活血化瘀"的治疗大法,并根据病情,扶正(温阳、益气)与祛邪(化瘀)有所偏重。体现了侯玉芬教授谨守病机,扶正与祛邪兼顾,活血化瘀法贯穿于治疗始终的思辨特点。

验案 2　孔某某,女,85 岁,退休。2009 年 3 月 10 日初诊。

主诉:右足发凉、怕冷、疼痛 16 天。

现病史:16 天前患者右足突然出现发凉、怕冷、疼痛,夜间尤甚,皮色苍白,在当地医院治疗,效不佳。今求治于侯玉芬教授。现患者右足发凉、怕冷、静息痛,夜间加重,皮色发绀,不能行走,纳食可,夜眠差,二便调,舌质紫黯苔白,脉弦涩。

既往史:高血压病史3年,冠心病病史3年。曾服用倍他乐克,现停用。

体格检查:右足皮肤发绀,压之褪色,未见瘀斑,右小腿下段皮色苍白,皮温低,趾甲无畸形,左足皮色苍白,皮温略低。右侧肢体抬高试验(+),右足泛红实验(+),测肢体动脉搏动情况:

	足背动脉	胫后动脉	腘动脉	股动脉	桡动脉	尺动脉	肱动脉
左	+ +	+	+	+ +	+ +	+	+ +
右	−	−	−	+ +	+ +	+	+ +

股动脉听诊区未闻及血管杂音。

辅助检查:①下肢动脉彩超:右下肢动脉硬化并粥样斑块形成,股浅、腘动脉血栓形成,右腓动脉、足背动脉闭塞,右胫后动脉狭窄,足末端缺血明显。②ABI:0.16(右),1(左)。③凝血四项:纤维蛋白原5.66 g/L(正常值2~4 g/L)。

辨证思路:患者年事已高,脾气不健,肾阳不足,又加外受寒冻,寒湿之邪侵袭而发病。脾气不健,化生不足,气血亏虚,内不能荣养脏腑,外不能充养四末。肾阳不足,复受寒湿之邪,则气血凝滞,经络阻塞,不通则痛。舌质紫黯,苔白,脉弦涩,皆为血瘀之征。

中医诊断:脉痹(血瘀型)。

西医诊断:闭塞性动脉硬化症(急性缺血);下肢动脉血栓形成(右)。

治则治法:益气活血,通络止痛。

代表方剂:丹参通脉汤加减(丹参30克、赤芍30克、当归30克、鸡血藤30克、川牛膝15克、川芎15克、黄芪30克、郁金15克、桑寄生30克),水煎服,日1剂。

配合应用:静滴尿激酶、丁咯地尔以溶栓、扩张血管;肌注罂粟碱扩张血管。静滴丹参注射液等活血化瘀药物。口服镇痛药等对症处理。

3月17日二诊。服上药7剂,患者右足发凉、怕冷较前减轻,静息痛无明显改善,夜间加重。右足背皮肤出现坏死斑,周围组织略肿,触痛明显。舌质紫黯,苔白,脉弦涩。辨证气血凝滞,经络阻塞,四末失养,故足背皮肤出现浅表坏死。继以益气活血、通络止痛为大法,上方加金银花30 g、玄参30 g以清热解毒,局部外涂马黄酊以消肿止痛。

3月31日三诊。服上药14剂,患者右足发凉、怕冷较前减轻,疼痛明显改善,夜寐安。右足背皮肤坏死斑周围组织浮肿消失,轻度压痛。舌质紫黯,苔白,脉弦涩。辨证气血运行通畅,四末瘀血明显减轻。谨守病机,治法不变,效不更方。

4月7日四诊。服上药7剂,患者右足轻度怕冷、疼痛消失,足背坏死皮肤脱落,下地行走,感右下肢酸胀,纳眠可,二便调。舌质紫黯,苔白,脉弦。辨证经脉气血渐通,气血温煦、濡养四末。治以益气活血,化瘀通络,丹参通脉汤加党参20 g、炒白术15 g以益气扶正,以防活血太过伤正。临床治愈。

按:患者为高龄,正气亏虚,正如《素问》论述:"女子五七,阳明脉衰……六七,三阳脉衰于上,面皆焦,发始白。七七,任脉虚,太冲脉衰少,天癸竭,地道不通,故形坏而无子也。"气虚血瘀,血行不畅,经脉痹阻而发病。以脾肾亏虚为本,寒湿为标,气血凝滞,经络阻塞为主要病机。本患者表现为急性肢体缺血,并呈进行性加重,截肢率高,预后差,经积极治疗而痊愈,这体现了侯玉芬教授病证结合、内外并举、中西医结合整体疗法治疗缺血性肢体、保肢的思辨特点。

验案3 李某某,女,77岁,退休。2009年1月23日初诊。

主诉:右足局部破溃、坏死10余天。

现病史:10余天前,无明显诱因患者右足起水泡,水泡破溃后,疮面变黑,疮周红肿疼痛,曾在当地医院行药物治疗(具体不详),效不佳。刻下症:患者右足局部起水泡,变黑,疮周红肿疼痛,夜间加重,四肢乏力,双下肢行走不利,语言蹇涩,时有头晕,纳可、眠差,二便调,舌质暗,苔白,脉弦涩。

既往史:有高血压、脑血栓病史10余年。

查体:双足营养障碍征(+)。右足背点状浅表坏死,外踝处有5 cm×3 cm大小的坏死,疮周皮色暗红,略肿,触痛明显,足跟有2 cm×1.5 cm大小的血泡,触痛。双侧足背动脉、胫后动脉未触及搏动,双侧腘动脉搏动减弱。股动脉听诊区未闻及血管杂音。

辅助检查:①下肢动脉彩超:两下肢动脉硬化并粥样斑块形成,股、腘、足背动脉狭窄,胫后动脉闭塞。②ABI:0.29(左),0.52(右)。

中医诊断:脱疽(湿热下注证)。

西医诊断:①闭塞性动脉硬化症(三期3级),②高血压病,③脑血栓后遗症。

辨证思路:老年女性,肝肾亏虚,加之病久耗气,气虚无力运血,瘀血阻于脉中,经脉痹阻,四末失于温煦濡养,故有肢体营养障碍征。血瘀日久,化生湿热,湿热下注,热盛肉腐,故有起水泡、坏死、疮周红肿。舌暗红苔白,脉弦涩皆为血瘀日久,湿热下注之征。

治则治法:清热利湿,凉血化瘀。

代表方剂:八妙通脉汤加加减(金银花 30 g、玄参 30 g、当归 20 g、甘草 10 g、苍术 15 g、黄柏 12 g、薏苡仁 30 g、牛膝 13 g、蒲公英 30 g、赤芍 15 g、天麻 10 g、钩藤 10 g、炒枣仁 30 g),水煎服,日 1 剂。

口服花栀通脉片 10 片,每日 3 次。

局部外涂马黄酊,以清热解毒,消肿止痛。

配合静滴抗生素、血栓通等活血化瘀中药制剂及口服解热镇痛药、降压药等药物治疗。

2 月 10 日二诊。服上药 15 剂,患者右足创面干燥,疮周无红肿,轻度压痛,伴乏力,行走不利,语言謇涩,无头晕,纳可眠差,二便调,舌质暗苔白,脉弦涩。辨证湿热之邪渐退,经脉瘀阻。宜祛邪扶正,治以活血化瘀,行气止痛。方选血府逐瘀汤加减(当归 12 g、生地黄 12 g、桃仁 12 g、红花 9 g、枳壳 9 g、赤芍 12 g、柴胡 10 g、甘草 6 g、川芎 10 g、牛膝 9 g、苍术 12 g、党参 15 g、鸡血藤 20 g),局部外涂马黄酊。

2 月 17 日三诊。服上药 6 剂,患者右足创面痂皮翘起,部分与正常组织脱离,无压痛,伴行走不利,语言謇涩,无头晕,纳可、眠差,二便调,舌质暗苔白,脉弦。宜标本兼顾,治以益气活血,化瘀通络。方选补阳还五汤加味(生黄芪 30 g、当归尾 12 g、赤芍 10 g、地龙 10 g、川芎 12 g、红花 6 g、桃仁 9 g、苍术 12 g、党参 12 g、鸡血藤 15 g)。

3 月 12 日四诊。服上药 21 剂,患者右足痂皮全部脱落,溃疡完全愈合。临床治愈。

按:本病案体现了侯玉芬教授治疗闭塞性动脉硬化症严重肢体缺血以辨证论治为基础,整体辨证与局部辨证相结合,内治和外治相结合,中西医药物相结合的临证特点。

第五节　糖尿病肢体动脉闭塞症临证验案

由某某,女,74 岁,退休。2008 年 1 月 25 日初诊。

主诉:右足发凉、怕冷、麻木 6 个月,破溃 1 月余。

现病史:6 个月前,患者感右足发凉、怕冷、麻木,第 2 趾近中趾节关节处形成胼胝,此后胼胝增大、增厚。1 个月前右足第 2 趾被磨破,胼胝周围起紫色水泡,继而破溃,疮周红肿、疼痛,曾于济南某医院以"糖尿病足"住院治疗,效不佳。现患者右足发凉、怕冷、麻木,第 2 趾破溃、渗液,疮周红肿、疼痛,伴口干、口渴、多饮、多尿,乏力,纳可,眠差,舌暗红,少苔干燥,脉弦滑。

既往史:冠心病史 20 年;糖尿病病史 14 年,血糖控制不理想;糖尿病视网膜病变 1 年,右眼视力下降;偶有高血压史,最高达 150/90 mmHg;均未系统治疗。慢性胃炎病史 20 余年。否认药物过敏史。

体格查体:右足第 2 趾紫黯,肿胀,近中趾节关节处背侧有 1.5 cm×1.5 cm 的胼胝,其中央有 0.5 cm×0.5 cm 的溃疡,较深,少量渗液,疮周触痛。双足趾畸形,营养障碍征(＋),足背皮色、皮温可,泛红试验(－),右侧肢体位置试验(＋),双足浅感觉减弱,运动功能可。测肢体动脉搏动情况:

	足背动脉	胫后动脉	腘动脉	股动脉	桡动脉	尺动脉	肱动脉	腋动脉
左	＋	＋＋	＋	＋＋	＋＋	＋	＋＋	＋＋
右	＋	－	＋	＋＋	＋＋	＋	＋＋	＋＋

股动脉听诊区未闻及血管杂音。

辅助检查:糖化血红蛋白:9%;空腹血糖 10.29 mmol/L。

中医诊断:①脱疽(湿热下注),②消渴。

西医诊断:①糖尿病肢体动脉闭塞症;②2 型糖尿病;③冠心病。

辨证思路:老年女性,肝肾亏虚,气血俱弱,加之消渴日久不愈,伤及气血阴阳,气虚无力运血,瘀血阻于脉中,经脉痹阻,四末失于温煦濡养,故有肢体发凉、怕冷、麻木。血瘀日久化生湿热,湿热下注,热盛肉腐,故有溃破、渗液,疮周触痛。舌暗红少苔而燥,脉弦滑皆为血瘀日久,湿热下注之征。

治则治法:清热利湿,活血通络,兼顾益气扶正。

代表方剂:脉苏散加减(玄参 30 g、黄芪 30 g、金银花 30 g、苍术 9 g、全蝎

9 g、蜈蚣 1 条、水蛭 9 g、石斛 20 g、牛膝 20 g、丹参 30 g、蒲公英 24 g、黄柏 12 g、知母 12 g)，水煎服，日 1 剂。

配合胰岛素控制血糖、抗生素控制炎症、静滴血塞通、川芎嗪注射液等。

2 月 11 日二诊。服上药 15 剂，右足发凉、怕冷、麻木减轻，第 2 趾溃面结痂，无渗液，疮周皮色无暗红，无触痛，伴口干、口渴、多饮、多尿，乏力，纳可，眠安，舌暗红，少苔略燥，脉弦涩。辨证湿热之邪渐退，经脉瘀阻为主。宜祛邪扶正，治以益气活血，化瘀通络，佐以养阴。上方去蒲公英、黄柏、知母，加沙参 15 g、麦冬 15 g、陈皮 9 g。外用愈疡灵涂抹于痂皮周围以改善局部血运。

2 月 26 日三诊。服上药 15 剂，右足无发凉、怕冷、麻木，第 2 趾溃面结痂，部分痂皮渐裂开、翘起，无渗液，疮周皮色略深，无触痛，无口干、口渴、多饮、多尿，纳可，眠安，舌暗红，脉弦涩。辨证经脉瘀阻，四末失于营血濡养。宜扶正祛邪，效不更方，上方继服。外用愈疡灵涂抹于痂皮周围以改善局部血运。

3 月 9 日四诊。服上药 10 剂，右足第 2 趾溃面痂皮部分脱掉，创面缩小，无口干、口渴、多饮、多尿，纳可，眠安，舌暗红，脉弦涩。效不更方，上方去蜈蚣、全蝎。外用愈疡灵涂抹于痂皮周围以改善局部血运。临床好转。

按：糖尿病肢体动脉闭塞症属于中医学消渴、脱疽范畴。古代医家早已认识到糖尿病易并发"痈疽"，如唐朝孙思邈《千金方》载："消渴之人，愈与未愈，长需思虑有大痈"，明代陈实功《外科正宗》中曰："未疮先渴，喜冷无度，昏睡舌干，小便频数……，已成疮形枯瘪，肉黑皮焦，痛如刀割，毒传足趾者"。消渴迁延日久，气阴大亏，气虚无力推动血运，脉道失充，肢体失于濡养，可致脱疽久不收口，新肉不生，缠绵难愈。该病乃是因虚致实，病久又转虚，本虚标实，虚实夹杂，错综复杂，本虚以阴阳气血不足为主，标实以瘀血、寒邪、湿热、火毒为主，病机关键为瘀阻经脉，血行不畅而导致本病的发生。本病的治疗体现了侯玉芬教授谨守病机，标本兼顾，内治与外治相结合的临证特点。

第六节　血栓闭塞性脉管炎临证验案

肖某某，男，28 岁，农民。2014 年 3 月 31 日初诊。

主诉：右下肢发凉、怕冷、间歇性跛行 3 年，加重 4 个月。

现病史：3 年前患者右足第 2 趾出现发凉、怕冷、疼痛，行走约千米，感右足疼痛,时常在家用花椒水外洗。2 年前患者右足趾疼痛加重,到当地医院诊为"血栓闭塞性脉管炎",住院治疗 10 天,症状好转出院。4 个月前患者右足前半足发凉、怕冷、疼痛,遇寒尤甚。今求治于侯玉芬教授。现患者右足发凉、怕冷、遇寒尤甚,第 2 趾疼痛,间歇性跛行,跛距 500 米,纳可、眠差,二便调。

既往史:既往自幼时常感手脚容易发凉、怕冷。有嗜烟史 15 年,每日 20 支,未戒。

体格检查:患者形体偏瘦,气色自若。右足前半足皮色苍白、潮红,第 2 趾发绀,皮温低。左足皮色皮温可。右足泛红试验(+),肢体位置试验(+)。右足背动脉、胫后动脉搏动消失。舌质暗红,苔白,脉沉细。

辅助检查:①彩超示:右足背动脉、胫后动脉狭窄,血流减少。② 踝肱比:左侧 0.95,右侧 0.60。

辨证思路:患者素体阳气亏虚,四肢失于温煦,复长期感受特殊之烟毒,烟毒熏蒸,收引经脉,凝滞气血,致使经脉受阻,气血凝滞不行,阳气更不达于四末,故肢体发凉、怕冷;阳气亏虚则皮肤苍白、潮红,寒凝血瘀则皮色发绀。舌质暗红,苔薄白,脉沉细为阴寒血瘀之象。

中医诊断:脉痹(阴寒血瘀型)。

西医诊断:血栓闭塞性脉管炎(二期)。

治则治法:温经活血化瘀。

代表方剂:血府逐瘀汤加味(桃仁 12 g、红花 9 g、当归 12 g、生地黄 15 g、赤芍 12 g、柴胡 12 g、枳壳 9 g、肉桂 10 g、川芎 12 g、党参 20 g、鸡血藤 20 g、甘草 6 g、怀牛膝 9 g、附子 10 g。)水煎服,日 1 剂。

配合静滴疏血通、前列地尔;口服四虫片 10 片,日 3 次;中药温络通溻渍,每日 1 次。

4 月 8 日二诊。服上药 7 剂,患者右足发凉、怕冷略减轻,第 2 趾疼痛减轻,睡眠较前好转。查体:右足前半足皮色潮红,第 2 趾发绀色变浅,皮温低。辨证阳气渐充,但仍脉络瘀阻,血行不畅。故上方加丹参 15 g、路路通 9 g 以活血化瘀,通络止痛。

4 月 15 日三诊。服上药 7 剂,患者右足发凉、怕冷及第 2 趾疼痛减轻,间歇性跛行,跛距 700 米,食欲不振,眠安。查体:右足前半足皮色潮红,第 2 趾发绀色变浅,皮温略低。辨证脉络瘀阻,四末失养,故治则不变,但久服活血化瘀祛邪药物,损伤脾胃,故上方中去生地黄,加苍术 12 g、砂仁 10 g 以健脾。静滴药物调整为川芎嗪注射液、舒血宁注射液。

2014 年 4 月 28 日四诊。服上药 12 剂,患者右足发凉、怕冷明显减轻,第 2 趾疼痛消失,间歇性跛行,跛距 1000 米,纳眠可,二便调。查体:右足前半足皮色淡红,第 2 趾略潮红,皮温可。右足泛红试验(-),肢体位置试验(+)。复查彩超示:右足背动脉、胫后动脉显示良好,血流正常。踝肱比:左侧 1. 10,右侧 0. 71。患者诸症明显好转,临床治愈出院。出院后嘱患者严格戒烟,患肢防寒保暖、避免外伤,继服四虫片。

按:早在《黄帝内经》就有"血栓闭塞性脉管炎"临床表现的类似记载。血栓闭塞性脉管炎未破溃者主要表现为血脉痹阻,称之为脉痹,而破溃坏疽者称之为脱疽。该患者主要病机为阴寒内阻、经脉痹阻,证属阴寒血瘀证,故治疗采用温通活血的方法,方药中以活血化瘀为主,辅以温通益气之品。二诊时酌加丹参、路路通以增强活血通络之力。久病伤气,脾气不足,加苍术、砂仁理气醒脾。治疗方案中辅以温络通外洗,同时鼓励患者每日行走活动,有效促进了患肢血运的改善,体现了侯玉芬辨病与辨证相结合,内治与外治相结合的治疗思路。

第七节　多发性大动脉炎临证验案

廉某某,男,26 岁,教师。2013 年 3 月 11 日初诊。

主诉:四肢乏力 3 年,头晕 1 个月。

现病史:3 年前,无明显诱因患者出现四肢乏力、颈项强痛,就诊于某三级甲等医院,行动脉彩超示大动脉炎,给予激素及免疫抑制剂治疗,症状好转。1 个月前,患者四肢乏力感加重,伴头晕,遂来求治于侯玉芬教授。现患者头晕、头胀痛,四肢乏力,心烦,无畏光,无一过性黑矇,低热,纳眠差,二便调。

既往史:既往有肺结核病史。

体格检查:患者青年男性,形体消瘦。体温 37. 1℃。左上肢血压 100/70 mmHg,右上肢血压 90/60 mmHg。双侧颈动脉听诊区可闻及吹风样血管杂音,双侧桡动脉(+),双侧尺动脉(-)。双下肢动脉搏动可。舌质淡红,边有齿痕,苔白,剥脱苔,脉细弦。

辅助检查:动脉彩超示头臂干、双颈总动脉、右锁骨下动脉多处内膜增厚、管腔狭窄。符合多发性大动脉炎表现。红细胞沉降率 35 mm/h。

辨证思路:患者因先天禀赋不足,后天失于调养,外邪乘虚入侵,痹阻于脉,以致阴阳失调、气血亏损、脉道不利、乖变多端;肝肾阴虚,虚阳上亢,清窍失养,故头晕、头胀痛;阴虚而生内热,虚火上扰,故心烦、失眠;舌质淡红,边有齿痕,苔白,剥脱苔,脉细弦均为气阴两虚、血脉痹阻之象。

中医诊断:脉痹(气阴两虚 血脉痹阻型)。

西医诊断:多发性大动脉炎(头臂干型)。

治则治法:益气养阴,清热活血。

代表方剂:活血通脉饮加减(金银花 30 g、当归 15 g、土茯苓 30 g、牛膝 15 g、川芎 15 g、丹参 15 g、赤芍 15 g、菊花 12 g、羌活 12 g、党参 20 g、黄芪 30 g、天麻 12 g、白花蛇舌草 30 g、麦冬 12 g、沙参 12 g),水煎服,日 1 剂。

配合口服脉管复康片 4 粒,每日 3 次;通塞脉片 5 片,每日 2 次。

2013 年 3 月 18 日二诊。服上药 7 剂,头胀痛及四肢乏力略好转,仍头晕,复查红细胞沉降率 30 mm/h。舌质淡红,边有齿痕,苔白,剥脱苔减轻,脉细弦。上方加雷公藤 12 g。余药继用。

2013 年 4 月 2 日三诊。服上药 15 剂,患者头晕减轻,无头胀痛,仍略感四肢乏力,体温 36.7℃,红细胞沉降率 17 mm/h。舌淡红,苔薄白,脉细。上方去雷公藤、土茯苓、牛膝,改黄芪45 g,加炒白术 15 g 以益气扶正。余药继用。

按:多发性大动脉炎多发于 20~30 岁女性,发展缓慢,就诊时病程平均为 2~3 年。而本病例系男性患者,在临床诊治时,侯玉芬教授做了充分的鉴别诊断后才确诊。就其临床表现,属头臂型大动脉炎。病变侵犯颈总动脉、锁骨下动脉,引起头部和上肢供血不足症状,主要病机为气阴两虚,血脉痹阻,治疗益气养阴、清热活血,以经验方活血通脉饮加减,鉴于红细胞沉降率增快,说明病情处于大动脉炎活动期,侯玉芬教授加用雷公藤以祛风除湿、活血通络,药理研究业已证实,金银花、白花蛇舌草、雷公藤具有抗炎、改善免疫功能的作用。诸症好转后,避免雷公藤的不良反应,及时停用,所谓中病即止之意。本案的治疗,体现了侯玉芬教授以辨证论治为主,宏观辨证与微观辨证(客观指标)相结合的思辨特点。

第八节　雷诺综合征临证验案

验案1　孟某某,女,42岁,工人。2013年1月8日初诊。

主诉:双手发凉、麻木、疼痛、变色3个月。

现病史:3个月年前受凉后,患者双手出现发凉、怕冷,疼痛、麻木,双手指呈现苍白、青紫、潮红三色改变,曾到当地医院治疗,症状时轻时重。今来我院,求治于侯玉芬教授。现患者双手仍麻木、疼痛,遇寒后出现上述三色改变,遇暖则减轻,纳眠可,二便调。舌质淡红,苔薄白,脉沉细。

既往史:否认有其他重要病史。

体格检查:患者中年女性,双手皮肤干燥,皮色潮红,手指皮温低,泛红试验(+),双手桡动脉(+ +),尺动脉(+)。

辨证思路:患者先天禀赋不足,素体经脉内虚,复感受寒湿之外邪,客于经络,气滞血凝,阳气不达四末,故发为本病。阳气不达四末,肌肤失养,故双手发凉、怕冷,麻木;脉道壅塞不通,故肢体疼痛;邪正相争于脉中,故见皮色改变。舌质淡红,苔薄白,脉沉细为寒凝血瘀之象。

中医诊断:脉痹(血瘀型)。

西医诊断:雷诺综合征。

治则治法:温经活血化瘀。

代表方剂:血府逐瘀汤加减(桃仁12 g、红花9 g、当归12 g、生地黄15 g、川芎12 g、赤芍12 g、柴胡12 g、枳壳9 g、甘草6 g、鸡血藤20 g 香附12 g、肉桂12 g、熟附子12 g、丹参30 g、忍冬藤15 g、桑枝15 g),水煎服,日1剂。

配合口服脉管复康片4粒,每日3次。双手保暖。

1月15日二诊。服上药7剂,双手发凉、怕冷、疼痛减轻,仍麻木感。舌质淡红,苔白,脉沉细。上方加地龙12 g、僵蚕12 g以祛风逐瘀通络。余药继用。

2月1日三诊。服上药15剂,患者双手发凉、怕冷、麻木明显减轻,无疼痛。查体:双手皮色皮温可,泛红试验(-)。舌质淡红,苔薄白,脉沉细。效不更方,上药继服。

2月8日四诊。服上药7剂,患者双手发凉、怕冷、麻木明显基本消失。治以调理气血,口服四虫片10片,每日3次。临床治愈。

按:雷诺综合征是肢体小动脉在寒冷刺激和情绪激动及其他因素影响下,而发生的阵发性末梢动脉痉挛收缩或闭塞,肢体远端皮肤出现对称性,阵发性的苍白-发绀-潮红的临床证候群。属中医学脉痹范畴。本病例,侯玉芬教授临证时,抓住寒凝血瘀的特点,用血府逐瘀汤以活血化瘀,同时加肉桂、附子以温通经脉,香附理气,鸡血藤、忍冬藤、桑枝以通络,共奏温通活血之效。二诊时加用地龙、僵蚕和四诊时用四虫片,都体现了侯玉芬教授治疗雷诺综合征善用虫类药物以祛风逐瘀通络的用药特点。

验案2　闫某某,女,29岁,农民。2012年3月19日初诊。

主诉:双手发凉、麻木、变色3年。

现病史:3年前,患者洗衣时突感双手发凉,麻木,双手指变为苍白色,保暖后双手发凉、麻木感逐渐消失,手指颜色逐渐恢复正常。此后每遇寒冷刺激,患者双手再次出现同样症状,并逐渐加重,在当地治疗效果不佳,今求治于侯玉芬教授。现患者双手指发凉、麻木,遇寒冷刺激后双手指出现苍白、青紫、潮红三色变化,舌淡,苔薄白,脉细。

既往史:否认其他重要病史,否认药物及食物过敏史。

体格检查:双手皮色正常,皮温略低,双桡动脉(++),双尺动脉(+),握拳试验可诱发双手苍白、发绀、潮红三色变化。

辅助检查:①双上肢动脉彩超示:左、右桡动脉,左、右尺动脉内膜增厚。②红细胞沉降率5 mm/h。

中医诊断:痹症(阴寒型)。

西医诊断:雷诺综合征。

辨证思路:患者素体阳虚,骤受寒冷,寒凝血脉,经脉痹阻,阳气不达四末,故肢体怕冷,发凉,肢端皮肤呈苍白色;脉络痹阻,气机不畅,气滞则血瘀,故继而青紫;冬季寒邪盛,故症状加重。舌淡,苔薄白,脉细均是寒凝血脉之象。

治则治法:温经散寒,活血化瘀。

代表方剂:阳和汤加减(熟地黄30 g、炙黄芪30 g、鸡血藤30 g、党参15 g、当归15 g、干姜15 g、赤芍15 g、牛膝15 g、肉桂10 g、白芥子10 g、麻黄5 g、熟附子15 g、炙甘草10 g、地龙6 g),水煎服,日1剂。

配合静滴丹参注射液等以活血化瘀。

3月26日二诊。服上药7剂,患者仍感双手发凉、怕冷、麻木。舌淡红,苔白,脉细。辨证仍为阴寒型,继治以温经散寒、活血化瘀。上方加柴胡 6 g 以疏肝理气,加用四虫片以活血化瘀通脉。

4 月 10 日三诊。继服上药 15 剂,双手仍感发凉、怕冷,麻木减轻,遇寒发作次数有所减少,大便干,小便调,纳可,眠可,舌红,苔白,脉细。效不更方,上药继服。嘱患者注意保暖,避寒,避外伤。

4 月 26 日四诊。服上药 15 剂,半月来患者双手三色变化发作 1 次,双手感轻度发凉怕冷,纳眠可,二便调,舌红,苔薄白,脉细。上方改干姜10 g、熟附子10 g,加用益母草12 g。水煎服,日 1 剂。口服四虫片 10 片,每日 3 次。临床治愈。

按:雷诺综合征是临床上少见的周围血管疾病,多因情志不舒、素体血虚或阳气不足,加之感受寒邪,致营卫不和,气血运行不畅,不达四末,四肢失于温养而发病。本例患者素体阳气不足,在阳和汤大量温阳补气药物基础上加用柴胡以疏肝解郁、调畅气机,以使温阳补气而不生火,以直达病所。本病应在秋冬季节注意防寒保暖,调畅情志,进行正确合理治疗,以巩固疗效,避免复发。

第九节　红斑肢痛症临证验案

张某某,男,8 岁,学生。2011 年 5 月 21 日初诊。

主诉:双足发作性红肿、疼痛 1 年。

现病史:1 年前,患者双足突感烧灼样疼痛,伴红肿,遇寒缓解,遇热加重。症状反复发作。在当地医院治疗,效果不佳。今日求治于侯玉芬教授。现患者双足红肿、疼痛,左足拇趾末端发绀,夜间难以入睡,纳差,大便溏,小便调。舌红,苔黄,脉数。

既往史:否认有其他重要病史,否认药物及食物过敏史。

体格检查:左足拇趾末端发绀,双足皮色潮红,以足底明显,双足背浮肿,双足皮温略高,双足泡温水中即感灼热疼痛,浸凉水中明显缓解,双侧足背动脉(＋＋),双侧胫后动脉(＋)。

辅助检查:①双下肢动脉彩超示:左、右足背动脉内膜增厚,血流尚可。②红细胞沉降率10 mm/h。③踝肱比:左0.97,右1.10。

中医诊断:热痹(湿热下注型)。

西医诊断:红斑肢痛症。

辨证思路:患者年幼,脏腑娇嫩,气血未充,脾气不健,湿热下注,故病发下肢,湿盛则下肢肿胀;热盛则皮肤灼热、焮红;湿热中阻,则胸闷纳呆,便溏;湿热蕴阻血脉,不通则痛。舌质红,苔黄,脉数均为湿热下注之象。

治则治法:清热利湿,活血通络。

代表方剂:八妙通脉汤合三物黄芩汤加减(金银花12 g、玄参10 g、当归9 g、甘草3 g、苍术9 g、黄柏6 g、怀牛膝6 g、薏苡仁15 g、生地黄15 g、苦参6 g、黄芩6 g),水煎服,日1剂。

5月28日二诊。服上药7剂,患者仍感双足灼热疼痛,双足红肿减轻,左足拇趾皮色恢复正常,纳差,眠差,小便调,大便溏。舌红,苔黄,脉数。上方去苦参,加用白术6 g、党参8 g、陈皮6 g以健脾,水煎服,日1剂。加用花栀通脉片以清热活血化瘀。

6月4日三诊。继服上药7剂,双足仍感灼热疼痛,但有所减轻,双足轻度浮肿,纳可,眠差,二便调。舌红,苔薄黄,脉数。上方去黄芩,加茯苓9 g以健脾渗湿,水煎服,日1剂。花栀通脉片继服。嘱患者避免外伤,避免长时间浸凉水。

6月26日四诊。服上药21剂,双足无浮肿,感灼热疼痛,时轻时重,纳可,眠差,二便调。舌红,苔薄黄,脉数。上方继服。

7月11日五诊。服上药后15剂,双足轻度灼热疼痛,无红肿,纳眠可,小便条,大便稀,日二次,舌红,苔薄白,脉细。上方继服。嘱避免温热刺激,在家长指导下进行脱敏治疗。临床好转。

按:红斑肢痛症多因饮食偏嗜或久病,脾胃受损,脾气不健,气虚则运血无力,气滞血瘀,脉络瘀阻,日久化湿生热,郁于四肢而发。根据"脾主四肢","脾为后天之本,气血生化之源"的理论,侯玉芬教授治疗治疗红斑肢痛症多从脾论治。遵循"急则治其标,缓则治其本"的原则,初期红、肿、热、痛明显时应清热利湿,凉血化瘀治其标;症状缓解后,应健脾益气活血治其本;活血化瘀贯穿于治疗疾病的始终。同时,注意疾病的调护,如日常生活中尽量避免温热刺激、休息、抬高患肢,必要时可进行脱敏治疗。

第十节 血管型白塞病临证验案

于某某,男,34岁,公务员。2014年1月24日初诊。

主诉:左小腿粗肿、胀痛20余天。

现病史:20余天前,患者左小腿突然出现粗肿、胀痛,未予重视。现活动后,左小腿肿胀不适,来我院,行下肢静脉彩超示:左股浅静脉远端、腘静脉血栓形成,故收入院。刻下症:左小腿粗肿、胀痛,活动后加重,伴口腔溃疡,纳眠可,便干、溲赤,无胸闷、胸痛、咯血,无低热、关节肿痛,无皮下结节,无视力模糊,无阴部溃疡。舌暗红,苔薄黄,脉弦。

既往史:易患感冒,面部及前胸皮肤痤疮反复发作。口腔溃疡反复发作2年。右手腱鞘囊肿手术史。否认药物及食物过敏病史。

体格检查:患者一般情况可,左小腿粗肿,皮色暗红,浅静脉扩张,皮温高,腓肠肌略饱满、无压痛,Homans'征(-),股三角区无压痛,胫前凹陷性水肿。足背动脉、胫后动脉搏动正常。皮肤针刺征(+)。

辅助检查:①下肢静脉彩超:左股浅静脉远端、腘静脉血栓形成。②红细胞沉降率2 mm/h。

中医诊断:①肿胀(湿热内蕴型),②狐惑病。

西医诊断:①血管型白塞病,②下肢深静脉血栓形成(左,混合型)。

辨证思路:湿热内蕴,弥散三焦,循经熏蒸则见口腔溃疡;阻于经络、肌肤,则见皮肤红斑、结节;湿热下注脉络,则可见下肢肿胀热痛;湿热内蕴上扰心神,则见发热心烦;便溏、溲赤,舌淡红,苔黄厚,脉弦为湿热内蕴之象。

治则治法:清热利湿,活血通络。

代表方剂:消栓通脉汤加减(茵陈30 g、赤小豆30 g、赤芍20 g、水蛭10 g、黄柏12 g、金银花30 g、栀子10 g、苍术12 g、川牛膝15 g、当归10 g、桔梗10 g、薏苡仁30 g、白花蛇舌草30 g、甘草10 g),水煎服,日1剂。

配合静滴丹参川芎嗪、疏血通注射液等以活血化瘀。冰硝散外敷左小腿。

抗凝治疗:低分子肝素钠皮下注射;华法林钠口服。

溶栓治疗:尿激酶静脉滴注。

2月1日二诊。服上药7剂,左小腿肿胀明显减轻,活动后踝周略肿,口疮疼痛减轻,纳可,眠安,二便调,舌暗红,苔薄黄,脉弦。静脉彩超:左股、腘静脉血栓形成,基本再通。辨证湿热之邪减轻,脉络瘀滞。效不更方,仍以清热利湿,活血通络为主,内服消栓通脉汤加减,外敷冰硝散。

2月8日三诊。继服上药7剂,左小腿粗肿消失,活动后有胀感,未起新的口疮,二便调,皮肤针刺征(+),舌暗红,苔薄黄,脉弦。辨证余邪未清,脉络瘀滞。治以治以活血化瘀,健脾利湿。方选活血通脉饮加减(当归15 g、赤芍15 g、川芎12 g、鸡血藤30 g、苍术12 g、牛膝12 g、土茯苓30 g、金银花30 g、党参20 g、黄芪30 g、白花蛇舌草30 g、甘草10 g),水煎服,日1剂。

2月24日四诊。服上药15剂,左下肢不肿,活动后有胀感,纳眠可,皮肤针刺征(-),二便调,舌红苔白,脉弦。调理气血,花栀通脉片10片,日三次,口服。华法林钠3.375 mg,每日1次,口服。

按:白塞病又称贝赫切特综合征,是一种原因未明的复发性血管炎性疾病。本病例以皮肤血管及深静脉受累为主,患者因“左小腿粗肿、胀痛”为主诉,故诊断为“血管型白塞病”。其主要病因病机为患者先天禀赋不足,脾气不健,湿热内生,气血运行不畅,脉络瘀滞而发病。在疾病活动期,侯玉芬教授以祛邪为主,治以清热利湿,活血化瘀,方选消栓通脉汤加减;病情稳定后,侯玉芬标本兼顾,治以活血化瘀,健脾利湿,方选活血通脉饮加减;疾病痊愈后,侯教授主张长期抗凝治疗,预防深静脉血栓形成的复发。本案的治疗,反映了侯玉芬教授以辨证论治为主,病证结合,中西医结合整体治疗的思辨特点;持续抗凝药物(低分子肝素、华法林钠)的应用,也体现了侯教授“未病先防,既病防变”的“治未病”思想。

第十一节　变应性皮肤血管炎临证验案

盛某某,男,25岁,学生。2014年3月15日初诊。

主诉:双下肢肿痛、皮肤红肿,起脓疱、坏死,伴发热17天。

现病史:17天前,患者左小腿红肿胀痛,考虑“左小腿感染”,予以抗生素静滴,局部外敷大青膏。2天后,右小腿也出现肿痛、皮肤红斑,继续静滴抗生素,外涂马黄酊等治疗。双小腿及左足局部红肿疼痛加重,局部起脓疱,浅表坏死,伴低热。由门诊收入院。现患者双下肢肿痛,皮肤红肿,伴有多个散在脓疱,浅表坏死,纳眠可,便干,溲赤,舌红苔薄黄,脉弦滑。无视物模糊,无关节肿痛。10天前,患者出现口腔溃疡,3天后口腔愈合。

既往史:有格林巴利综合征,已治愈。否认药物病史,无烟酒嗜好。

体格检查:双小腿及左足踝周、足背片状红斑,肿胀,红斑皮肤上散在血疱、脓疱、浅表坏死,局部皮肤灼热疼痛,左踝关节肿胀明显,压痛,两侧腹股沟区可扪及肿大的淋巴结,压痛。皮肤针刺征(+),肢体动脉搏动正常。

辅助检查:①红细胞沉降率 17 mm/h。②超敏 CRP 19.2 mg/L。

辨证思路:患者饮食不节,损伤脾胃,湿热内生,加之外染邪毒,流注下肢,气血运行不畅,经脉痹阻,故下肢肿痛;湿热熏蒸肌肤,故皮肤红肿;湿热下注,热胜肉腐,故皮肤起脓疱、坏死;便干溲赤,舌红苔薄黄,脉弦滑皆为湿热下注之征。

中医诊断:热毒流注(湿热下注型)。

西医诊断:变应性皮肤血管炎。

治则治法:清热利湿,活血化瘀。

代表方剂:八妙通脉汤加味(金银花 30 g、玄参 30 g、当归 12 g、生甘草 10 g、苍术 15 g、黄柏 12 g、怀牛膝 10 g、薏苡仁 30 g、紫草 10 g、生地黄 30 g、栀子12 g、赤芍 15 g、白花蛇舌草 30 g),水煎服,日 1 剂。

配合应用:马黄酊局部涂搽治疗。静滴丹参注射液 20 mL 每日 1 次。静滴抗生素。

3月20日二诊。服上药 4 剂,双小腿及左足红肿明显减轻,疼痛消失,皮肤浅表坏死结痂,部分脱落,二便调,舌紫暗,苔薄黄,脉弦。红细胞沉降率、超敏 CRP 正常。辨证湿热毒邪减轻,气血运行不畅。效不更方,仍治以清热利湿,凉血化瘀,上方继服。马黄酊外用。

3月27日三诊。继服上药 7 剂,双小腿及左足红肿、疼痛消失,皮肤浅表坏死结痂,大部分脱落,二便调,舌暗苔,薄黄,脉弦。辨证余毒未清,脉络瘀阻。清热凉血,活血化瘀,上方去白花蛇舌草、栀子。

4月3日四诊。服上药 7 剂,坏死痂皮脱落,局部皮肤色素沉着,二便调,舌红苔白,脉弦。余毒已清,气血运行通畅。临床治愈。

按:变应性皮肤血管炎又称过敏性血管炎、碎裂性白细胞血管炎等,是一种主要累及真皮上部毛细血管及小血管的坏死性血管炎。本病在中医典籍中尚无明确记载,一般认为可归属于热毒流注、瓜藤缠等范畴。本病病因病机复杂,以青壮年为多,素体阳热偏盛,内有蕴热,外受毒邪侵袭,营卫不和,湿热蕴蒸,痹阻脉络,气血瘀滞而发病。病初以邪实为主,表现为湿热下注证,病久热象渐清,而以血瘀脉络之证为主。另外,外治法具有重要的作用,正如"外科之法,最重外治"。本病案体现了侯玉芬教授病证合参,内外合治的临证特点。

第十二节　类风湿性血管炎临证验案

刘某某,男,57 岁,农民,住院号:185699。2013 年 4 月 1 日初诊。

主诉:双下肢硬结、麻木、疼痛、破溃 10 年,加重 20 天。

现病史:2003 年患者左内踝周围出现硬结,而后破溃、坏死、疼痛,在齐鲁医院诊为血管炎,经治疗溃疡愈合。此后小腿反复出现硬结、破溃、疼痛,分别于 2008 年 3 月、2009 年 11 月、2012 年 9 月左足拇趾出现破溃,并逐渐变黑坏疽,于山东省中医院住院治疗,好转出院。20 天前患者左足疼痛加重,拇趾及其近端出现坏疽,各趾间破溃,于某县中医院给予丹参注射液、喜炎平静滴,效果不明显。现患者双下肢硬结、麻木,左足破溃坏疽,疼痛重,纳可,眠差,二便调。

既往史:既往类风湿性关节炎病史 10 余年,有吲哚美辛过敏史。

体格检查:患者神情痛苦,抱足而坐。双小腿皮肤呈黑褐色,散在硬结,双足呈拇外翻畸形,左足皮色发绀,拇趾及其近端皮肤散在坏死灶,各趾间溃疡坏疽,有少量血性分泌物,均触痛明显。右足皮色皮温尚可,左足皮色暗红,皮温稍高,左足泛红试验(＋),恢复时间约为 5 秒,右足泛红试验(－),肢体位置试验(＋)。舌质红,苔黄腻,脉弦。

辅助检查:①红细胞沉降率43 mm/h。② C 反应蛋白:102 μg/L。

辨证思路:患者因饮食失节,平素嗜食膏粱厚味,加之烟酒熏蒸,损伤脾胃,脾胃运化功能失常,湿浊内生,痰瘀互结,阻塞经脉。经脉痹阻,气血不达四末,肢体失于温煦,故肢体发凉怕冷;脉道不通,故肢体疼痛;郁久化热,与湿浊搏结于下,热盛肉腐而肢体破溃、坏疽。大便干结、舌质红、苔黄腻亦是湿热下注之象。

中医诊断:脱疽(湿热下注型)。

西医诊断:类风湿性血管炎(坏疽期1级)。

治则治法:清热利湿,活血化瘀。

代表方剂:四妙勇安汤加味(组成:金银花18 g、玄参30 g、当归15 g、赤芍15 g、忍冬藤15 g、黄柏12 g、黄芩10 g、土茯苓15 g、威灵仙15 g、苍术12 g、连翘15 g、紫草12 g、生甘草9 g、红花6 g、牛膝12 g、白花蛇舌草15 g),水煎服,日1剂。

配合静滴苦参碱、灯盏细辛注射液,口服珍宝丸、华法林钠、泼尼松、阿司匹林肠溶片。大黄油纱创面换药,日一次。

4月15日二诊。服上药14剂,患者双下肢硬结、麻木较前减轻,左足破溃坏疽,部分结痂,疼痛减轻,纳眠可,二便调。查体:双小腿皮肤呈黑褐色,散在硬结,左足皮色发绀,拇趾及其近端皮肤散在坏死灶,各趾间溃疡坏疽,无明显血性分泌物,触痛较前减轻。红细胞沉降率23 mm/h,C反应蛋白36.9 μg/L。效不更方,上方继服。静滴药物改为丹参注射液、盐酸川芎嗪注射液。

4月30日三诊。服上药14剂,患者左足破溃坏疽已大部分结痂,疼痛减轻,双下肢硬结、麻木较前减轻,纳眠可,二便调。查体:双小腿皮肤呈黑褐色,散在硬结,左足皮色发绀,拇趾及其近端皮肤散在坏死灶,各趾间溃疡坏疽已结痂,有少量分泌物,触痛较前减轻。辨证湿热之邪减轻,治宜标本兼顾,扶正祛邪,上方去黄芩,加黄芪30 g、党参20 g、白芷15 g。并给予解毒洗药溻渍治疗,换药时改用生肌玉红膏油纱外敷创面。

5月15日四诊。服上药14剂,患者双下肢硬结、麻木较前明显减轻,左足痂皮部分脱落,疼痛轻,纳眠可,二便调。查体:双小腿皮肤呈黑褐色,散在硬结,左足皮色发绀,踇趾坏死灶已开始脱痂,创面基底有淡红色肉芽,触痛轻。辨证余邪未清,正气亏虚,治宜扶正祛邪,上方去黄柏,加茯苓15 g、白术15 g、砂仁10 g。临床好转。

按:类风湿性血管炎属于中医学痹症、顽痹、尪痹范畴,与古籍中历节病、风湿、鹤膝风等病的描述相似,早在《素问·痹论》中就有"风寒湿三气杂至,合而为痹"之说,而正气不足亦为其发病的重要原因。故在治疗中,一方面要祛风除湿,使用威灵仙、忍冬藤等药物;另一方面也要顾护正气,酌用黄芪、党参等益气。除此之外,清热药及祛风湿药多寒凉或辛燥,易损伤脾胃之气,治疗过程中还要顾护胃气,可酌用茯苓、白术、砂仁等药物。本病的治疗过程体现了侯玉芬治病求本,标本兼顾的治疗思路。

第十三节　肢体淋巴水肿临证验案

孔某某,女,70 岁,农民。2013 年 7 月 13 日初诊。

主诉:双足肿胀 20 余年,加重 1 个月。

现病史:20 年前,患者双足出现肿胀,缓慢加重,继而皮肤潮红、灼热,伴发热,反复加重,治疗后病情好转。1 个月前,患者双足红肿复发,延及小腿,起水疱。现患者双小腿及足肿胀,皮肤暗红、灼热,结痂,纳可,眠差,溲赤、便干,舌红,苔黄腻,脉弦滑。

既往史:反复丹毒、足癣病史。

体格检查:患者一般情况可。双足及小腿皮色暗红,边界尚清楚,皮温高,皮肤厚韧,无浅静脉无扩张,皮肤厚韧,无压痛,胫前呈凹陷性水肿,霍曼征(－),股三角区无压痛。腹股沟可触及肿大的淋巴结,无压痛。

中医诊断:大脚风(湿热下注型)。

西医诊断:下肢淋巴水肿。

辨证思路:患者脾失健运,痰湿内生,气血运行不畅,气滞血瘀,脉络瘀滞,水津外溢,聚而为湿,瘀久化热,湿热流注于下肢而发病。湿热熏蒸肌肤,故红肿。舌红苔薄黄为湿热下注之征。

治则治法:清热利湿,活血通络。

代表方药:茵陈赤小豆汤加减(茵陈 30 g、赤小豆 30 g、薏苡仁 30 g、苍术 12 g、黄柏 12 g、怀牛膝 10 g、佩兰 10 g、白豆蔻 10 g、泽泻 12 g、甘草 6 g、当归 12 g、皂角刺 6 g、金银花 30 g、蒲公英 20 g、僵蚕 10 g、桑枝 30 g),水煎服,日 1 剂。

配合解毒洗药合硝矾散,水煎渍渍患肢。

7 月 28 日二诊。服上药 14 剂,双足及小腿红肿减轻,二便正常,舌红,苔薄黄,脉弦。辨证湿热之邪减轻。效不更方,上药继服。解毒洗药合硝矾散,水煎渍渍患肢。

8 月 12 日三诊。继服上药 14 剂,患者双下肢皮色基本正常,小腿不肿,足背肿轻,舌红,苔薄黄,脉弦。辨证湿轻、热化。治宜健脾利湿,活血通络,上方去泽泻、蒲公英、佩兰、白豆蔻,加黄芪 30 g、党参 15 g 以健脾益气。水煎服,日1 剂。

8 月 27 日四诊。服上药 14 剂,双足背略肿,皮肤厚韧,二便调。舌红,苔薄黄,脉弦。辨证湿邪减轻,气血运行不畅,脉络瘀滞。治宜健脾利湿,活血通络,上方去金银花、赤小豆,改皂角刺 12 g,加木瓜 15 g、丝瓜络 12 g 以活血通络。临床治愈。

按:肢体淋巴水肿为慢性、进行性加重的一种疑难周围血管疾病,属于中医学的大脚风、沙木骽、䟎病、脚气等范畴。如《潜斋医案·大脚风》述:"凡水乡农人,多患脚肿,俗名大脚风,又名沙木骽,一肿不消,与寻常脚气发过肿消者迥异,风温热杂合之邪,袭人而不能出者"。《诸病源候论》记载:"䟎病者,自膝已下至踝及趾俱肿直是也",认为䟎病"皆由血气虚弱,风邪伤之,经络否涩而成也"。本例患者形体肥胖,素体脾气虚弱,运化无权,痰湿内生,气血运行不畅,气滞血瘀,脉络瘀滞,水津外溢,聚而为湿,郁久化热,湿热流注于下肢而发病。本病以脾虚为本,湿邪、瘀血为标,属本虚标实。体现了侯玉芬教授辨病与辨证相结合、内治和外治相结合的诊治思路。

第十四节　丹毒临证验案

杨某某,女,46 岁,退休工人。2012 年 1 月 21 日初诊。

主诉:右下肢红肿疼痛反复发作伴高热 1 个月。

现病史:患者 1 个月前出现高热、寒战,体温 38.7℃,继而右小腿出现红肿焮热,痛如火燎,自行服用抗生素后,症状逐渐好转。于 20 天前再次出现高热,体温 39℃,于某医院就诊,给予青霉素及左氧氟沙星静滴,症状好转,为求系统治疗,求治于侯玉芬教授。现患者右下肢肿胀,针刺样疼痛,无发热及恶寒,纳眠可,小便黄,大便调。

既往史:既往有足癣病史 10 余年。

体格检查:患者右腹股沟区可扪及数个肿大的淋巴结,触痛,右小腿粗肿,胫前皮色鲜红,皮温高,胫前凹陷性水肿。舌质暗红,苔薄黄,脉滑。

辨证思路:患者有足癣史,皮肤破损,毒邪乘隙而入,经络阻隔,气血凝滞,水湿不利,瘀久化热,湿热下注,蕴蒸肌肤,故见下肢红肿焮热,痛如火燎,表面光亮;火毒入络,向上蔓延,故见胯间臀核触痛。舌暗红,苔黄,脉滑数乃湿热之证。

中医诊断:丹毒(湿热下注、热毒未清)。

西医诊断:丹毒。

治则治法:清热解毒,凉血和营。

代表方剂:五味消毒饮加味(金银花30 g、紫花地丁15 g、天葵子10 g、野菊花15 g、蒲公英30 g、生地黄20 g、板蓝根15 g、栀子12 g、马齿苋30 g、党参20 g、黄芪30 g、蜂房6 g),水煎服,日1剂。

配合口服花栀通脉片10片,每日3次;珍宝丸15粒,每日2次,中药硝矾散溻渍,每日1次。

1月28日二诊。服上药7剂,患者右下肢肿痛消退,纳眠可,大便调,小便略感不畅。查体见右胫前皮色转暗,皮温稍高,胫前轻度凹陷性水肿。舌质暗红,苔薄黄,脉细。将上方去蒲公英、马齿苋,加赤芍15 g、桃仁12 g、黄柏12 g、萹蓄12 g、焦三仙各10 g、砂仁10 g。水煎服,日1剂。

2月4日三诊。服上药7剂,患者右小腿皮色基本恢复正常,有时作痒。右腹股沟区淋巴结缩小,无触痛。舌质暗红,苔薄黄,脉沉。中药用八妙通脉汤加减(玄参30 g、当归24 g、金银花20 g、甘草10 g、薏苡仁30 g、牛膝12 g、黄柏15 g、苍术15 g、赤芍15 g、党参20 g、黄芪30 g、荆芥12 g、防风12 g),水煎服,日1剂。

按:丹毒是以皮肤突然发红,色如涂丹为主要表现的急性累及真皮浅层淋巴管的感染性疾病。其主要致病菌为β溶血性链球菌。丹毒的病因以火毒为主,可由风湿热诸邪化火而致。其中发于颜面者,又称抱头火丹或大头瘟;发于下肢者,称为流火;发生于新生儿或小儿的丹毒,称赤游丹或游火。该患者由于多年的足癣病史,局部细小破溃染毒,化火生热,湿热内蕴所致。故其主要病机为湿热下注于患肢,虽经抗生素等治疗,仍未清除湿热火毒之邪,故再次发作。侯玉芬教授抓住这一病机特点,以清热毒、祛湿邪为法,给予载于《医宗金鉴·外科心法要诀》的五味消毒饮,酌加蒲公英、板蓝根、马齿苋、栀子以增强清热毒之力,蜂房攻毒,热甚伤阴,所以少佐生地黄以清热养阴生津,病患1月余,气津两伤,故加用党参、黄芪以益气生津。7剂后患者热象稍退,加用桃仁、赤芍以凉血化瘀,并用焦三仙、砂仁以醒脾,黄柏、萹蓄引热从小便下行。14剂后改用清热利湿并重的八妙通脉汤加味巩固疗效,并用荆芥、防风以疏风止痒。

第十五节 痛风临证验案

王某某,男,64 岁,农民。2013 年 1 月 7 日初诊。

主诉:双足肿痛 4 天。

现病史:4 天前,患者右足突然出现红肿疼痛,自服消炎痛类药物后,症状略好转。2 天前,左足也出现红肿疼痛,不敢活动,无发热及恶寒,纳可,眠差,小便短赤,大便干。

既往史:既往体健。发病前有食用大量海鲜史。

体格检查:患者双足肿胀,左足背尤甚,左足第 1 跖趾关节处明显红肿,皮温略高,触痛明显。舌质暗红,苔黄,脉弦滑。

辅助检查:尿酸 537 μmol/L(正常值 208～428 μmol/L)。

辨证思路:患者素有内热,复感风湿寒邪,致使风湿热邪留恋于肢体、经络、关节,闭阻不通而为热痛。朱丹溪《格至余论·痛风论》曰:"彼痛风也者,大率因血受热,已自沸腾,其后或涉冷水,或立湿地,或扇取凉,或卧当风,寒凉外搏,热血得寒汗,汗浊凝涩,所以作痛。夜则痛甚,行于阴也。"舌质暗红,苔黄,脉弦滑为湿热痹阻之象。

中医诊断:痹证(湿热痹阻型)。

西医诊断:痛风。

治则治法:清热利湿、祛风消肿。

代表方剂:痛风散加味(金果榄 6 g、山慈姑 6 g、大黄 9 g、两头尖 6 g、土茯苓 30 g、木瓜 15 g),水煎服,日 1 剂。

局部外用马黄酊涂搽,每日 3 次。

1 月 14 日二诊。服上药 7 剂,患者来诊,双足疼痛明显减轻,踝周略肿胀。纳眠可,大便可,小便调。舌红,苔薄黄,脉弦滑。复查尿酸 357 μmol/L。处方:八妙通脉汤加减(玄参 30 g、当归 24 g、金银花 20 g、甘草 10 g、薏苡仁 30 g、牛膝 12 g、黄柏 15 g、苍术 15 g、桔梗 12 g、土茯苓 30 g、独活 12 g、羌活 12 g、丝瓜络 12 g),水煎服,日 1 剂。

1 月 21 日三诊。服上药 7 剂,患者双足无疼痛及肿胀。舌暗红,苔白,脉滑。给予口服花栀通脉片 10 粒,每日 3 次。临床治愈。

按:痛风属中医学痹证范畴,中医学亦有痛风病名,且历代医家早有论述,如清代林佩琴《类症治裁》:"痛风,痛痹之一症也……初因风寒湿郁闭阴分,久则化热致痛,至夜更剧。"本病足跖趾关节最易受累,特点是突然发病且无前兆,疼痛难忍,严重影响到生活和工作。其病机为风寒湿三气杂至,侵袭机体,痹阻经络,气血运行不畅,不同则痛,故见肢体、关节疼痛。风邪偏胜者则呈游走性疼痛;寒邪偏胜者则见关节剧痛,痛有定处;湿邪偏胜者则以关节重着肿痛,肌肤麻木为主,寒湿之邪均为阴邪,故见阴雨天加重。此患者双足肿痛,关节红肿热痛,舌红苔黄,属湿热痹阻证。痛风散中金果榄、山慈姑清热解毒,大黄清热利湿,两头尖祛风消肿,且两头尖性热,能防大黄等苦寒太过,甘草调和诸药。加土茯苓以解毒除湿利关节,木瓜舒筋通络。患者病证属实,服药后无腹泻之症。再诊时患者疼痛几乎消失,仍有肿胀,侯玉芬教授调整用药方案。以八妙通脉汤清解余热、利湿消肿。加桔梗上浮调畅气机,有提壶揭盖之意。用羌活散表寒,祛风湿,利关节,止痛。独活以祛风胜湿,散寒止痛。《本草汇言》:"独活善行血分,祛风行湿散寒之药也。"丝瓜络以通络、活血、祛风、凉血、止血。全方共奏利湿解毒、祛风通络之效。临证时,侯老师反复叮嘱患者注意低嘌呤饮食,以免加重病情或者痛风复发。本病案全面体现了侯玉芬教授治疗痛风的思辨特点。

第十六节　压疮临证验案

龙某某,男,79 岁,农民。2014 年 3 月 18 日初诊。

主诉:骶尾部溃破 3 天。

现病史:患者因右股部高位截肢术后一直卧床,1 周前患者骶尾部出现红肿、疼痛,未予重视,3 天前患者骶尾部溃破,约 3 cm×3 cm,创面肉芽鲜红,有少量血性渗液,周围色暗,红肿不明显,疼痛较重。

既往史:高血压病史 10 年,冠心病病史 8 年。半月前因右小腿坏死、感染,行右股部高位截肢术。

中医诊断:褥疮(血瘀型)。

西医诊断:压疮。

辨证思路:患者患病日久,长期卧床,术前因患肢疼痛,长期保持坐位,局部皮肤受压,气血运行不畅,气滞血瘀,肌肤失养,故皮肤红斑、红肿、破损。

治则治法:理气活血,化瘀通络。

代表方剂:血府逐瘀汤加减(组成:当归 12 g、生地黄 12 g、桃仁 12 g、红花 9 g、枳壳 9 g、赤芍 12 g、柴胡 10 g、甘草 6 g、川芎 10 g、怀牛膝 9 g、苍术 12 g、党参 15 g、鸡血藤 20 g),水煎服,日 1 剂。

局部红外线照射,每日 2 次,每次 15 分钟,创面消毒后给予"凤凰衣"外敷创面。

静滴前列地尔以改善微循环,丹参川芎嗪以活血化瘀。嘱患者及陪护帮助勤翻身,避免压迫骶尾部,大小便时避免污染创面。

3 月 25 日二诊。服上药 7 剂,患者骶尾部创面干燥,约 1 cm × 1 cm,周围结痂、愈合。辨证仍为瘀血痹阻经脉,继治以理气活血、化瘀通络为主。上方加黄芪 30 g,改当归 18 g,水煎服,日 1 剂。局部红外线照射,创面消毒后给予凤凰衣外敷创面。

3 月 30 日三诊。服上药 5 剂,患者骶尾部创面愈合、结痂,周围无红肿、疼痛。此时患者瘀邪减轻,治宜调理气血,以活血化瘀为大法。口服活血通脉片 10 片,每日 3 次。

按:褥疮多见于长时间昏迷、瘫痪、半身不遂、骨折、大面积烧伤等久病卧床患者,好发于尾骶、足跟、肘、踝、髂、肩胛等易受压和摩擦的部位。中医认为本病多因久病、大病之后气血耗伤,加之长期卧床不起,久卧伤气,气虚而血行不畅,复因受压的部位气血失于流通,不能营养肌肤,引起肌肤失养而坏死肉腐,形成疮疡。若再因擦伤磨破,皮肤破损染毒,则会加重病情的发展。

凤凰衣来源于雉科动物家鸡的蛋壳内膜,是位于蛋壳与蛋清之间的纤维状薄膜,由外蛋壳膜和内蛋壳膜构成,为双层结构。凤凰衣以胶原蛋白、角蛋白与黏多糖类相结合的复合蛋白质为主,含有溶菌酶,有消炎、杀菌作用。同时,鸡蛋内膜表面的蛋清黏性强、氨基酸含量高,可改善创面营养状况,利于上皮生长,促进创面愈合。中西医结合整体治疗及中医特色外治法是取得满意疗效的关键。

第十七节　血肿并感染临证验案

陈某某,男,44 岁,工人。2013 年 7 月 1 日初诊。

主诉:左股部红肿胀痛 21 天,破溃 1 小时。

现病史:21 天前患者不慎扭伤左下肢,左股部出现肿胀、疼痛,自服活血化瘀药物。17 天前,来我院门诊行下肢彩超检查,提示"左股部内收肌间血肿?",予以活血化瘀药物治疗。9 天前,患者自行药膏局部外敷。此后患者左股部肿胀渐加重,伴发热、寒战,行走困难。现患者左股部红肿疼痛,渗液,发热,寒战,便干,溲赤,纳呆,眠差,舌质红,苔薄黄腻,脉弦滑。

既往史:无其他病史。

体格检查:左股部红肿,有一 20 cm×15 cm 的肿块,张力高,边界不清,皮温高,触痛,肿块皮肤起脓疱,约 7 cm×6 cm×4 cm,脓疱破溃,有脓血性分泌物。左腹股沟区可扪及肿大的淋巴结,压痛。下肢浅静脉迂曲扩张。足背动脉、胫后动脉搏动可。

辅助检查:下肢彩超示左下肢深浅静脉通畅,股腘静脉瓣膜功能不全,下肢静脉曲张。左股部肌间混合回声区(脓肿)。

中医诊断:①"发"痈(湿热下注型),②筋瘤。

西医诊断:①左股部血肿并感染,②下肢深静脉瓣膜功能不全。

辨证思路:外伤后脉络损伤,血行脉外,郁久化热、化湿,湿热下注,热盛肉腐成脓,破溃渗脓。湿热熏蒸肌肤,故患肢红肿热痛。湿热蕴结膀胱,气化不利,故溲赤。热结肠腑,则便秘。舌质红,苔薄黄腻,脉弦滑皆为湿热下注之征。

治则治法:清热利湿,凉血消肿。

代表方剂:四妙勇安汤加味加减(金银花 30 g、玄参 30 g、当归 15 g、赤芍 15 g、牛膝 15 g、黄柏 10 g、栀子 10 g、连翘 10 g、紫草 10 g、红花 6 g、苍术 15 g、薏苡仁 30 g、蒲公英 20 g、生甘草 6 g),水煎服,日 1 剂。

配合广谱抗生素、支持治疗。并于 7 月 2 日在椎管内麻醉下行清创术。

7 月 8 日二诊。服上药 7 剂后,左股部创口疼痛减轻,有鲜红肉芽组织形成,渗液较多,无发热、恶寒,纳眠可,二便调,舌质红,苔薄黄腻,脉弦滑。换药见:左股部基本不肿,创口内有少量暗红色分泌物及坏死组织。辨证湿热毒邪减轻。治宜清热利湿,凉血化瘀。效不更方,四妙勇安汤加味。局部采用"蚕食法"换药。

7月23日三诊。服上药14剂后,左股部创口缩小,无明显不适,纳眠可,二便调,舌红苔薄黄,脉弦。换药见:创口约7 cm×2 cm,有少量黄白色坏死组织,渗液减少,色淡黄,创口周围皮肤淡褐色色素沉着。辨证气血渐充,余邪渐清。局部换药,以庆大霉素湿纱布湿敷后外敷凡士林油纱与大黄油纱交替换药,日1次。

8月13日四诊。局部换药21天,患者左股部无明显不适,纳眠可,二便调,舌红,苔薄黄,脉弦。换药见:股部创口3 cm×1 cm,肉芽新鲜,无渗液,创口周围皮肤淡褐色色素沉着。局部清洁换药,隔日1次。

8月23日五诊。患者局部清洁换药10天后,创面愈合。

按:本病系外伤后血肿感染,属于"发"的范畴。发者,痈疽毒邪聚于肌肤腠理,突然向四周散发而成,故"痈之大者,谓之发。"其特点是在皮肤疏松的部位突然红肿蔓延成片,灼热疼痛,红肿以中心最为明显,而四周较淡,边缘不清,有的3~5天后皮肤湿烂,随即变成褐色腐溃,或中软而不溃,伴有明显的全身症状。相当于急性蜂窝组织炎。"发"因部位不同,有锁喉痈、臀痈、手发背和足发背等之分,多系风温外袭、饮食不节、情志内伤、外伤染毒而诱发,气血瘀滞,热盛肉腐为主要病机特点。此患者发于下者,多为湿热、湿火毒邪,故治疗以清热、利湿、解毒为大法。外治则因成脓破溃,而及时切开引流,后期以化瘀生肌之法治疗。体现了侯玉芬教授临证时病证结合、内治和外治结合的思辨规律。

第六章 著述题录

一、主编及参编著作

1. 新编中医外科学,济南:济南出版社,1995 年 6 月,参编

2. 临证经验荟萃,济南:山东科学技术出版社,1995 年 11 月,参编

3. 中医外科病名释义,济南:山东大学出版社, 1997 年 8 月,主编

4. 山东省各级中医院工作人员三基训练标准,济南:山东科学技术出版社, 1998 年 6 月,参编

5. 中西医结合治疗闭塞性动脉硬化症,北京:人民卫生出版社,1998 年 10 月,副主编

6. 周围血管疾病中西医诊疗学,北京:中国中医药出版社,1999 年 9 月, 主编

7. 中西医结合周围血管疾病学,北京:人民卫生出版社,2001 年 4 月,副主编

8. 周围静脉疾病学,北京:人民军医出版社,2001 年 9 月,主编

9. 中西医结合血栓病学,北京:人民卫生出版社,2004 年 4 月,参编

10. 实用周围血管疾病学,北京:金城出版社,2005 年 11 月,主编

11. 实用老年中西医结合治疗学(十一五国家重点图书·实用老年医学丛书),北京:华龄出版社,2010 年,参编

12. 下肢静脉曲张防治答疑,北京:人民军医出版社,2010 年 6 月,主编

13. 深静脉血栓形成防治答疑,北京:人民军医出版社,2010 年 9 月,主编

14. 糖尿病足防治答疑,北京:人民军医出版社,2011 年 1 月,主编

15. 中医外科学(全国高等中医药院校规划教材),北京:高等教育出版社, 2009 年 11 月,副主编

16. 中医外科学(第 2 版)(十一·五国家重点图书),北京:人民卫生出版

社,2011 年 4 月,参编

17. 血栓闭塞性脉管炎防治答疑,北京:人民军医出版社,2011 年 9 月,主编

二、代表性论文

1. 中西医结合治疗髂窝脓肿 26 例分析,山东中医杂志,1983 年第 3 期,第一作者

2. 丹参注射液静脉滴注发生休克 2 例报告,山东中医杂志,1986 年第 1 期,第一作者

3. 丹参通脉汤治疗闭塞性动脉硬化症 30 例,山东中医学院学报,1987 年第 3 期,第一作者

4. 下肢深静脉血栓形成的中医疗法——附 116 例分析,山东中医学院学报,1989 年第 3 期,第一作者

5. 活血消肿洗药在周围血管疾病的应用,山东中医杂志,1991 年第 3 期,第一作者

6. 中药结合蝮蛇抗栓酶治疗下肢深静脉血栓形成 41 例报告,医学研究通讯,1991 年第 11 期,第一作者

7. 中药结合清开灵静脉滴注治疗下肢深静脉血栓形成 30 例报告,中国中西医结合外科杂志,1996 年第 1 期,第一作者

8. 中西医结合治疗下肢深静脉血栓形成 311 例分析,医学研究通讯,1997 年第 3 期,第一作者

9. 中药加消栓灵治疗闭塞性动脉硬化症 45 例,中国中西医结合外科杂志,1997 年第 5 期,第一作者

10. 冰硝散外敷对急性期下肢深静脉血栓形成的作用,中国中西医结合外科杂志,1998 年第 1 期,第一作者

11. 89 例闭塞性动脉硬化症并肢体动脉血栓形成分析,中国中西医结合外科杂志,1998 年第 3 期,第一作者

12. 中西医结合治疗下肢瘀血性溃疡 71 例,中国中西医结合外科杂志,1998 年第 6 期,第一作者

13. 脉荣合剂治疗肢体动脉硬化性闭塞症临床研究,中国中西医结合外科杂志,1999 年第 2 期,第一作者

14. 尿激酶致过敏性休克 2 例,中国中西医结合外科杂志,2000 年第 4 期,第一作者

15. 清热利湿活血法治疗下肢深静脉血栓形成的临床观察,中国中西医结合外科杂志,中国中西医结合外科杂志,2000 年第 5 期,第一作者

16. 中西医结合治疗糖尿病严重肢体坏疽——附 32 例报告,中国中西医结合外科杂志,2000 年第 6 期,第一作者

17. 通心络胶囊治疗肢体动脉硬化性闭塞症——附 52 例临床报告,中国中西医结合外科杂志,2001 年第 5 期,第一作者

18. 愈疡灵软膏治疗下肢静脉性溃疡的临床研究,中国中西医结合外科杂志,2002 年第 2 期,第一作者

19. 下肢深静脉血栓形成并发肺栓塞 33 例分析,山东中医药大学学报,2003 年第 6 期,第一作者

20. 下肢深静脉血栓形成病因研究进展,中国中西医结合外科杂志,2003 年第 6 期,第一作者

21. 糖尿病肢体动脉闭塞症的非手术疗法,中国中西医结合外科杂志,2003 年第 6 期,第一作者

22. 糖尿病足危险因素研究进展,中国中西医结合外科杂志,2004 年第 1 期,第一作者

23. 下肢深静脉血栓形成并肺栓塞的临床研究,中华当代医学,2004 年第 6 期

24. 闭塞性动脉硬化症的中医治疗近况,中国中西医结合外科杂志,2005 年第 2 期,第一作者

25. 中西医结合治疗血管炎的研究进展,中国中西医结合外科杂志,2005 年第 5 期,第一作者

26. 下肢深静脉血栓形成 320 例病因分析,中国中西医结合外科杂志,2006 年第 3 期,第一作者

27. 血栓性浅静脉炎引发下肢深静脉血栓形成临床分析与治疗,山东中医药大学学报,2006 年第 5 期,第一作者

28. 花栀通脉片治疗血栓性浅静脉炎 58 例临床观察,光明中医,2006 年第 12 期,第一作者

29. 脉苏散对糖尿病肢体动脉闭塞症血栓素 B_2 及 6 - 酮 - 前列腺素 $F_{1\alpha}$ 的影响,山东中医药大学学报,2007 年第 2 期,第一作者

30. 补阳还五汤加减配合溶栓胶囊治疗闭塞性动脉硬化症 73 例,中华中医药学刊,2007 年第 3 期,第一作者

31. 足趾部分切除缝合术治疗血栓闭塞性脉管炎 56 例分析,中国中西医结合外科杂志,2007 年第 2 期,第一作者

32. 腔内激光加小切口微创手术治疗下肢静脉曲张 53 例,中国中西医结合外科杂志,2007 年第 4 期,第一作者

33. 急性肢体动脉栓塞临床溶栓抗凝与中医药治疗,中国中西医结合外科杂志,2007 年第 5 期,第一作者

34. 糖尿病患者保护好你的脚,医学科普·家庭健康,2007 年第 8 期,第一作者

35. 花栀通脉片治疗血栓性浅静脉炎 120 例临床观察,山东中医药大学学报,2008 年第 2 期,第一作者

36. 下肢深静脉血栓形成相关问题的探讨,中国中西医结合外科杂志,2010 年第 2 期,第一作者

37. 补阳还五汤加减治疗闭塞性动脉硬化症 86 例,中国中西医结合外科杂志,2010 年第 3 期,第一作者

38. 补阳还五汤加味治疗闭塞性动脉硬化症合并腰椎病变 58 例,中国中西医结合外科杂志,2011 年第 4 期,第一作者

三、指导研究生论文

(一)硕士论文

1. 1999 届硕士论文:消栓通脉合剂治疗下肢深静脉血栓形成的临床及实验研究

2. 2000 届硕士论文:清热利湿活血法治疗下肢血栓性深静炎的临床基础研究

3. 2001 届硕士论文:清热活血法治疗静脉性溃疡的临床研究

4. 2002 届硕士论文:凉血散瘀法治疗静脉性溃疡的临床及基础研究

5. 2002 届硕士论文:血管张力因素在糖尿病肢体血管病变中的变化探讨

6. 2003 届硕士论文:血栓性浅静脉炎临床发病规律探讨

7. 2004 届硕士论文:肢体血栓性浅静脉炎的临床研究

8. 2004 届硕士论文:血管活性因子在动脉硬化性闭塞症中的变化研究

9. 2005 届硕士论文:血管内皮功能与糖尿病肢体动脉闭塞症中医辨证关系的研究

10. 2005 届硕士论文:血管张力因素与闭塞性动脉硬化症中医辨证的研究

11. 2005 届硕士论文:炎性细胞与下肢深静脉血栓形成中医证候相关性研究

12. 2006 届硕士论文:脉苏散治疗糖尿病肢体动脉闭塞症机制的临床研究

13. 2007 届硕士论文:花栀通脉片治疗血栓性浅静脉炎的临床研究

14. 2007 届硕士论文:消栓通脉汤治疗下肢深静脉血栓形成的临床研究

15. 2008 届硕士论文:中老年下肢深静脉血栓形成临床特点及中医辨证分型的研究

16. 2008 届硕士论文:糖尿病坏疽危险因素与中医常见证型的临床研究

17. 2008 届硕士论文:补阳还五汤治疗肢体闭塞性动脉硬化症的临床研究

18. 2008 届硕士论文:愈疡灵治疗下肢静脉性溃疡的临床研究

19. 2009 届硕士论文:闭塞性动脉硬化症炎症细胞因子的变化规律与中医证型的相关性研究

20. 2009 届硕士论文:炎症因子与糖尿病肢体动脉闭塞症及其证型的相关性研究

21. 2009 届硕士论文:下肢深静脉血栓形成的危险因素与急性期中医证型的相关性

22. 2010 届硕士论文:清热散瘀汤对下肢深静脉血栓形成患者炎症因子的影响

23. 2010 届硕士论文:糖尿病肢体动脉闭塞症中医证型与踝肱比等指标相关性的研究

24. 2010 届硕士论文:闭塞性动脉硬化症危险因素与中医证型的相关性研究

25. 2010 届硕士论文:应用循证医学评价中医中药治疗下肢深静脉血栓形成得临床疗效

26. 2011 届硕士论文:腔内激光微创手术联合中药紫归膏治疗下肢静脉性

溃疡的临床研究

27.2011 届硕士论文:基于数据挖掘技术糖尿病肢体闭塞性动脉硬化症用药规律研究

28.2011 届硕士论文:消栓通脉汤治疗下肢深静脉血栓形成血瘀湿阻证的临床研究

29.2011 届硕士论文:象皮生肌膏对糖尿病足溃疡疗效的临床研究

30.2012 届硕士论文:炎症细胞因子与肢体血栓性浅静脉炎中医证型的相关性研究

31.2012 届硕士论文:T 细胞亚群在深静脉血栓形成不同中医证型中的变化研究

(二)博士论文

1.2006 届博士论文:"四畔理论"在静脉性溃疡的应用研究

2.2006 届博士论文:消栓通脉颗粒剂对深静脉血栓形成干预机制的研究

3.2006 届博士论文:脉苏散对糖尿病肢体动脉闭塞症兔血管内皮功能保护作用机制研究

4.2007 届博士论文:炎症细胞因子对深静脉血栓形成的影响及中药干预机制的研究

5.2007 届博士论文:糖尿病肢体动脉闭塞症发病机制及益气活血中药干预作用的研究

6.2008 届博士论文:细胞黏附因子对深静脉血栓形成的影响及中药干预机

7.2008 届博士论文:静脉血栓栓塞症易栓因素的研究及与中医证型的相关性分析

8.2009 届博士论文:基于数据挖掘的下肢深静脉血栓形成的证候研究

9.2009 届博士论文:NF－κB/IκB 系统在深静脉血栓形成中的作用及中药干预机制的研究

10.2010 届博士论文:Th1/Th2 漂移在深静脉血栓形成中的变化及抵当汤干预机制的研究

11.2011 届博士论文:深静脉血栓形成 IκK /IκB/NF－κB 信号传导通路的表达及抵当汤干预机制的研究

12.2011届博士论文:数据挖掘在下肢闭塞性动脉硬化症证候研究中的应用

(三)全国名老中医药专家继承工作师承论文

1.2011届师承论文:侯玉芬主任医师学术思想及治疗深静脉血栓形成经验研究

2.2011届师承论文:侯玉芬教授经方运用经验总结及临床思维模式探讨

第七章　养生答疑

一、下肢深静脉血栓形成的预防与调护

(一)预防

1.饮食应清淡　平素应饮食清淡,多食青菜,少食肥甘油腻之物。

2.避免长期卧床　当外伤、骨折、各种手术后、分娩等病后应适当活动,促进血液正常回流。

3.动静结合　长途乘车时途中应注意下车走动,以防血液瘀滞。

4.定期检测血液黏度　尤其中老年人应定期检测血液黏稠度,了解血液黏稠度情况,以便在医师的指导下对症用药。

(二)调护

1.卧床休息　患者在急性期应卧床休息,抬高患肢,避免过度活动、挤压、搬动患肢,防止血栓脱落并发肺栓塞。

2.情志调节　精神紧张和恐惧的心理均可造成五脏气机紊乱,气血功能失常,而加重病情。人的情绪受人的思想和情志变化的影响,心情舒畅,五脏功能正常,生理活动协调,有利于气血运行及疾病的康复。因此应保持良好的精神与情绪。

3.功能锻炼　急性期过后应下地活动,并且应穿着医用弹力袜或捆绑弹性绷带,促进患肢静脉血液回流,缓解临床症状,减少并发症。

4.防止各种感染　注意防止外伤,保持患肢清洁,预防感染,避免病情加重或复发。

二、小腿慢性溃疡的预防与调护

1.消除病因　积极治疗下肢静脉曲张、慢性静脉功能不全及下肢深静脉血栓形成,减轻小腿静脉瘀滞,改善局部营养障碍。

2.抬高患肢,适当运动　适当的休息并抬高患肢,促进下肢静脉血液回流,可以预防小腿溃疡的发生。抬高患肢,每次约半小时,每日三次。鼓励患者散步,改善下肢血液循环,但不宜久行久立。

3.穿医用弹力袜或缚扎弹力绷带,可以促进下肢静脉血液回流,减轻或消除小腿浮肿。同时避免坐时将腿交叉及穿紧衣限制血液循环。

4.预防外伤及感染 注意保护患肢,避免外伤、冻伤及虫兽咬伤。积极治疗小腿湿疹,避免感染而形成溃疡。

5.饮食清淡 多食富含维生素 B、C 等食物,忌食鱼腥发物及辛辣刺激性食物。

三、血栓性浅静脉炎的预防与调护

1.患者输液时,尽量避免应用高渗、刺激性强的溶液及药物,若用时应缓慢滴注,以防静脉发炎。

2.积极治疗下肢静脉曲张,应坚持穿弹力袜,或缠扎弹力绷带,促进静脉血液回流,减轻血液瘀滞状态。

3.发生血栓性浅静脉炎后,宜适当休息,减少活动,抬高患肢。

4.忌烟酒,忌食辛辣肥腻之品;平时要保持精神愉快;防止寒冷冻伤、潮湿及外伤。

四、下肢静脉曲张的预防与调护

(一)预防

1.避免久站或久坐 下肢静脉曲张是因静脉无力将血液送回心脏,因此应防止久站或久坐,常让脚做抬高、放下运动,或适当散步。这样有助于减缓病症。

2.穿医用弹力袜或缚扎弹力绷带 应养成每日穿医用弹性袜或缚扎弹力绷带的习惯,弹力袜或弹力绷带可帮助血液进入较大且较深处的静脉,有助于血液回流。

3.垫高床尾 垫高床尾有助于睡眠时血液回流。

4.不穿高跟鞋 高跟鞋可使小腿腓肠肌的"泵"作用减弱,不利于血液回流。

5.保持理想体重 尽量保持标准体重,若太胖可增加下肢静脉的负担,静脉压增高,不利于血液回流。

6.多散步 一方面可以预防肥胖,另一方面可以促进血液回流。

7. 避免久蹲 蹲踞时间过长会给下肢静脉增加过多的负担,造成血管内血液淤滞,易导致静脉曲张。

(二)调护

1. 调整饮食 多吃高纤、低脂饮食及加强维生素 C、E 的补充。特别要注意饮食控制,避免肥胖。当并发血栓性浅静脉炎、小腿溃疡继发感染时,应饮食清淡,多食蔬菜水果,忌食辛辣、油腻以及腥味,如辣椒、葱、蒜、牛羊肉、油炸制品等。

2. 运动疗法 ①坐姿锻炼法:坐在椅子上,挺直腰背,双脚前掌放于椅前地上高约 15 cm 的书本上。吸气,抬双脚脚跟,尽量向上抬高。慢慢呼气,脚下压,直到小腿有被伸展的感觉。之后再抬起脚跟,如此往反,15 次一组,做两组;②站姿锻炼法:直立,小腿收紧,做踮脚运动。15 次一组,做两组;③仰卧锻炼法:仰卧位,双脚向前勾,感觉小腿肌肉绷紧,停顿,直至肌肉颤抖发酸;双脚足背下压,停顿。15 次一组,做两组。

3. 术后护理

(1)体位护理 术后给予去枕平卧位 6 小时,在患肢膝下垫枕头将患肢抬高 20 ~ 30 cm,以利于静脉回流,减轻患肢肿胀并预防深静脉血栓形成。同时行被动活动踝关节。每次 5 分钟,每小时 1 次,至下地。

(2)出血的观察与护理 术后要密切观察,切口敷料及电凝孔处有无血性渗出;患肢足趾甲的血运情况。

(3)疼痛护理 检查足背动脉搏动情况,观察足趾皮肤的温度和颜色,观察切口处敷料有无渗血,肢体有无肿胀,并及时通知医生,遵医嘱给予止痛剂。

(4)并发症的观察与护理 术后经常询问患肢的感觉,并告知如感觉创面周围皮肤麻木或局部有触觉缺失,及时通知医师处理。加强腓肠肌功能锻炼,在术后 6 小时被动活动踝关节,促进血流重建,促进水肿消退,预防深静脉血栓形成;术后注意皮肤清洁,劳逸结合。应用熏洗疗法改善肢体瘀血状态。

五、闭塞性动脉硬化症的预防与调护

1. 饮食宜清淡,避免食用过多的动物脂肪和高胆固醇食物,可食用植物油。

2. 戒烟。烟草中含有尼古丁,可使血管收缩,加重病情。

3. 保护肢体,防止外伤,冬季应注意防寒保暖。

4. 充分调动自身抗病的积极性,保持精神愉快。

5.伴有糖尿病者应积极治疗糖尿病。

六、糖尿病肢体动脉闭塞症的预防与调护

1. **积极控制血糖,合理饮食**　饮食成分应在总热量范围内适当增加碳水化合物和纤维素饮食,减少脂肪和高胆固醇饮食。对伴有心、肾并发症者,应减少钠盐的摄入。糖尿病足患者尤其要注意增加膳食中的蛋白质和纤维素,足够的蛋白质对于糖尿病足坏疽的愈合起着非常重要的作用,而高纤维素饮食可以延长营养物质的吸收,降低血脂和胆固醇,有利于预防血管并发症。

2. **戒烟限酒**　对防治血管和神经病变有益。

3. **养成良好的足部卫生习惯,避免感染**　①每日用温水(不超过40℃)清洗双脚。使用柔性肥皂,不要使用刺激性肥皂。洗前用手试水温,或让他人帮助试温,防止水温过高,烫伤双脚。足部浸泡不超过10分钟。洗后用柔软毛巾轻轻擦干足部皮肤,保持脚趾间皮肤干爽。②使用润滑乳液或营养霜以保持您足部皮肤的柔软。防止皮肤干燥、皲裂。③不要在炉边暖脚,不要使用电热毯、热水暖脚器,防止皮肤不被察觉地被烫伤。④经常检查双脚。检查足部,趾间及脚掌是否有鸡眼,胼胝和足癣皮肤裂伤、擦伤等。⑤穿着舒适的鞋袜。鞋子穿着感觉舒适,不能挤脚。袜子应该吸水性、透气性好,松软暖和。纯羊毛或棉制品较好。袜口要松,以免影响血液循环。袜子应该每日换洗,保持清洁。不要赤脚行走,或赤脚穿凉鞋、拖鞋,防止异物损伤足部皮肤,外出时不要穿凉鞋。⑥正确的修剪脚趾甲。洗脚后,趾甲较软时修剪趾甲最好。修剪时,需剪平,不要剪得太短,太接近皮肤。不要将趾甲的边缘修成圆形或有角度,否则容易损伤甲沟皮肤,造成感染。

4. **适当运动锻炼**　患者可以根据病情轻重,选择以下的锻炼方式:①步行,步行速度可因人而异,全身情况较好的轻度肥胖患者可快速步行,每分钟100~120步;不太肥胖者可中速步行,每分钟90~110步;老年体弱或心功能不全者可慢速步行,每分钟80~100步。开始步行,每日半小时,以后逐渐加大到每日1小时,可分早晚两次进行。②走跑交替,步行和慢跑交替,常用于体力不足者。步行30秒后跑20秒交替进行,并逐渐缩短步行时间,延长慢跑时间。③室内运动,适合于后期有多种并发症的患者,或身体比较虚弱者以及住院者。④蹲下起立,开始时,每次做15~20次,以后可增加至100次。⑤仰卧起坐,开始时,每次做5个,以后逐渐增加至20~50个。⑥床上运动,分别运动上、下肢,做抬起放下,左右分开等动作及 Buerger 操等。

七、血栓闭塞性脉管炎的预防与调护

1. **严格彻底戒烟**　吸烟是血栓闭塞性脉管炎发生、发展的一个非常重要的独立危险因素,戒烟是治疗血栓闭塞性脉管炎的前提。烟草对血管的影响主要有以下几点:①吸烟可使交感神经兴奋,肾上腺素、去甲肾上腺素和 5 - 羟色胺等缩血管的活性物质增多,引起血管痉挛和内皮细胞损伤。②吸烟对脂质代谢产生有害的影响,使血管内皮细胞前列环素(PGI_2)的生成减少,前列环素是最有效的血管扩张和抑制血小板聚集的物质。前列环素水平降低,从而引起周围血管收缩、管壁变厚、管腔狭窄和血流减慢,造成肢体缺血。③烟雾中的一氧化碳(CO)与血红蛋白有亲和力,可降低血液与氧结合能力。低氧血症又会加重内皮细胞的损伤,有利于动脉粥样硬化和血栓的形成。④吸烟可使血浆纤维蛋白原水平增加,导致凝血系统功能紊乱,血小板聚集性增加。如不戒烟,药物治疗难以奏效,病情易反复发作。

2. **防寒保暖**　寒冻可以加重肢体缺血,使病情恶化。患肢保暖可以缓解血管痉挛,改善肢体血液循环。常用的保温措施有:①穿着的衣服宜宽大保暖,不得过小过紧影响血液循环,更不可使患肢受寒冻。②穿着特制的棉衣、棉袜、棉鞋,应以穿脱方便、保温性强为原则。③阴寒证和血瘀证患者,每日可用温热水泡洗患足一次,如用对证的中药煎汤泡洗则更好。④劳动、工作时防寒和防止外伤:在寒冷地区冬季劳动工作时,加强肢体的保护,将寒冷刺激尽可能降低到最低的程度。另外,在肢体严重缺血时,忌用热疗(电热、蜡疗等),以防加速坏疽发生。

3. **防止外伤**　缺血肢体组织修复能力和抗感染能力降低,轻度损伤也常造成肢端感染、溃疡或坏疽的发生,所以任何不当的外治疗法如修甲以及乱用针刺、封闭、膏药、烫伤等均可使病情恶化。

4. **情志调理**　精神紧张、恐惧和情绪激动等情志因素,均可使脏腑功能紊乱,营卫气血运行失调,经络瘀滞,加重血管痉挛,影响肢体血液循环。所以,加强心理治疗与护理,调节情志,对疾病的康复有积极意义。

5. **功能锻炼**　血栓闭塞性脉管炎患者因肢体疼痛、坏疽而长期卧床,可使下肢关节僵硬,活动功能障碍,肌肉萎缩。缓慢行走能促进肢体血液循环,改善缺血状况,恢复关节运动功能,尤其适用于早期和恢复阶段的患者。长期坚持锻炼,可以取得一定的疗效。常用的运动疗法有:①Buerger 操:患者仰卧,患肢抬高 60 度,保持 3 分钟;然后坐起,使小腿下垂于床边,持续 5 分钟;再仰卧,下肢平放于床上 5 分钟。每次练习 3 ~ 5 组 Buerger 运动,每天练习 3 ~ 5 次。②步行:先进行慢速行走,待适应后改为中速行走。跛行患者运动应达到接近最大疼痛时停止最好。运动时间:每次 30 ~ 60 分钟。运动频率:每日 2 次。

八、多发性大动脉炎的预防与调护

1. 防寒保暖　寒冻可以加重病情,保暖可缓解血管痉挛,改善肢体血液循环。

2. 劳逸结合　急性期患者宜适当休息,避免劳累;稳定期患者应适当运动,增强体质,提高抗病能力,预防病情复发。

3. 情志调理　情绪激动、精神紧张、恐惧等因素,均可加重血管痉挛,并可影响机体的免疫功能,所以加强心理治疗和护理,保持良好的心理状况,对疾病的康复有重要意义。

4. 预防外伤　肢体缺血,外伤后易继发感染,发生溃疡或坏疽,使病情加重。

5. 防治感染　结核杆菌或链球菌感染与本病的发生有密切关系,应积极预防和治疗这类感染,以防止发生本病或预防复发。

九、雷诺综合征的预防与调护

1. 精神愉悦,心态平和,避免和消除情绪激动和不必要的精神紧张。

2. 注意保暖,避免寒冷刺激,尤其是冬季,尽量避免在寒冷环境中逗留过久。

3. 保持皮肤清洁,避免创伤。因轻微损伤都有可能引起肢端发生溃疡或导致坏疽。

4. 素体阳虚不耐寒者,平时可以内服温补脾肾之剂。

5. 日常生活之饮少量酒,有利于活跃血液循环,可受益匪浅。

6. 有吸烟嗜好者,应严格彻底戒烟。

十、红斑肢痛症的预防与调护

1. 患者宜穿多孔的凉鞋,夜间睡眠时足部不宜覆盖,足部尽量避免暴露于温热,尤其是干热的环境中。发作重者可搬至气温达不到引起疼痛发作的临界温度以下的地方居住。

2. 寒冷季节,注意肢端保温,鞋袜保持干燥;长时间乘车、站立、步行时,宜及时更换姿势,定期下车活动,可预防或减少发作,或减轻症状。

3. 发作时可给予局部冷敷或冷水浸泡患肢,以减轻症状,但不宜用冰块或冰水局部降温的方法来缓解发作,以免损伤肢端血管和周围神经,反而使发作持续或加重。抬高患肢、避免过热或抚摸等不良刺激。

4. 积极治疗导致红斑肢痛症的原发病。

十一、血管型白塞病的预防与调护

1. 密切观察病情变化,坚持监测体温变化等。

2. 急性发作期,应休息,加强营养,避免进食刺激性食物,积极去除病因。

3. 输液穿刺时,尽量减少穿刺次数,避免应用高渗、刺激性强的溶液及药物,并应缓慢滴注,以防静脉发炎。

4. 加强皮肤、口、眼、外生殖器及肛周护理。

5. 忌烟酒,饮食应清淡,避免进食葱、蒜、辣椒等刺激性食物。热盛患者,不可食羊肉、狗肉、驴肉等温热性食物。

6. 由于患者病程长,多系统多脏器损害,情绪低落,应加强心理护理。

十二、变应性血管炎的预防与调护

1. 患者输液时,尽量避免应用高渗、刺激性强的溶液及药物,若用时应缓慢滴注,以防静脉发炎。

2. 积极治疗下肢静脉曲张,应坚持穿弹力袜,或缠扎弹力绷带,促进静脉血液回流,减轻血液瘀滞状态。

3. 发生血栓性浅静脉炎后,宜适当休息,减少活动,抬高患肢。

4. 忌烟酒,忌食辛辣肥腻之品;平时要保持精神愉快,防止寒冻、潮湿及外伤。

十三、类风湿性血管炎的预防与调护

1. 避免潮湿阴暗处,保持居室清洁干燥,阳光充足,温度适宜。

2. 患者如有发热、关节肿胀疼痛及全身不适,应卧床休息。

3. 饮食应以高热量、高蛋白、宜消化、维生素丰富、有营养为原则,忌生冷、油腻、甜黏之品。

4. 对部分患者出现恐惧、担忧、悲观失望等情绪反应,应加强心理护理。

5. 根据患者不同病期,采取适宜康复医疗以达到缓解疼痛,消退肿胀,改善

功能障碍,预防及纠正关节畸形等目的。如理疗、体疗、按摩及自我按摩、日常活动自我训练、辅助装置的应用、支架及轮椅的应用等。

十四、肢体淋巴水肿的预防与调护

1.注意患肢的保护,抬高患肢以利淋巴液回流,治疗足癣等原发病灶以防进一步加重淋巴水肿。

2.鼓励患者经常活动,除急性淋巴水肿外,每日至少 4 次,每次 15～30 分钟,或平卧床上,下肢进行屈伸活动。行走时穿弹力袜或打弹力绷带。

3.控制盐的摄入,每日 1～2 g,但饮水不受限制。

十五、丹毒的预防与调护

患者注意卧床休息,多饮开水,床边隔离。下肢丹毒,应抬高患肢 30～40 度。如有皮肤破损,及时处理,避免感染。有足癣者,应积极治疗,预防感染。对反复发作之慢性丹毒,可服用苍术膏、薏苡仁粥。已成大脚风(象皮腿)者,可用弹性绷带缠缚,宽紧适度。亦可用医用弹力护套绷缚,需在患者起床时穿着。

十六、痛风的预防与调护

1.低嘌呤饮食　减少进食动物性的高嘌呤食物,如海鲜、动物内脏、非素食的高汤。多吃碱性食物,如蔬菜、水果能帮助补充钾钠氯离子,维持酸碱平衡。避免饮用过量酒精饮料,尤其是啤酒容易诱发痛风。多饮白开水可以稀释尿酸加速排泄,使尿酸水平下降。另外,暴饮暴食、饥饿过度等也会增加痛风风险。

2.适当运动　适当运动可以限制体重,减肥降脂,减少痛风的发生。但是,缺乏运动及激烈运动也会增加痛风发作的风险。

3.40 岁以上者应定期健康检查,接受血尿酸检查,及时采取干预措施,预防痛风。

4.练习太极拳有助于预防痛风。

5.痛风发作局部疼痛时,热敷和冷敷都是不适合的做法,这可能会使得病情或炎症加重;最佳的方法是卧床休息(侧身),适当抬高患肢,早期及时应用药物治疗。

参考文献

1. 侯玉芬,刘明,周黎丽.实用周围血管疾病学[M].北京:金城出版社,2005,第 1版.

2. 尚德俊,王嘉桔,张柏根.中西医结合周围血管疾病学[M].北京:人民卫生出 版社,2004,第1版.

3. 尚德俊.新编中医外科学[M].济南:济南出版社,1995,第1版.

4. 尚德俊,陈柏楠,秦红松.尚德俊外科心得录[M].北京:人民卫生出版社, 2009年,第1版.

5. 陈柏楠,侯玉芬,周涛.周围血管疾病中西医诊疗学[M].北京:中国中医药出 版社,1999,第1版.

6. 侯玉芬,刘明,张玥.下肢静脉曲张防治答疑[M].北京:人民军医出版社, 2010,第1版.

7. 侯玉芬,刘政,刘春梅.深静脉血栓形成防治答疑[M].北京:人民军医出版 社,2010,第1版.

8. 刘明,张玥,王雁南.糖尿病足防治答疑[M].北京:人民军医出版社,2011,第 1版.

9. 刘政,张玥,张玉冬.血栓闭塞性脉管炎防治答疑[M].北京:人民军医出版 社,2011,第1版.

10. 侯玉芬,秦红松,周涛,等.中西医结合治疗下肢瘀血溃疡71例[J].中国中 西医结合外科杂志,1998,4(6):347-348.

11. 侯玉芬,张玥,刘明,等.愈疡灵软膏治疗下肢静脉性溃疡的临床研究[J]. 中国中西医结合外科杂志,2002,8(2):78-79.

12. 刘政,侯玉芬,张玥.内外合治血栓性浅静脉炎62例[J].辽宁中医杂志, 2000,27(4):171-172.

13. 侯玉芬,刘政,宋福晨.花栀通脉片治疗血栓性浅静脉炎 200 例[J].中国中西医结合外科杂志,2011,17(6):605-606.

14. 侯玉芬,张玥,张玉冬.血栓性浅静脉炎引发下肢深静脉血栓形成临床分析与治疗[J].山东中医药大学学报,2006,30(5):362-364.

15. 侯玉芬,张玥,程志新,等.下肢深静脉血栓形成 320 例病因分析[J].中国中西医结合外科杂志,2006,12(3):214-216.

16. 侯玉芬,刘明,张玉冬,等.腔内激光加小切口微创手术治疗下肢静脉曲张 53 例[J].中国中西医结合外科杂志,2007,13(4):357-359.

17. 侯玉芬,张玉冬,程志新,等.补阳还五汤加减配合溶栓胶囊治疗闭塞性动脉硬化症 73 例[J].中华中医药学刊,2007,25(3):425-426.

18. 侯玉芬,张正广,程志新.补阳还五汤加减治疗闭塞性动脉硬化症 86 例[J].中国中西医结合外科杂志,2010,16(3):385-386.

19. 王彬,宋福晨,侯玉芬.补阳还五汤加味合藤黄健骨丸治疗闭塞性动脉硬化症合并腰椎病变 89 例[J].山东中医药大学学报,2013,37(4):302-303.

20. 刘春梅,侯玉芬,周涛,等.蕲蛇酶治疗动脉硬化闭塞症 36 例临床观察[J].山东中医药大学学报,2002,26(1):43-44.

21. 侯玉芬,张玥,王雁南.通心络胶囊治疗肢体动脉硬化闭塞症——附 52 例临床报告[J].中国中西医结合外科杂志,2001,7(5):326.

22. 刘春梅,周涛,侯玉芬.益气活血法治疗糖尿病肢体动脉闭塞症的临床研究[J].山东中医药大学学报,2006,30(6):449-451.

23. 张幼雯,侯玉芬.糖尿病肢体动脉闭塞症中医辨证治疗进展[J].实用中医药杂志,2010,26(11):816-817.

24. 侯玉芬,林宁,宋岳梅,等.糖尿病足危险因素研究进展[J].中国中西医结合外科杂志,2004,10(1):56-57.

25. 侯玉芬,周涛,秦红松,等.中西医结合治疗糖尿病严重肢体坏疽——附 32 例报告[J].中国中西医结合外科杂志,2000,6(6):403-404.

26. 侯玉芬,陈柏楠.糖尿病肢体动脉闭塞症的非手术疗法[J].中国中西医结合外科杂志,2003,9(6):419-420.

27. 侯玉芬,王雁南,张玥,等.脉苏散对糖尿病肢体动脉闭塞症血栓素 B_2 及 6-酮-前列腺素 $F_{1\alpha}$ 的影响[J].山东中医药大学学报,2007,31

(2):112 – 114.

28. 王雁南,侯玉芬,刘明,等.脉苏散对糖尿病肢体动脉闭塞症内皮素及一氧化氮的影响[J].中国中西医结合外科杂志,2007,13(5):441 – 444.

29. 王雁南,侯玉芬,张玥,等.脉苏散对糖尿病动脉硬化兔内皮素 – 1 和一氧化氮的影响[J].世界中西医结合杂志,2009,4(6):393 – 395.

30. 王雁南,侯玉芬,张玥,等. TXB_2、$6 – Keto – PGF_{1a}$ 在糖尿病肢体动脉闭塞症中变化的探讨[J].疑难病杂志,2003,2(2):73 – 75.

31. 侯玉芬,张玥,宋岳梅,等.足趾部分切除缝合术治疗血栓闭塞性脉管炎 56 例分析[J].中国中西医结合外科杂志,2007,13(2):123 – 125.

32. 张玥,侯玉芬,孙连庆,等.中西医结合治疗血栓闭塞性脉管炎 341 例临床分析[J].中华中医药学刊,2007,25(6):1195 – 1196.

33. 周涛,侯玉芬,陈柏楠.322 例血栓闭塞性脉管炎误诊分析[J].中国全科医学,2000,3(1):23.

34. 王占奎,刘明.中西医结合治疗类风湿性血管炎 9 例[J].中国中医急症,2005,14(8):788 – 789.

35. 大曽根康夫.悪性関節リッゥマチの治療[J].診断と治療,1995,83(7):1235.

36. 蔡辉,姚茹冰,郭郡浩主编.新编风湿病学[M].北京:人民军医出版社,2007,第 1 版.

37. 杨仓良.痛风中医病名探究[J].风湿病与关节炎,2013,2(9):50.

38. 田新平,曾小峰主译.哈里森风湿病学[M].北京:人民卫生出版社,2009,第 1 版.

39. 侯玉芬.中西医结合治疗髂凹脓肿 26 例分析[J].山东中医杂志,1983,(3):25 – 26.

40. 侯玉芬,张正广,程志新.补阳还五汤加减治疗闭塞性动脉硬化症 86 例[J].中国中西医结合外科杂志,2010,16(3):385.

41. 王雁南,侯玉芬,张玥,等.脉苏散对糖尿病动脉硬化兔内皮素 – 1 和一氧化氮的影响[J].世界中西医结合杂志,2009,4(6):393.

42. 侯玉芬,王雁南,张玥,等.脉苏散对糖尿病肢体动脉闭塞症血栓素 B_2 及 $6 –$ 酮 – 前列腺素 $F_{1\alpha}$ 的影响[J].山东中医药大学学报,2007,31(2):112.

43. 王雁南,侯玉芬,刘明,等.脉苏散对糖尿病肢体动脉闭塞症患者内皮素及一氧化氮的影响[J].中国中西医结合外科杂志,2007,13(5):441.

44. 张玥,刘政,刘明,等.花栀通脉片对深静脉血栓形成大鼠血清炎性细胞因子的影响[J].疑难病杂志,2009,8(8):471.

45. 侯玉芬,刘政,李健鹏.花栀通脉片治疗血栓性浅静脉炎58例临床观察[J].光明中医,2006,21(12):43.

46. 侯玉芬,周涛,刘春梅.冰硝散外敷对急性期下肢深静脉血栓形成的作用[J].中国中西医结合外科杂志,1998,4(1):9.

47. 侯玉芬.活血消肿洗药在周围血管疾病的应用[J].山东中医杂志,1991,10(3):35.

图书在版编目（CIP）数据

名老中医侯玉芬临证辑要/刘政,刘明,张莉主编.
—济南:山东科学技术出版社,2014（2021.1重印）
ISBN 978 - 7 - 5331 - 7604 - 4

Ⅰ.①名… Ⅱ.①刘… ②刘… ③张… Ⅲ.①中医
学—临床医学—经验—中国—现代 Ⅳ.①R249.7

中国版本图书馆 CIP 数据核字（2014）第 185750 号

名老中医侯玉芬临证辑要

主编 刘 政 刘 明 张 莉

出版者:山东科学技术出版社
地址:济南市玉函路 16 号
邮编:250002 电话:(0531)82098088
网址:www.lkj.com.cn
电子邮件:sdkj@sdpress.com.cn
发行者:山东科学技术出版社
地址:济南市玉函路 16 号
邮编:250002 电话:(0531)82098071
印刷者:北京时尚印佳彩色印刷有限公司
地址:北京市丰台区杨树庄103号乙
邮编:100070 电话:(010)68812775

开本:710mm×1000mm 1/16
印张:15.5
彩页:2
版次:2021 年 1 月第 1 版 第 2 次印刷

ISBN 978 - 7 - 5331 - 7604 - 4
定价:62.00 元